心血管内科常见病
临床思路精解

主　　编　霍　勇
副 主 编　王建安　杨杰孚　张　澍　马长生　曹克将
主编助理　周　菁

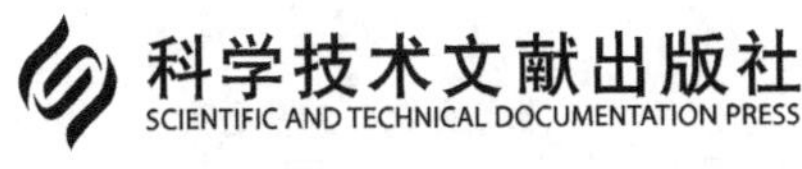

·北京·

图书在版编目（CIP）数据

心血管内科常见病临床思路精解 / 霍勇主编. —北京：科学技术文献出版社，2017.5（2021.6重印）

ISBN 978-7-5189-2322-9

Ⅰ.①心… Ⅱ.①霍… Ⅲ.①心脏血管疾病—常见病—诊疗 Ⅳ.① R54

中国版本图书馆 CIP 数据核字（2017）第 013442 号

心血管内科常见病临床思路精解

策划编辑：孔荣华　责任编辑：巨娟梅　赵春月　责任校对：张吲哚　责任出版：张志平

出 版 者　科学技术文献出版社
地　　址　北京市复兴路15号　邮编 100038
编 务 部　（010）58882938，58882087（传真）
发 行 部　（010）58882868，58882870（传真）
邮 购 部　（010）58882873
官方网址　www.stdp.com.cn
发 行 者　科学技术文献出版社发行　全国各地新华书店经销
印 刷 者　北京虎彩文化传播有限公司
版　　次　2017 年 5 月第 1 版　2021 年 6 月第 6 次印刷
开　　本　787×1092　1/16
字　　数　322千
印　　张　20　彩插4面
书　　号　ISBN 978-7-5189-2322-9
定　　价　88.00元

编委会

序一

Foreword

为响应国家医改“强基层”的政策号召，贯彻落实关于加强医院管理、提升服务能力、加强上下联动的政策指导，达到全面提升县级医院综合能力的目的，国家卫生计生委医院管理研究所在国家卫生计生委医政医管局的指导下开展“县级公立医院医院管理及临床重点专科能力建设”项目。

该项目计划以县级医院的实际需求为依据，采用以临床需求为出发点、以医疗问题为导向、以临床案例为引导的方法，编写适应县级医院需求的培训及学习教材，进而帮助提高县级医务人员的能力。基于基层的实际需求，教材将涵盖神经内科、心血管内科、呼吸内科及重症医学等四个学科领域，并分别由王拥军教授、霍勇教授、王辰教授、邱海波教授担任主编。

参加本系列教材的编写者均为各专业领域的专家学者。为使教材内容贴近县级医院需求，疾病的选择或基于调研结果或基于对基层需求的直接了解，同时参照国家卫生计生委相关指导性文件，如《国家卫生计生委办公厅关于印发县医院医疗服务能力基本标准和推荐标准的通知》，部分内容的撰写亦征求基层医生意见，力求覆盖主要基层常见病种。

为促进知识更新和对新知识的学习，出版社还组织专家或专家团队中的执笔医生，同步发展了在线教育内容，并在 APP 平台展现。纸质内容主要是以具体病例为引导、展示临床思维模式，在线内容可包括具体疾病分类、检查方法详述、鉴别诊断要点、详细治疗指南推荐、手术/介入治疗方案等，并以文档、PPT、音频、视频等形式展现，是纸质内容的有力补充。在线教育内容二维码将在教材有延伸阅读内容的章节出现，基层医院专业人员用手机扫描二维码后可直接连接到APP中的在线内容进行学习。

科学技术文献出版社的各位编辑对本系列教材的精心的设计及编排，保证了教材顺利与读者见面；本系列教材的出版还得到辉瑞投资有限公司的大力支持，在此一并表示诚挚的感谢！

由于水平及时间所限，有的内容可能不尽完善，敬请读者批评指正。

国家卫生计生委医院管理研究所

序二

Foreword

县级医院心血管内科教材——《心血管内科常见病临床思路精解》同读者见面了，在我国经济社会发展的大好形势下，尤其医改推向纵深阶段，县域医院医疗水平亟待提高，这本教材尤显重要。

县级医院长期以来学科发展和医疗水平相对滞后，必须在医改中，从学科、人才、体系和技术等方面全面提升，才能使之全面承担起区域医疗中心的作用。心血管疾病常见且多发，病死率逐年升高，严重危害广大居民，尤其是农村地区居民的身体健康。本教材系统全面地对心血管常见病、多发病规范的诊疗知识和技术进行介绍，结合新的进展，并同县域医院诊疗实际结合，实为难能可贵的县级医院心血管疾病防治和急救的教科书。在形式上，以线上的内容辅以教材的延伸，更有效地提高了知识的易读性和易懂性，便于临床应用。

我衷心地感谢为本教材出版付出辛勤劳动的各位专家和各位编辑人员，他们的付出将会得到广大县级医院医务工作者的认可和嘉奖，必将为县级医院心血管疾病防治起到推动作用，我们的努力，也必将为健康中国建设添砖加瓦。

2017年1月19日

内容简介

本书为“县级公立医院医院管理及临床重点专科能力建设”项目配套培训和学习教材，其读者对象为县级公立医院的骨干医师。针对该部分医师群体的培训应更注重临床思维能力的提高、临床诊疗方法的实际应用。为凸显本书的可读性和实用性，本书采用了线上和线下内容相结合的方式进行编写、出版。

线下内容：线下内容即纸书，书中内容力求简单明了，提纲挈领。基于以上原则，本教材的撰写以突出临床医师诊疗思维过程的培养和临床实践操作能力的提升为主线（对应每节内容的“案例分析”部分），同时向基层医师传递该领域新进展，以拓展其知识面（对应每节内容的“疾病知识拓展”部分）。案例分析部分从病史询问思路开始，到体格检查、辅助检查分析、诊断、鉴别诊断、治疗等内容，每个诊疗过程均配有思路的“提示”，便于引导临床医师的思考和思维方向。本书共分十章，包括动脉粥样硬化与冠心病、心力衰竭、高血压、心律失常、心肌与心包疾病、肺血管疾病、常见先天性心脏病、心脏骤停、心脏瓣膜病和感染性心内膜炎。

线上内容：线上内容通过扫描二维码的方式实现。本书各章节在案例分析、诊断、治疗等部分插入不同二维码，读者扫描后可进入“县在起航”平台中的相应内容，实现在线学习。在线内容包括PPT、音频、视频等形式，是纸质内容的有力补充。

线上内容学习说明：

第一步：扫描下方的二维码安装“医大帮”APP

第二步：阅读正文内容时，扫描书中二维码即可进入相应内容的线上部分

特别提示：为便于线上学习，请先安装“医大帮”APP。

目 录

Contents

第一章　动脉粥样硬化与冠心病

第一节　稳定型心绞痛

一、案例分析

【主诉】患者男性，65 岁，主因“反复活动后胸痛 3 个月”入院。

【提示】对稳定型心绞痛进行临床拟诊时，因其具有特征性胸痛发作的临床特点，故通常需要详细询问患者胸痛的发作情况，首先根据病史和危险因素进行诊断和危险分层，再做其他相应的辅助检查加以验证（如心电图、活动平板等），如仍不能明确诊断或为高危人群时，需行特殊的侵入性检查，即冠状动脉造影检查，可支持或明确诊断。稳定型心绞痛可以没有体征，病史不仅是诊断资料的主要来源，也是临床思维导向的主要依据，因此临床医师应仔细全面地询问患者病史。此外，需与其他心源性及非心源性的胸痛进行鉴别，并注意危险分层，对高危患者可能需要及时转诊行介入检查。治疗方面，抗血小板治疗与他汀类药物治疗是冠心病治疗的基石，对于高危或药物不能改善的患者，需要考虑非药物治疗，如冠状动脉介入性治疗（PCI）、冠状动脉旁路移植术（CABG）等。

（一）病史采集

【问诊要点】主要询问患者胸痛特征：①部位：典型为胸骨后或左前胸，可以放射到颈部、咽部、颌部、上腹部、肩背部、左臂及左手指尺侧。②性质：常呈紧缩感、绞榨感、压迫感，但一般不会是针刺样疼痛，有的不典型症状表现为乏力、气短，甚至胃灼热、腹痛等，尤其是在女性或糖尿病、肾功能不全的患者中出现。③持续时间：持续 3 ～ 5min，一般不会超过 10min。④诱发因素及缓解方式：多与劳力或情绪激动有关，休息或舌下含服硝酸甘油可在 2 ～ 5min 内迅速缓解症状。⑤还包括一些伴随症状，如恶心、呕吐、眼花、头晕等。

【提示】仔细询问既往史及个人史，关注冠心病危险因素：吸烟、高血压、高血脂、高血糖、肥胖、早发冠心病家族史（一级亲属男性发病时间＜ 55 岁，女性＜ 65 岁）。

【现病史】患者 3 个月前活动后出现胸痛，多在爬 2 层楼或步行 300 米左右出现，呈紧缩感，位于心前区，无明显放射痛，休息或含服硝酸甘油片后 2min 左右缓解，无出汗，无恶心呕吐，无呼吸困难，无反酸嗳气，无皮疹，无咯血及咳嗽，无背痛。3 ～ 4 天发作 1 次，近 3 月来发作频率及程度无明显加重。

【分析】患者发作有明显的诱因，爬 2 层楼或步行 300 米左右出现，心绞痛 CCS 分级为Ⅱ级。部位典型：心前区。缓解方式典型：休息或含服硝酸甘油片后 2min 左右缓解。无明显伴随症状。胸痛发作的程度、频度、性质及诱发因素在 1 个月内无显著变化。因此符合稳定型心绞痛的胸痛特点。各种阴性症状为鉴别诊断服务，详见鉴别诊断部分。

【既往史及个人史】该患者有高血压病史 10 年，一直服用硝苯地平片，近半年血压控制不佳，多在 150 ～ 160/80 ～ 90mmHg，糖尿病 5 年，服用阿卡波糖（拜糖平），自诉血糖控制尚可。有大量吸烟史，20 根 / 日，吸烟 40 余年，未戒烟。母亲 62 岁时死于心肌梗死。

【分析】患者有高血压、糖尿病、早发冠心病家族史及吸烟史，属于冠心病高危人群。

（二）体格检查

稳定型心绞痛患者体格检查可为阴性。

【体格检查结果】脉搏 80 次 / 分，呼吸 18 次 / 分，血压 142/87mmHg，体温 36.7℃，$SPaO_2$：100%。颈静脉无怒张，两肺呼吸音清，未闻及干、湿性啰音。心界不大，心律齐，心前区无隆起，未闻及明显病理性杂音，双下肢无水肿。

【分析】患者心脏检查无明显阳性体征。冠心病患者体格检查阴性。

（三）辅助检查

1. 实验室检查

【检查项目及意义】

（1）心肌酶谱：与急性冠状动脉综合征进行鉴别。

（2）血脂：血脂紊乱与冠心病的发病密切相关的是：TC（总胆固醇）、LDL-C（低密度脂蛋白胆固醇）、VLDL-C（极低密度脂蛋白胆固醇）、三酰甘油等增高和 HDL-C（高密度脂蛋白胆固醇）下降。

（3）血糖：糖尿病是冠心病的等危症，所有怀疑冠心病的患者都应该测空腹血糖。

（4）甲状腺功能：疑似甲状腺功能亢进症（甲亢）患者行该检查，甲亢可出现持续性心动过速、T3T4 升高。诱发或加重心绞痛。

（5）BNP/NT-proBNP：疑似心力衰竭患者可行该检查。

【实验室检查结果】LDL：3.6mmol/L，空腹血糖：7.8mmol/L，糖化血红蛋白（HbA_{1C}）：7.8%，心肌酶谱、血常规、肝功能、肾功能、T3T4 等检查结果正常。

【分析】根据《2016ESC 血脂异常管理指南》，冠心病患者属于极高危人群。要求 LDL 控制在 1.8mmol/L 以内。该患者显然未达到目标值，需要使用他汀类药物治疗。该患者既往有糖尿病史，根据 2016 版本《ADA 糖尿病诊疗标准》，要求 HbA_{1C} ＜ 7%。故目前血糖控制不佳。患者无呼吸困难等症状，故暂不考虑行 BNP 检查。

2. 影像学检查

为明确该患者冠状动脉病变情况，我们最终为该患者做了冠状动脉造影检查，发现其右冠状动脉（RCA）中段 80% 狭窄（图 1-1-1 左箭头所示），予以植入一枚药物洗脱支架后，解除狭窄（图 1-1-1 右箭头所示）。

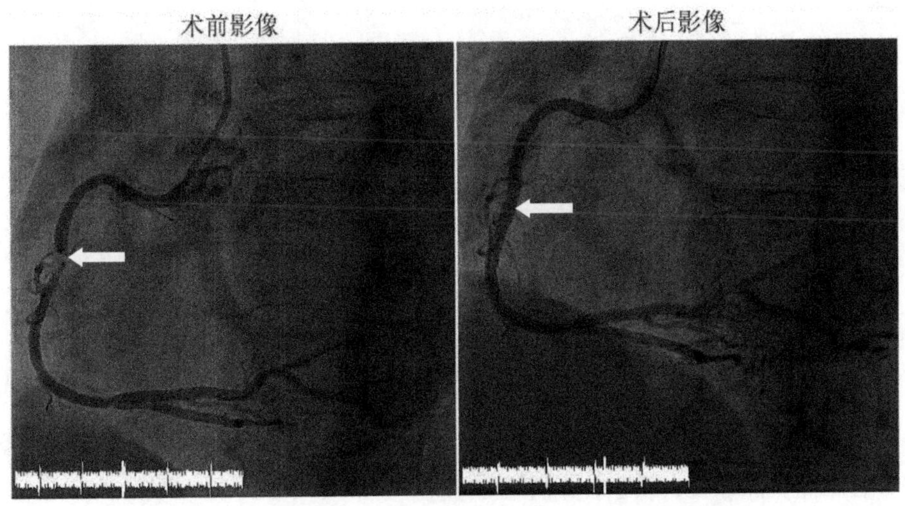

图 1-1-1　患者植入药物洗脱支架前后对比（彩图见彩插 1）

（四）诊断

【诊断】冠心病、左前降支近端狭窄、稳定型心绞痛、CCS Ⅱ级。

【提示】病因诊断－解剖学诊断－病理生理学诊断－功能学诊断。

【分析】该患者目前病因明确为冠心病，考虑部位在左前降支，因此导致稳定型心绞痛，根据CCS分级在Ⅱ级，因此完整的主要诊断应该是：冠心病，左前降支近端狭窄，稳定型心绞痛，CCS Ⅱ级。当然还可以加上次要诊断：高血压病，极高危组；2型糖尿病。

【侵入性诊断】冠状动脉造影：尽管无创检查对稳定型心绞痛的诊断有重要意义，但只有有创冠状动脉造影检查才具有确诊意义。对于以下患者，建议在有条件的基层医院或转上级医院行冠状动脉造影：①药物治疗不能控制的心绞痛；②无创检查不能确诊的高度疑似病例；③心绞痛伴心功能不全患者；④冠心病高危患者。

【鉴别诊断】

1. 胸痛性质鉴别

（1）短暂几秒钟的刺痛或持续几小时或几天的隐痛。

（2）胸痛不是一片而是一点，可用1、2个手指指出疼痛的位置。

（3）疼痛多在劳力后出现而不是劳力当时出现。

（4）胸痛与呼吸或其他影响胸廓的运动有关。

（5）胸痛可被其他因素转移。如与患者交谈反而使胸痛好转，或用手捶击胸部可好转。

（6）在含服硝酸甘油10min以后才见缓解的胸痛。

2. 非心绞痛相关胸痛鉴别诊断

（1）反流性食管炎：常有“胃灼热”感，与体位改变或进食有关，含服硝酸甘油不能缓解，制酸剂能缓解。胃镜有助于鉴别。

（2）胆绞痛：上腹部为主，疼痛持续时间可在2～3h，伴有恶心、呕吐、发热、黄疸等。B超有助于鉴别。

（3）颈、胸脊神经病变：疼痛与颈部和脊椎的动作有关。磁共振有助于鉴别。

（4）胸壁神经、软组织疾病：扭伤，肋间神经炎，肋软骨炎，疼痛特点固定于局部，有压痛，深呼吸、咳嗽，举臂可加重。

（5）带状疱疹：有触痛，后期有皮疹。

（6）气胸：疼痛与呼吸有关。胸部 X 线片能鉴别。

（7）功能或精神性胸痛：在排除器质性之后，再考虑此诊断。

（五）治疗

1. 生活方式干预及控制危险因素

该患者血压控制不佳，加上有糖尿病及冠心病，根据指南要求，首先 ACEI 治疗，如不能耐受，可改为 ARB，目前患者血压为 142/87mmHg。既往用硝苯地平片控制血压效果不佳。因此给予培哚普利 8mg 控制血压。并积极控制血糖，目标使糖化血红蛋白（HbA_{1C}）控制在 7% 以下。

2. 药物治疗

（1）首选治疗：该患者无胃溃疡、消化道出血病史，未植入支架，故首选阿司匹林单药 100mg/d 抗血小板治疗，作为冠心病二级预防。需询问患者是否有头痛等症状，检测是否有黑便，排除严重或致死性出血，如消化道大出血、颅内出血等。出现皮肤瘀斑、牙龈出血等情况则要严密观察，可考虑暂不停药。患者稳定型心绞痛，未植入支架，暂时无双联抗血小板指征。患者目前心率偏快，心功能稳定，无缓慢性心律失常，肺部疾病等，故建议使用酒石酸美托洛尔缓释片 23.75mg/d，并密切监测心率，控制在 55 ～ 60 次 / 分为宜。根据《2013ACC/AHA 治疗胆固醇降低成人动脉粥样硬化性心血管风险指南》，冠心病患者 LDL 在 1.8 ～ 4.92mmol/L 需要强化他汀治疗，取消起始治疗 LDL 值，要求 LDL 降低 50%。该患者 LDL 为 3.6mmol/L，要求 LDL 降至 1.8mmol/L 以内。因此，给予该患者阿托伐他汀 40mg/d 治疗。

（2）控制症状：给予该患者酒石酸美托洛尔缓释片后，心率控制在 55 ～ 60 次 / 分，心绞痛已能缓解，故可暂不用硝酸酯类及钙拮抗药。注意：抗心绞痛药物以改善症状为主，非必须使用。部分中成药物，如麝香保心丸、速效救心丸等，亦有较好的扩张冠状动脉的作用，也可以用于冠心病患者缓解心绞痛症状。

二、疾病知识拓展

心绞痛是由于短暂的心肌缺血引起的以胸部不适为主要特征的临床综合征，是冠心病的最常见表现。通常见于冠状动脉至少一支主要分支管腔直径狭窄在 50% 以上的患者，在运动、情绪波动或其他应激情况下，冠状动脉血流不能满足心肌代谢的需要，导致心肌需求与供应不匹配，从而引起心绞痛发作。稳定型心绞又称稳定型劳力性心绞痛，是指心绞痛发作的程度、频度、性质及诱发因素在1个月内无显著变化的患者。

（一）心绞痛严重度分级

参照加拿大心血管学会（CCS）心绞痛严重度分级（表1-1-1）。

表1-1-1　加拿大心血管学会（CCS）心绞痛严重度分级

Ⅰ级	一般体力活动不引起心绞痛，例如行走和上楼，但紧张、快速或持续用力可引起心绞痛的发作。
Ⅱ级	日常体力活动稍受限制，快步行走或上楼、登高、饭后行走或上楼、寒冷或风中行走、情绪激动可引起心绞痛发作或仅在睡醒后数小时内发作。在正常情况下以一般速度平地步行200m以上或登1层以上的楼梯受限。
Ⅲ级	日常体力活动明显受限，在正常情况下以一般速度平地步行100～200m或登1层楼梯时可引起心绞痛发作。
Ⅳ级	轻微活动或休息时即可以出现心绞痛症状。

（二）非侵入性试验

（1）心电图：心电图是最常用、最重要的检查方法，在基层医院几乎全部配备，也是首先必行的项目。

1）静息心电图：近半数稳定型心绞痛患者静息心电图可能正常。此方法虽不能肯定是否有冠状动脉疾病，但可以有冠心病其他表现，例如陈旧性心肌梗死的表现（异常Q波）或非特异性ST-T改变。

2）运动负荷心电图试验：该试验对于冠心病的诊断具有较高的准确性和特异性，并且简便、廉价，在临床上易于推广。尤其对于有典型胸痛症状而冠心病可能较大，但静息心电图正常的患者具有重要意义。运动试验还能提供缺血严重程度、功能受限及预后等有价值的信息。运动试验的主要并发症包括心肌梗死、急性肺水肿及恶性心律失常。因此，要注意密切监护患者生命体征，严格掌握适应证及禁忌证，备好抢救药物及设备。

（2）影像学检查：若运动试验仍不能明确，但根据症状高度怀疑稳定型心绞痛，对于有条件的基层医院，建议行以下诊断性影像学检查，对于尚无条件行以下检查或者侵入性检查的单位，建议转上级医院检查。

1）超声心动图：可探测到缺血区心室壁的运动异常：运动减弱、无运动和矛盾运动。并检测反应左心室收缩功能的左心室射血分数。

2）负荷超声心动图：缺血诱发节段性室壁运动异常，比运动心电图具有更高的敏感性，其准确性与放射性核素显影相似。

3）冠状动脉 CT 血管造影：适用于怀疑冠心病，暂时不愿做造影，或者要排除冠心病的患者。对于阴性的意义较大，可基本排除冠心病，特别是对于更年期的女性胸痛患者。如在基层遇到更年期胸痛，反复就诊，焦虑，心电图有轻度异常的患者，可建议其做 CT 血管造影排除。对于基层医院，因冠心病支架术后在社区就诊较多，术后半年或 1 年，对于简单病变，患者又不愿再次造影复查，可考虑冠状动脉 CT 血管造影检查。

4）心肌核素灌注显影检查：对于心肌缺血的检测具有较高的准确性和特异性。对于心肌梗死后判断存活心肌功能，也有重要的意义。

（三）心绞痛的鉴别诊断

（1）主动脉夹层：最重要的鉴别诊断是最凶险的胸痛，与心绞痛治疗相矛盾，常有高血压史，疼痛立刻到顶点，可伴有休克，少尿，下肢麻木，发冷。听诊主动脉瓣区可有杂音，主动脉 CTA 可以鉴别。基层医院无法行 CTA 检查时，先做心电图、心肌酶谱、心脏超声鉴别。

（2）肺栓塞：诱因为高凝状态的患者，患者常伴有咯血和呼吸急促。肺动脉造影、肺核素扫描可明确诊断。

（3）急性心包炎：发病年龄低，常先有病毒性上呼吸道感染史，当患者坐起并前倾时疼痛减轻，听诊有心包摩擦音。借助心电图可明确诊断。

（四）治疗要点

1. 生活方式干预及控制危险因素

（1）生活方式：戒烟、运动、清淡饮食、缓解工作压力。

（2）控制危险因素：控制血压、血糖、血脂，积极治疗其他慢性疾病。

2. 药物治疗

（1）改善稳定型心绞痛患者预后（首选治疗）

①阿司匹林：最佳剂量 75 ～ 150mg/d，饭后服用，如阿司匹林不能耐受则改为氯吡格雷。

②氯吡格雷：用在阿司匹林不能耐受或冠状动脉支架植入术后，维持量 75mg/d。

③ β 受体阻滞剂：小剂量开始，个体化，逐级增量。心率不低于 50 次 / 分为宜；冠心病患者建议目标心率 55 ～ 60 次 / 分。

④他汀类药物：目标值：冠心病属于极高危者 LDL-C ＜ 1.8mmol/L（70mg/dl），要监测肝功能和心肌酶谱。

⑤ ACEI 类药物：能耐受无须小剂量开始，可以和 β 受体阻滞剂等同时使用。

（2）控制症状

①硝酸酯类药物：特别注意此类药物是青光眼禁忌证。同时关注头痛、低血压等不良反应。

②钙拮抗药：对于不能耐受 β 受体阻滞剂或 β 受体阻滞剂及硝酸酯类药物症状控制不佳的患者可考虑加用钙拮抗药。二氢吡啶类如硝苯地平、氨氯地平等，主要用于变异型心绞痛合并高血压的患者；也可使用非二氢吡啶类，如维拉帕米、地尔硫䓬，但要注意房室传导阻滞、病态窦房结综合征等禁忌证。

（3）非药物治疗

改善生活方式及药物不能控制的情况下，应尽早转上级医院行血运重建，包括经皮冠状动脉介入治疗（PCI）或冠状动脉旁路移植术。

① PCI 术：主要通过球囊扩张、支架植入等方式开通狭窄或闭塞的血管。

②冠状动脉旁路移植术：主要通过开胸手术，使用自身血管在主动脉和病变的冠状动脉间建立旁路（“桥”），使主动脉内的血液跨过血管狭窄的部位直接灌注到狭窄远端，从而恢复心肌血供。

三、基层医师工作要点

基层医师危重症的识别处理和转诊事项：

1. 危重症患者识别

患者胸痛次数增多，程度加重，时间延长，伴有冷汗，四肢乏力，面色苍白，心悸，气促，头晕，黑蒙，甚至晕厥等情况，或患者本人症状不重，但心电图考虑急性冠状动脉综合征（要排除主动脉夹层），可待或者不待心肌酶证实，即嘱咐患者平卧，通知家属，安静休息，吸氧，测量心率、心律、血压，安抚患者紧张情绪，立即口服负荷量阿司匹林 300mg，硫酸氢氯吡格雷片（波立维）300mg，有条件的社区可皮下注射低分子肝素后再转诊。

2. 转院指征

①高度怀疑冠心病，但现有技术条件无法确诊。

②已确诊稳定型心绞痛，但基层药物控制无明显疗效，需进一步处理。

③已诊断稳定型心绞痛，但心电图提示病变范围广，左主干或三支病变患者。

④转变为急性冠状动脉综合征。

⑤合并其他复杂疾病。

3. 需要向上级医院汇报或书写的病例内容

①既往心绞痛发作的时间，性质。

②本次急性加重离就诊的时间。

③既往是否有相关疾病（高血压、糖尿病、高脂血症）。

④伴随状况，是否出现大汗淋漓、脸色苍白，四肢乏力等症状很重要。

⑤基层医院做过哪些检查，结果如何。

⑥基层医院用了哪些药物，特别是重症患者，波立维、阿司匹林、低分子肝素是否用过非常关键。

⑦对于重症患者，高度怀疑 ACS 要间隔 4h 再做心电图、心肌酶谱和 TnI。

⑧积极主动和家属沟通疾病的严重性，说明转诊的原因，让家属积极配合。

直通王建安更新内容

（王建安　林小平）

第二节　非 ST 段抬高型急性冠状动脉综合征

一、案例分析

【主诉】患者男性，45 岁。主因“反复胸痛 16 小时”入院。

【提示】中年男性发生的胸痛，原因较多，包括冠心病急性心肌梗死、冠心病非 ST 段抬高型急性冠状动脉综合征（NSTE-ACS）、主动脉夹层、肺动脉栓塞、气胸及其他非血管疾病，在询问病史时应进一步有所侧重。首先要明确是否为可能致命性的胸痛疾病。由于急性心肌梗死、主动脉夹层、肺动脉栓塞、气胸几种疾病均以持续性胸痛为主，可以表现为加重或减轻，但很少在短期内反复发作，因此考虑以上几种疾病可能性不大，应首先考虑心绞痛发作。由于发病时间短，均为新发生的胸痛，首先考虑非 ST 段抬高型急性冠脉综合征，包括不稳定型心绞痛（unstable angina pectoris，UAP）或非 ST 段抬高型心肌梗死（non-ST elevation myocardial infarction，NSTEMI）。对于心绞痛的发作，如持续 30min 以上，提示病情较严重，需要采取积极对策。

（一）病史采集

【病史询问思路】由于胸痛及其伴随症状是冠心病和其他疾病重要诊断依据，因此应重点询问胸痛发生特点、诱因和缓解方式。通过询问病史，还能够进行初步鉴别诊断（表 1-2-1），并对病情的严重程度做出初步判断。

心绞痛发作出现下列情况者，提示心肌缺血严重，病情较重，需要尽早、积极应对。①可于安静时或夜间发生心绞痛。②发作持续时间在 20min 以上。③发作时伴低血压、呼吸困难、大汗。④发作时伴随明显心电图缺血性改变。

表 1-2-1　心绞痛发作特点及鉴别

	心绞痛	心肌梗死	主动脉夹层	肺栓塞	气胸
疼痛特点及时间	发作性，每次持续 1 ～ 20min	持续性，不能缓解	持续性，可减轻，多不能缓解	持续性，不能缓解	持续性，不能缓解

续表

	心绞痛	心肌梗死	主动脉夹层	肺栓塞	气胸
疼痛发作诱因	劳累，激动受寒、饱食、停用冠心病药物	劳累，激动受寒、饱食、停用冠心病药物	高血压，激动，停用抗高血压药物	长时间卧床后活动	咳嗽，用力
疼痛部位	胸骨后、心前区，可放射颈、上腹部	胸骨后、心前区，可放射颈、上腹部	颈、后背、胸骨后，可扩大范围	胸部（偏侧面区域）	单侧胸部
疼痛性质	绞痛、压榨性疼痛、紧缩感	绞痛、压榨性疼痛、紧缩感	撕裂性疼痛、闷痛	隐痛、闷痛、尖锐样疼痛	隐痛、闷痛、尖锐样疼痛
持续时间	＜ 20min	＞ 30min	＞ 30min	＞ 30min	＞ 30min
缓解方式	自行，或含化硝酸甘油	不能缓解	不能缓解	不能缓解	不能缓解
伴随症状	出汗，恐惧感	出汗，濒死感	出汗，濒死感	呼吸困难，比疼痛更明显	呼吸困难，可比疼痛更明显

【现病史】入院前 16 小时在安静下出现胸骨后压榨性疼痛，向颈部放射，伴有出汗，持续数分钟自行缓解。以后又发作 3 次，在安静或活动时发作，严重时向颈部放射，伴出汗、恐惧感，最长持续时间可达 1 小时，自服“救心丸”似乎有效。求诊时无胸痛症状。

【既往史】长期吸烟，2 包 / 日。无高血压、糖尿病史，其兄有冠心病并植入支架病史。

（二）体格检查

【提示】NSTE-ACS 患者体格检查一般无明显阳性体征，部分患者可出现以下变化：①心律及心率：心率可以增快或者减慢，也可以出现多种心律失常，如期前收缩、心房颤动、室性心动过速等。②血压：可以升高，严重时则表现为下降。出现休克者，预后较差。③急性左侧心力衰竭表现：心尖部第一心音减低，短暂的舒张期附加音（S_3 和 S_4 奔马律），双肺呼吸音低、湿性啰音。④一过性心尖部收缩期杂音、喀喇音，提示急性乳头肌功能不全、二尖瓣反流。一旦出现低血压、休克、心功能不全、心脏杂音等情况，提示病情较严重。

【体格检查结果】血压 145/90mmHg，心率 102 次 / 分，呼吸 16 次 / 分，双肺清，无干、湿性啰音；心界不大，心律齐，心音响，无杂音。其他体格检查无明显异常。

（三）辅助检查

（1）心电图（图 1–2–1）：窦性心律，心率 94 次 / 分，V_2 ～ V_4 导联 T 波倒置，V_5、V_6 导联 T 波低平，无明显 ST 段抬高。

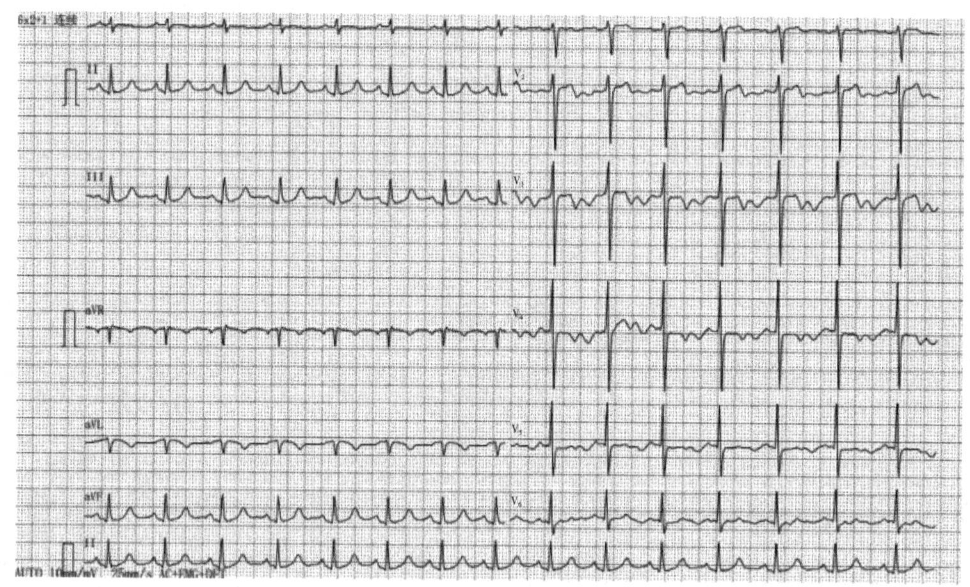

图 1–2–1　患者入院心电图

【分析】考虑患者为中年男性，有冠心病家族史、吸烟等危险因素，初发心绞痛，其胸痛症状典型，胸痛持续时间长，心电图前壁导联 T 波改变，考虑急性冠状动脉综合征。由于心电图无 ST 段抬高，故可基本除外 ST 段抬高型心肌梗死（STEMI），应考虑非 ST 段抬高型急性冠状动脉综合征（NSTE–ACS）。最好观察心电图有无动态变化。应结合心肌损伤标志物（尤其是肌钙蛋白）检测结果。还应做的其他辅助检查包括心脏超声（评估心脏结构和心功能）以及常规的实验室检查（如肝肾功能、D–二聚体、血气分析等）。胸部 X 线片和胸部 CT 对于大多数患者来说检查的必要性不大，除非怀疑主动脉夹层和气胸。

（2）入院后的初步处理：初步考虑诊断非 ST 段抬高型急性冠脉综合征，要求患者住院治疗。先给予口服药物治疗：阿司匹林 300mg（负荷量），立刻口服；替格瑞洛（贝林达）180mg（负荷量），立即口服；美托洛尔 50mg 立即口服，以后 25mg，2 次 / 日口服；培垛普利 4mg，立即口服，以后 1 次 / 日；阿托伐他汀 40mg，1 次 / 晚，口服。同时完善辅助检查。

（3）实验室检查（入院半小时出结果）：cTnI：5.26ng/ml ↑（0 ～ 0.5），CK-MB：17.13ng/ml ↑，CK：538μ/L ↑，LDH：248 ↑；AST：68μ/L ↑，血糖：7.33mmol/L ↑，电解质、肾功能、肝功能及其他指标正常。

（4）超声心动图检查：超声心动图检查未见明显心脏结构和功能异常。

（5）胸部 X 线片：未见明显心肺异常。

（四）诊断

【诊断流程】询问患者胸痛发作情况；要求接诊后 10min 内完成心电图检查，并进行初步的判断。

（1）首先判断有无 ST 段抬高，其次判断有无 ST 段压低和 T 波改变。如果有 2 个或以上相邻导联出现 ST 段抬高≥ 0.1mV（1mm，不同的导联诊断标准有所差别），则可以诊断为 ST 段抬高型心肌梗死（STEMI）。

（2）除外 STEMI 后，注意有无 ST 段压低、T 波高耸或倒置，这些变化的特异性不高，影响因素多，新出现的改变或有动态变化的心电图改变对诊断意义较大。本例患者未见 ST 段抬高，但出现 T 波倒置，结合临床胸痛和肌钙蛋白明显升高，考虑非 ST 段抬高型心肌梗死诊断。

（3）心肌损伤标志物肌钙蛋白 I/T：鉴于肌钙蛋白在患者心肌梗死后 2 ～ 4h 才升高，由于 NSTE-ACS 患者的肌钙蛋白 I/T 升高幅度不大，因此尽量采用高敏肌钙蛋白（hs-cTnI 或 hs-cTnT），其升高时间更早，更敏感反映心肌的严重损伤、坏死，对于早期排查急性冠状动脉综合征可疑患者更有价值。本例患者 cTnI 明显升高，不仅支持 NSTE-ACS 诊断，而且提示病情相对较重，需要尽快处理。

（4）诊断明确：如果以上 3 项中有 2 项阳性，能够明确诊断。本例患者从症状、心电图改变和 cTnI 升高，可以明确诊断。需要立即给予抗栓治疗，首先是两联的抗血小板药物治疗，同时给予肝素（或低分子肝素）抗凝治疗。在给予抗栓治疗的同时需要进行危险分层，并根据危险分层确定冠状动脉造影和介入治疗的策略。

（5）诊断不明确：对于 NSTE-ACS 诊断不能明确，但又不能除外的患者，需要留观或住院观察，并采取进一步的检查和治疗。①进行进一步鉴别诊断，明确引起胸痛的其他原因。②对于无风险的可疑患者，可以做无创性缺血检查评估，再决定下一步治疗策略。

【分析】怀疑 ACS 患者（包括 NSTE-ACS 患者）接诊后应进行高敏肌钙蛋白或血肌钙蛋白检查，如果检查结果阴性（不升高），高敏肌钙蛋白应在 1 ～ 3h 后复查，而肌钙蛋白应在 6h 后复查，并进行比对判断。如果第 2 次检查阳性（升高），提示 NSTE-ACS 诊断；2 次肌钙蛋白检测结果均阴性，提示 NSTEMI 可能性很小，但如临床表现仍然提示 ACS，则考虑不稳定型心绞痛。肌钙蛋白的升高不仅对诊断有很大价值，也可用于危险分层。

【本例诊断】

（1）冠心病

非 ST 段抬高急性心肌梗死

窦性心律

心脏不大

心功能 I 级（Killip 分级）

（2）高血压?

（五）危险分层及介入治疗

除了做出诊断以外，还需要进行危险分层。目前，采用比较多的是 GRACE 评分。无论是入院后或出院前，都应该进行 GRACE 评分，但评分的内容略有差别。

结合本例患者的临床资料及检查结果对该患者进行危险分层，计算 GRACE 评分 110 分，属于中危患者。但是，考虑到患者胸痛反复发作、胸痛时间＞ 30min，cTnI 升高明显，提示患者仍属于高危人群。CRUSADE 出血评分为低危。与患者及家属充分沟通后，在充分抗栓治疗的基础上，应该于 24h 内进行冠状动脉造影和必要的 PCI 术。患者入院 6 小时接受了冠状动脉造影（图 1-2-2），结果显示左前降支近段 90% 狭窄，术中植入支架一枚。术后继续给予阿司匹林 100mg，qd；替格瑞洛（倍林达）90mg，bid；培垛普利 4mg，qd；阿托伐他汀 40mg，qn；美托洛尔 95mg，qd 口服。患者住院 4 天病情稳定出院。

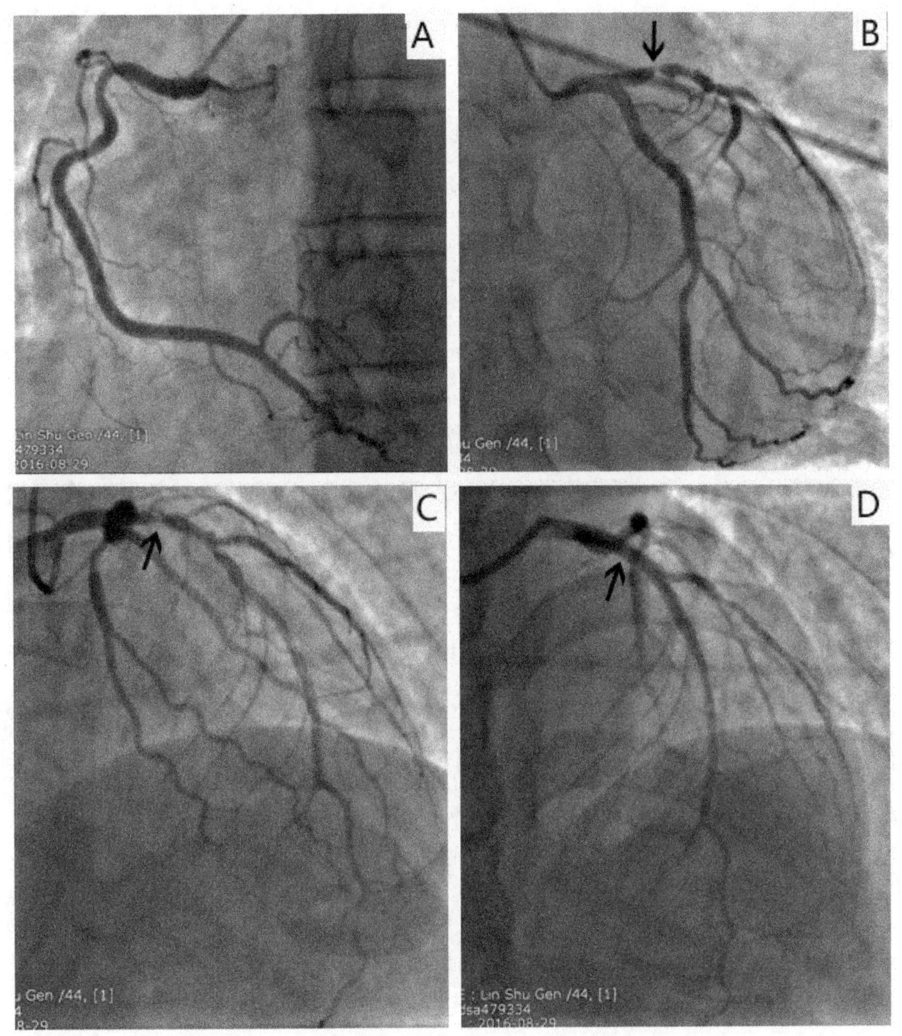

图 1-2-2　患者入院 6 小时冠状动脉造影图

注：A 为右冠状动脉造影；B、C 为左冠状动脉造影图（介入治疗前）；D 为介入治疗后造影。箭头所示为病变部位（前降支近端）。

（六）随访

患者出院后继续服用上述药物，门诊定期复诊，无症状。

二、疾病知识拓展

非 ST 段抬高型急性冠状动脉综合征（non-ST segment elevated acute coronary syndrome，NSTE-ACS）包括不稳定型心绞痛（unstable angina，UA）和非 ST 段抬高

型心肌梗死（non-ST segment elevated myocardial infarction，NSTEMI），是在冠状动脉粥样硬化病变的基础上发生了斑块侵蚀、破裂、内膜下出血，继发血小板与纤维蛋白凝集形成血栓，引起急性或亚急性心肌供氧减少所致。NSTE-ACS 伴随血清心肌标志物（肌钙蛋白 I 或 T、CK-MB）明显升高，可诊断 NSTEMI。由于两者的发病机制、临床表现以及心电图特征都很相似，临床上常常不再做严格的区分，而心电图的缺血表现、心肌损伤标志物升高则作为危险分层的重要依据。

（一）临床表现

（1）症状：最主要的表现是心绞痛发作，也可表现为呼吸困难、胸部不适、上腹部或颈部疼痛、心悸，可伴随出汗、恶心、呕吐、濒死感。对于典型的胸痛发作，诊断并不困难。对于不典型的胸痛发作，需要仔细询问病史，尤其是发作时间是否为几分钟至十几分钟，诱因是否与劳累或情绪激动有关，每次发作的表现类似，或仅有程度的不同。对于已经确定心肌缺血引起的胸痛，应评估心肌缺血严重情况。

（2）体征：NSTE-ACS 患者体格检查一般无明显阳性体征，一旦出现明显心律失常、血压下降、心尖部收缩期杂音、喀喇音以及急性左侧心力衰竭表现，提示病情严重。

（二）心电图

1. 静息心电图是诊断 NSTE-ACS 的最重要的方法

指南建议对疑似急性冠状动脉综合征（ACS）患者在接诊后 10min 内完成 12 导联心电图检查，并做出初步的诊断和筛查，明确有无 ST 段抬高。如果无明显 ST 段抬高，在心电图上出现以下情况提示心肌缺血：①新出现 2 个或更多的相邻导联 ST 段水平或下斜型下移≥ 0.05mV（V_1 ～ V_3 导联 ST 段水平型或下垂型压低≥ 0.1mV）；②具有诊断价值，新出现的 T 波倒置≥ 0.1mV；③少数情况下可出现 T 波高耸。

2. 特殊的心电图改变

（1）de winter 综合征：在胸痛发作时，V_1 ～ V_6 导联 ST 段下移≥ 0.1mV（上斜型）；T 波高尖并对称（图 1-2-3），可以较长时间存在，提示左前降支近段的严重病变。

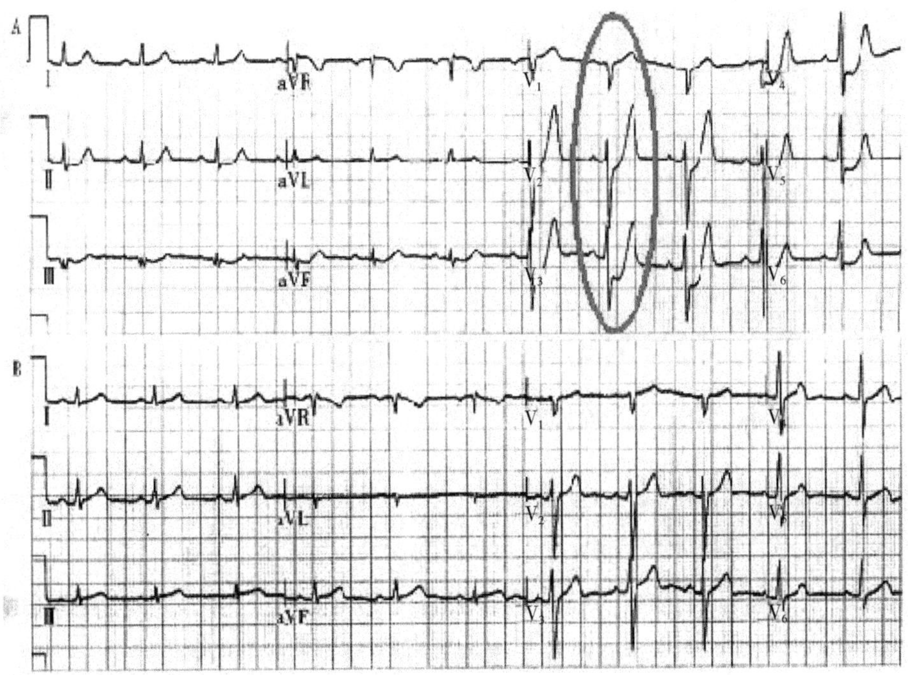

图 1-2-3　de Winter 综合征心电图

注：此患者男性，46 岁，持续胸痛 20min 后记录心电图，冠状动脉造影显示左前降支近段 95% 狭窄，cTnT 升高。

（2）Wellens 综合征：胸痛发作后心电图显示胸前导联对称的 T 波深倒置并呈动态改变（图 1-2-4），多提示左前降支严重狭窄，又称为 Wellens 综合征。

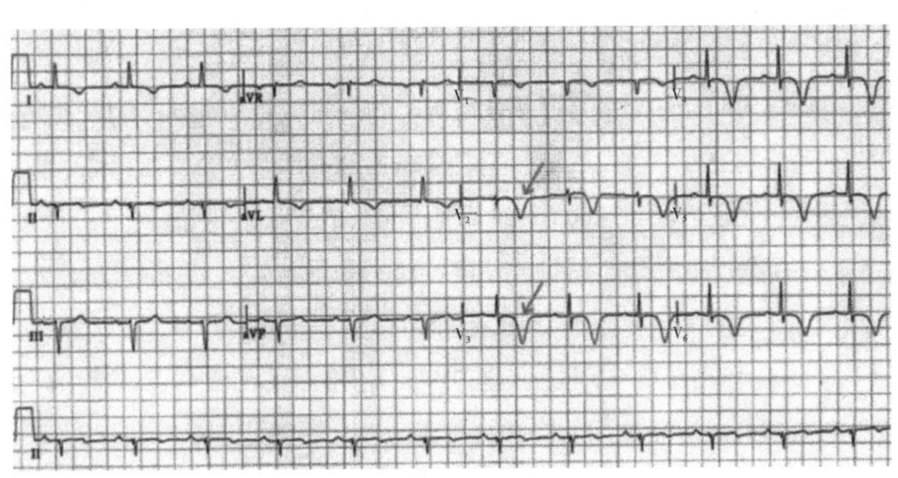

图 1-2-4　Wellens 综合征心电图示

注：患者男性，52 岁，胸痛 0.5h 后缓解，记录心电图显示 $V_2 \sim V_6$、I、aVL 导联 ST 段对称性压低 [T 波呈“冠状”T 波（对称型深倒置波）]。造影显示前降支近段 90% 狭窄。

（3）心电图大致正常：心电图正常并不能排除 ACS 的可能性。胸痛明显发作时心电图完全正常，应该考虑到非心源性胸痛。如果临床上怀疑 NSTE-ACS，但标准导联心电图结果阴性或非特异性改变，建议增加右胸导联及后壁导联检查，少部分正后壁心肌梗死患者只表现为前胸导联 ST 段压低，如果不做 V_7 ～ V_9 导联心电图，就会把正后壁的 ST 段抬高型心肌梗死（STEMI）误诊为 NSTE-ACS 或 NSTEMI。对于 18 导联心电图也没有明显改变的患者，需要及时检查心肌损伤标志物肌钙蛋白（cTnI/cTnT）、肌红蛋白，并对患者进行留观，动态观察心电图变化。

（三）心肌损伤标志物检测

主要是肌钙蛋白检查。怀疑 ACS 时，要求 20min 内完成肌钙蛋白（cTnI 或 cTnT）检测。鉴于肌钙蛋白在患者心肌梗死后 2 ～ 4h 才升高，且 NSTE-ACS 患者的肌钙蛋白 I/T 升高幅度不大，因此尽量采用高敏肌钙蛋白（hs-cTnI 或 hs-cTnT），其升高时间更早，更敏感反映心肌的严重损伤、坏死，对于早期排查急性冠状动脉综合征可疑患者更有价值。如果患者首次检查结果阴性（不升高），肌钙蛋白应在 6h 后复查，而高敏肌钙蛋白应在 1 ～ 3h 后复查。如果第 2 次复查阳性（升高），提示 NSTE-ACS 诊断；2 次肌钙蛋白检测结果均阴性，提示 NSTEMI 可能性很小，但如临床表现仍然提示 ACS，则考虑不稳定型心绞痛。

（四）鉴别诊断

有多种疾病可以引起胸痛，急诊胸痛的比例为：STEMI 为 5% ～ 10%，NSTEMI 为 15% ～ 20%，UA 为 10%，其他心脏情况 15%，非心脏原因 50%。因此，NSTE-ACS 需与多种疾病进行鉴别，尤其是危及生命的主动脉夹层、急性肺栓塞、急性心肌梗死、气胸等。在前面已经讨论了几种常见严重胸痛症状的鉴别诊断，最重要的是，NSTE-ACS 多呈非持续性胸痛，借此常可以与急性心肌梗死、主动脉夹层、急性肺栓塞、气胸鉴别。此外，一些辅助检查也有助于鉴别。

（1）急性 ST 段抬高型心肌梗死（STEMI）：心电图出现 ST 段抬高和 T 波变化、病理性 Q 波形成；包括肌钙蛋白在内的心肌损伤标志物明显升高。

（2）主动脉夹层：患者血压升高、左上肢血压明显低于右上肢，心电图改变常不明显。主动脉 CT 造影、大血管超声检查有助于鉴别。

（3）急性肺栓塞：心电图可出现窦性心动过速、不全性或完全性右束支传导阻滞、肺性 P 波、$S_IQ_{III}T_{III}$ 现象，D- 二聚体明显升高，血 PO_2 和 PCO_2 均下降，肺动脉 CT 造影检查、放射性核素通气血流灌注显像有助于明确诊断。

（4）气胸：查体发现一侧语颤减弱、呼吸音明显减低或消失、气管移向健侧；心电图可出现窦性心动过速、QRS 波群低电压（左侧气胸）。胸部 X 线片或 CT 检查可以确诊。

（5）急性心包炎：心前区可闻及心包摩擦音，心电图常有广泛 ST 段弓背向下抬高，无 Q 波形成；有心包积液时则出现心界明显扩大、心音遥远，心电图表现为 QRS 波群低电压和电交替，ST 段抬高不明显。心脏超声检查可以明确诊断。

（五）危险分层

由于不同的发病机制造成不同类型 ACS 的近、远期预后有较大的差别，为有助于判断预后及选择合理的治疗策略，有必要对于 ACS 患者进行及时合理的风险评估。目前的分类方法比较多，这里介绍临床和指南推荐的两种。

1. 根据临床、心电图和肌钙蛋白检测对 NSTE-ACS 进行的综合分层

（1）高危，具备下列条件之一：①缺血症状在 48h 内恶化；②持续性静息性胸痛（> 20min）；③低血压、新出现杂音或杂音突然变化、急性左心功能衰竭，心动过缓或心动过速，年龄> 75 岁；④心电图改变，出现一过性 ST 段改变（压低或抬高> 0.05mV），新出现的左束支传导阻滞，持续性室性心动过速；⑤肌钙蛋白明显增高。

（2）中危，无高危特征但具备下列条件之一：①既往有心肌缺血症状、曾患有周围或脑血管疾病、冠状动脉旁路移植术史或者使用阿司匹林；②近期有心绞痛发作，尤其是有静息时发作；③年龄> 70 岁；④心电图改变：T 波倒置> 0.2mV，病理性 Q 波或多个导联静息 ST 段压低< 0.1mV；⑤肌钙蛋白轻度升高。

（3）低危为无上述高危、中危特征，但有下列特征：①心绞痛的频率、程度和持续时间延长，诱发胸痛阈值降低，2 周至 2 个月内新发心绞痛。②胸痛期间心电图正常或无变化。③心脏标志物正常。

2.GRACE 危险评分

GRACE 危险评分结合通过对临床一些参数的量化，得出相应的分值，将分值相加可得出总积分。新入院的 NSTE-ACS 患者，应根据 GRACE 评分计算出的总分数(表

1–2–2），并按照所得分数进一步对患者进行危险分层（表 1–2–3）。

表 1–2–2　住院期间及出院时 GRACE 危险评分方法

住院期间危险评分				出院危险评估			
年龄（岁）	评分	心率（次 / 分）	评分	年龄（岁）	评分	心率（bpm）	评分
＜ 40	0	＜ 70	0	＜ 40	0	＜ 50	0
40 ～ 49	18	70 ～ 89	7	40 ～ 49	18	50 ～ 69	3
50 ～ 59	36	90 ～ 109	13	50 ～ 59	36	70 ～ 89	9
60 ～ 69	55	110 ～ 149	23	60 ～ 69	55	90 ～ 109	14
70 ～ 79	73	150 ～ 199	36	70 ～ 79	73	110 ～ 149	23
≥ 80	91	≥ 200	46	80 ～ 89	91	150 ～ 199	35
				≥ 90	100	≥ 200	43
收缩压（mmHg）	评分	肌酐（mg/dL）	评分	收缩压（mmHg）	评分	肌酐（mg/dL）	评分
＜ 80	63	0 ～ 0.39	2	＜ 80	24	0 ～ 0.39	1
80 ～ 90	58	0.4 ～ 0.79	5	80 ～ 99	22	0.4 ～ 0.79	3
100 ～ 119	47	0.8 ～ 1.19	8	100 ～ 119	18	0.8 ～ 1.19	5
120 ～ 139	37	1.2 ～ 1.59	11	120 ～ 139	14	1.2 ～ 1.59	7
140 ～ 159	26	1.6 ～ 1.99	14	140 ～ 159	10	1.6 ～ 1.99	9
160 ～ 199	11	2.0 ～ 3.99	23	160 ～ 199	4	2.0 ～ 3.99	15
≥ 200	0	≥ 4	31	≥ 200	0	≥ 4	20
Killip 分级	评分	Killip 分级	评分	项目			评分
Class Ⅰ	0	Class Ⅲ	43	充血性心力衰竭病史			24
Class Ⅱ	21	Class Ⅳ	64	住院期间未行 PCI			14
项目			评分	心肌梗死既往史			12
有 ST 段变化			30	有 ST 段压低			11
心肌损伤标志物升高			15	心肌损伤标志物升高			15
入院时心脏骤停			43				
总分最大值			258	总分最大值			263

表 1-2-3　GRACE 评分的危险分层

危险级别	住院评分	院内死亡风险	出院评分	6 个月死亡风险
低危	≤ 108	＜ 1%	≤ 88	＜ 3%
中危	109 ～ 140	1% ～ 3%	89 ～ 118	3% ～ 8%
高危	＞ 140	＞ 3%	＞ 118	＞ 8%

经过住院治疗，在出院时也应对患者进行进一步的 GRACE 危险评分，以判断出院 6 个月时的患者死亡风险和心血管事件发生的危险（表 1-2-2、表 1-2-3）。现在，ESC 还推出 GRACE 的简化评分 GRACE 2 评分，在临床资料不全时可以简化计算。两者都可以直接在网站上计算（http://gracescore.org/WebSite/WebVersion.aspx）。

3. 出血风险评估

近年来，在强调治疗缺血策略的同时，高度关注出血的危害，尤其是对可能行冠状动脉造影和介入治疗的患者。出血也已成为 NSTE-ACS 患者首要评估的不良事件之一，其发生率与患者远期预后呈正相关，即出血可明显增加死亡率和主要不良事件（MACE）发生率。CRUSADE 出血风险评分来自于 CRUSADE 注册研究的 71 277 例患者，进一步在 17 857 例患者（验证队列）中得到了验证，2011 年《ESC 非 ST 段抬高型急性冠状动脉综合征预防指南》首次推荐了 CRUSADE 评分用于评估 NSTE-ACS 患者院内的出血风险。CRUSADE 出血评分包括了 8 个主要的危险因素：红细胞压积，肌酐清除率，女性，充血性心力衰竭的征象，外周血管疾病，糖尿病，收缩压和入院时心率，将各个参数的相应的评分相加即得到总分（表 1-2-4）。

表 1-2-4　CRUSADE 出血评分系统

参数	范围	分值
红细胞压积（%）	＜ 31	9
	31 ～ 33.9	7
	34 ～ 36.9	3
	37 ～ 39.9	2
	≥ 40	0

续表

参数	范围	分值
肌酐清除率（ml/min）	≤ 15	39
	＞ 15 ～ 30	35
	＞ 30 ～ 60	28
	＞ 60 ～ 90	17
	＞ 90 ～ 120	7
	＞ 120	0
心率（bpm）	≤ 70	0
	71 ～ 80	1
	81 ～ 90	3
	91 ～ 100	6
	101 ～ 110	8
	111 ～ 120	10
	≥ 121	11
性别	男性	0
	女性	8
心力衰竭表现	否	0
	是	7
血管疾病病史（PAD 或脑卒中病史）	否	0
	是	6
糖尿病	否	0
	是	6
收缩压（mmHg）	≤ 90	10
	91 ～ 100	8
	101 ～ 120	5
	121 ～ 180	1
	181 ～ 200	3
	≥ 201	5

注：①表中肌酐清除率按 Cockcroft-Gault 公式推算：$Ccr=\frac{(140-\text{年龄})\times \text{体重}}{72\times Scr}$

②女性按计算结果 ×0.85 计算；Ccr：肌酐清除率（ml/min）；Scr：血清肌酐（mg/dl）；体重以公斤为单位。

根据 CRUSADE 出血总评分值将患者出血的危险分为 5 个等级（表 1-2-5）。

表 1-2-5 CRUSADE 出血评分的危险分层

危险分层	极低危	低危	中危	高危	极高危
评分	≤ 20	21 ～ 30	31 ～ 40	41 ～ 50	＞ 50
出血概率	3.1%	5.5%	8.6%	11.9%	18.5%

对于一个 NSTE-ACS 患者，需要同时进行 GRACE 和 CRUSADE 评分，评估缺血和出血风险，在某种程度上影响治疗策略的选择。

（六）非 ST 段抬高型急性冠脉综合征的治疗

NSTE-ACS 是心血管内科急症，治疗目标是迅速缓解胸痛症状，改善心肌缺血，提高生存率，降低死亡或非致命性心肌梗死的危险性。早期诊断和及时治疗直接影响患者的预后。

1. 一般治疗

（1）休息：患者应住入冠心病监护室，卧床休息。

（2）吸氧：不推荐常规吸氧，对有发绀、呼吸困难和其他高危特征的患者应予吸氧，使血氧饱和度＞ 94%。

（3）连续心电图监测：一旦发现心室颤动或室性心动过速时可快速除颤，而且监测 ST 段偏移，指导进一步进行危险分层。心电监护应有回放功能，以便确定在发生心脏事件时的心电图情况。

2. 药物治疗

（1）抗血小板治疗

1）阿司匹林：属于环氧化酶抑制剂，通过非选择性使环氧酶 COX-1 失活直接抑制 TXA2 合成，抑制血小板粘附聚集活性。对于所有没有禁忌证患者，建议立即给予口服阿司匹林，首次的负荷量为 300mg，以后维持剂量为 75 ～ 150mg/d，长期给药。

2）血小板 ADP 受体拮抗剂：通过 P2Y12 受体，干扰 ADP 介导的血小板活化。包括氯吡格雷、普拉格雷、替格瑞洛、坎格雷洛等，但目前国内只有氯吡格雷、替格瑞洛。

指南推荐，对于 NSTE-ACS，如果患者没有严重出血风险，应在服用阿司匹林基础上首选加用替格瑞洛，180mg 负荷剂量，以后每天 90mg bid，维持治疗 12 个月。对于无法服用替格瑞洛的患者，建议使用氯吡格雷。氯吡格雷属于噻吩吡啶类药物，为前体药物，需肝脏细胞色素 P450 酶代谢形成活性代谢物，与 P2Y12 受体不可逆结合。常规给予负荷量 300 ～ 600mg，以后 75mg qd，维持 12 个月。由于受到肝脏代谢酶基因多态性影响，部分患者使用氯吡格雷标准剂量无法获得满意疗效。替格瑞洛属于非噻吩吡啶类药物，是一种直接作用、可逆结合的新型口服 P2Y12 受体拮抗剂，不受肝酶细胞色素 P450 基因多态性影响，与氯吡格雷相比具有抗血小板聚集、起效快、停药后血小板功能恢复快等特点。

3）替罗非班：为血小板膜糖蛋白Ⅱ b/ Ⅲ a 受体拮抗剂，通过结合糖蛋白Ⅱ b/ Ⅲ a 受体，阻滞与纤维蛋白原结合，抑制血小板聚集的形成，是最强的抗血小板药物。考虑到合用会增加出血风险，因此在冠状动脉造影示有大量血栓，或出现慢血流或无复流和新的血栓并发症，同时患者出血风险较低，建议使用。但对于未预期行 PCI 的患者，不建议使用Ⅱ b/ Ⅲ a 受体拮抗剂。

目前 NSTE-ACS 患者如果对某一抗血小板药物过敏而无法使用者（阿司匹林或氯吡格雷），可使用环核苷酸磷酸二酯酶抑制剂西洛他唑替代。

（2）抗凝治疗

抗凝剂用于抑制血栓的形成和（或）活化，能够有效减少血栓相关事件。在 NSTE-ACS 患者联合抗血小板药物优于单用药。所有患者应在抗血小板治疗的基础上常规接受抗凝治疗。

1）普通肝素：普通肝素存在较大的个体差异及较小的治疗窗，需要根据公斤体重给药，持续静脉用药的常规剂量为 600 ～ 1000U。应在使用过程中监测 APTT 进行剂量调整，使其比基础值延长 1.5 ～ 2.5 倍，治疗窗 50 ～ 75s，或 PCI 术中采用 ACT 监测，时间为 250 ～ 350s。

2）低分子肝素：与普通肝素相比，具有可预测的剂量效益关系，引起肝素诱导性血小板减少症（HIT）的概率较低，无须实验室监测。对拟行 PCI 患者，可以 1mg/kg 体重，皮下注射，2 次 / 日。术前已给予注射低分子肝素的患者，可继续使用低分子肝素。

3）磺达肝癸钠：选择性 Xa 因子抑制剂，通过可逆、非共价高亲和力的结合凝血酶发挥抗凝作用。研究表明磺达肝癸钠能够减少心血管事件，对比肝素、低分子肝素，可降低出血风险。建议磺达肝癸钠 2.5mg/d 皮下注射，无须调整剂量及实验室监测，对拟行 PCI 患者，术前已给予注射磺达肝癸钠，术中抗凝建议按公斤体重使用普通肝素。

4）比伐卢定：选择性Ⅱ a 因子抑制剂，通过直接抑制凝血酶进而抑制凝血酶诱导的纤维原转化为纤维蛋白，目前主要应用于拟行冠状动脉造影及 PCI 但出血风险较高的患者。也有研究指出，与肝素为基础的抗凝方案相比，比伐卢定为基础的抗凝方案增加了心肌梗死和支架内血栓形成的风险，但出血的风险有所降低，而出血风险是否降低则取决于是否同时使用血小板糖蛋白Ⅱ b/ Ⅲ a 受体抑制剂。比伐卢定的使用方法，在导管室行冠状动脉造影前就开始注射 0.75mg/kg，然后以 1.75mg/（kg・h）速度维持泵入，至少维持到术后 4h 或更长。术中监测 ACT，维持在 300 ～ 350s。

除非有其他用药指征，否则 PCI 术后都应该考虑停止抗凝药物。

（3）抗心肌缺血治疗

1）硝酸酯类药物：NSTE-ACS 最初 24 ～ 48h 的静脉应用硝酸酯类药物，可缓解持续缺血性胸痛、控制高血压或心功能不全。静脉应用硝酸酯类比舌下含服对于缓解症状和 ST 段压低恢复更有效。在没有低血压或者头痛等不良反应的情况下，可逐渐加大硝酸酯类药物直至症状缓解。若没有症状，无须常规使用硝酸酯类。

2）镇痛剂：镇痛药，适用于硝酸酯类不能控制的疼痛，立即使用吗啡止痛，可静脉注射吗啡 1 ～ 5mg，间接减轻心肌耗氧量。

3）β 受体阻滞剂：β 受体阻滞剂可通过压制外周儿茶酚胺及抑制心率、心肌收缩力减少心肌耗氧发挥作用。如果患者持续表现缺血症状，且无 β 受体阻滞剂的禁忌证（心动过缓、心脏传导阻滞、低血压、冠状动脉痉挛综合征等），应早期给予 β 受体阻滞剂。对于心功能 Killip Ⅲ级，建议从小剂量开始，逐渐递增，达到靶剂量（静息心率降至 55 ～ 60 次 / 分），可减少心肌缺血发作和心肌梗死的发展。

4）钙拮抗药：钙拮抗药可有效减轻患者症状，但研究表明，钙拮抗药不能预防 AMI 的发生或者降低病死率，仅用于最大耐受剂量硝酸酯及 β 受体阻滞剂效果不好时，或 β 受体阻滞剂禁忌证的患者。

5）血管紧张素转换酶抑制剂（ACEI）及血管紧张素Ⅱ受体拮抗剂（ARB）：没有禁忌证（低血压或肾衰竭等），尽早服用 ACEI/ARB 抗心肌重构，可降低病死率，改善预后。

6）调脂治疗：他汀类药物可稳定斑块从而改善内皮功能，无禁忌证尽早应用他汀类药物。指南建议，尽量早期采取中至高剂量他汀治疗。

3. 经皮冠状动脉介入治疗（PCI）

近些年的循证医学证据显示，对于 NSTE-ACS 进行危险分层并应采取相应的策略。根据 2015 年版《非 ST 段抬高型急性冠脉综合征（NSTE-ACS）管理指南》，NSTE-ACS 患者的危险分层决定是否进行介入治疗以及介入治疗的急性程度。

（1）NSTE-ACS 介入治疗的时机

1）紧急 PCI：紧急 PCI 策略指发病 2h 内进行的 PCI，其指征包括：①血流动力学不稳定或心源性休克；②药物难治性胸痛复发或持续性胸痛；③危及生命的心律失常或心脏骤停；④出现心肌梗死机械性并发症；⑤急性心力衰竭伴顽固性心绞痛或 ST 段下移；⑥ ST 段或 T 波重复性动态演变，尤其是伴有间歇性 ST 段抬高，有可能发生 STEMI 者。

2）早期 PCI：对于高风险的 NSTE-ACS 患者应在 24h 内行冠状动脉造影术，其指征包括：①与符合心肌梗死的肌钙蛋白升高或降低；② ST 段或 T 波动态演变（有症状或无症状）；③ GRACE 评分＞ 140。

3）延迟 PCI：中等危险患者应在 72h 内完成，如低风险，可在 72h 内转运到 PCI 中心行冠状动脉造影。72h 内进行 PCI 的指征包括：①合并糖尿病；②合并肾功能不全 [eGFR ＜ 60ml/（min · 1.73m^2）]；③ LVEF ＜ 40% 或充血性心力衰竭；④早期心肌梗死后心绞痛；⑤最近行 PCI；⑥曾做冠状动脉旁路移植术；⑦ GRACE 评分在 109 ～ 140。

（2）NSTE-ACS 介入治疗策略

NSTE-ACS 患者的年龄常较 STEMI 患者大，常常合并多器官的病变，如肾功能不全、心功能不全、肺功能低下等，出血风险大。同时，冠状动脉病变多为多支病变、钙化病变和弥漫病变，对于能开展介入治疗的县级医院来说，NSTE-ACS 介入治疗的挑战比较大。应采取以下策略：

①术前应仔细评估患者的情况，尤其是计算 GRACE 和 CRUSADE 评分；仔细权衡缺血与出血风险利弊，尤其是肾功能不全的患者。

②进行冠状动脉造影和有创检查或治疗，建议使用低渗或等渗造影剂。

③尽量采用经桡动脉途径进行冠状动脉造影和 PCI 术。

④如实施 PCI 治疗，建议首选新一代的药物洗脱支架（DES），而不是金属裸支架（BMS）。

⑤若患者患有多支血管病变的冠状动脉疾病（CAD），但手术风险超出了可接受的范围，应对 NSTE-ACS 的病变血管进行判断和评估，同时采取分步的措施进行 PCI 治疗，首先解决缺血相关的血管或罪犯血管。

⑥对于县级医院或基层医院采取的介入治疗策略，在处理病变血管上，除考虑处理罪犯血管外，还要考虑处理的血管病变相对比较简单（A、B 型病变）、介入容易实施、失败率和并发症发生的可能性比较低等综合因素。

⑦对于比较复杂的高风险的冠状动脉病变，建议转上级医院进行介入治疗。

4. 冠状动脉旁路移植术（CABG）

对于严重的左冠状动脉主干病变、多支血管病变且有左心室功能不全或伴有糖尿病者，且预期 PCI 效果不佳或强化药物治疗后仍有缺血的患者，建议施行 CABG。

三、基层医师工作要点

NSTE-ACS 患者的长期管理参照稳定型冠心病的管理，包括以下内容：

（1）改善生活方式，戒烟限酒，控制血糖、血压，坚持运动疗法。

（2）坚持两联抗血小板治疗 12 个月，对于出血风险很大的患者，需要平衡缺血与出血的风险。对于植入新一代药物洗脱支架（DES）的患者，可适当缩短双联抗血小板治疗的时间。

（3）建议尽早使用中强度或高强度他汀治疗，并长期维持。

（4）长期服用 β 受体阻滞剂。

（5）对于左心功能受损，LVEF ＜ 40%，合并高血压、糖尿病的患者，建议长期服用 ACEI，当 ACEI 无法耐受时，可使用 ARB 替代。

（6）接受 PCI 的患者，建议 9 ～ 12 个月接受冠状动脉造影复查。

直通王斌更新内容

（王斌　陈畅）

第三节 急性 ST 段抬高型心肌梗死

一、案例分析

【主诉】患者，男，69 岁，主因“胸痛 3 天，加重 6 小时持续不缓解”入院。

【提示】急性 ST 段心肌梗死（STEMI）作为心血管病学最为常见的急危重症，如不能在早期得到有效正确的诊断和救治，将严重影响患者的预后及生存质量。对于怀疑 STEMI 的患者，应详细询问其病史及症状，并快速对患者完成体格检查，结合心电图、实验室检查等其他指标，对患者的诊断及风险做出判断。特别是在早期，准确、详细的病史询问和症状描述对于患者的诊断具有关键作用，而体格检查有助于医师判断患者的一般状况及并发症情况。因此，临床医师尤其基层医师应注重病史采集、体格检查等基本素质的培养，避免过度依赖辅助检查。此外，在处理急性胸痛患者时，还需要与急性肺动脉栓塞、主动脉夹层、急性心包炎、急腹症等疾病相鉴别。

（一）病史采集

【问诊要点】

（1）患者年龄及性别：中青年患者和急性心肌梗死多见于男性，老年患者男女均较常见。

（2）患者不适主诉及具体描述：此次胸痛的部位（急性心肌梗死患者典型胸痛常在胸骨后方，可向下颌部或左上肢放射）、诱因、性质（典型梗死性心绞痛发作剧烈，呈压榨性、紧缩性，伴有恐惧、窒息感、濒死感）、持续时间（常持续半小时以上不缓解）、诊疗经过（患者可就诊于其他医疗机构，其诊断是否明确，是否予以药物治疗）、缓解方式（急性心肌梗死患者休息或含服硝酸酯类药物症状无明显改善）及伴随症状（急性心肌梗死患者可合并胸闷、发热、大汗，严重时可出现黑蒙、晕厥甚至猝死），此次发病之前是否有过类似症状的发作（部位、诱因、性质、持续时间、诊疗经过、缓解方式、伴随症状等情况，与此次是否相同，急性心肌梗死患者既往可有心绞痛间断发作，常由运动、寒冷、饱餐、情绪激动等诱发，症状持续时间＜30min，休息或含服硝酸酯类药物后可缓解，发病时心电图可有一过性 ST 段压低）。

（3）既往史、个人史及家族史：患者既往是否合并高血压病、糖尿病、血脂异常等危险因素，是否患有其他疾病，其外伤、手术、输血、过敏等情况也应询问，烟酒嗜好时间和摄入量，是否有兴奋剂类药物摄入，患者其他家庭成员是否有类似心血管病史。

【现病史】患者入院 3 天前无明显诱因出现胸痛，伴恶心，无胸闷、心悸，无呕吐，无头晕、头痛、黑蒙、晕厥，无咳嗽、咳痰等其他不适，疼痛不向其他部位放射，患者胸痛症状持续约 10min，经休息后可缓解。患者未予以重视、未就诊于其他医院、未自行服药治疗。此后，患者上述症状间断发作，患者未接受治疗。患者于 6h 前无明显诱因再次出现胸痛，伴胸闷、心悸、大汗、恶心，症状性质同前，程度较前加重，持续不能缓解收入我科。

【既往史】既往高血压病史 10 余年，血压最高达 180/100mmHg，间断口服硝苯地平等药物降压，未规律监测血压；否认糖尿病史，患者 3 年前体检时曾查出“高脂血症”（具体不详），未用药及规律检测血脂水平；否认消化性溃疡、青光眼病史，否认肝炎、结核等传染病史，否认外伤、手术、输血史，否认药物、食物过敏史。既往吸烟 30 余年，每日吸烟 10 ～ 20 支，间断、少量饮酒史。已婚，育有 1 子 1 女，父亲因心脏病（具体不详）去世，母亲因脑出血去世，否认家族成员遗传性疾病、传染性疾病史。

（二）体格检查

【体格检查结果】体温 36.6℃，脉搏 64 次 / 分，呼吸 18 次 / 分，血压 112 / 71mmHg，发育正常，营养中等，正力体型，表情痛苦，自主体位，神志清楚，体格检查合作。全身皮肤、黏膜无黄染、出血点、瘀点及瘀斑。全身浅表淋巴结未触及肿大，颈静脉无怒张，肝 - 颈静脉回流征阴性，双肺呼吸音粗，双肺底可闻及散在湿啰音，心界不大，心律齐，各瓣膜听诊区未闻及病理性杂音和附加音，腹部体格检查无特殊，双下肢无水肿，无静脉曲张。其余神经查体未见阳性体征。

（三）辅助检查

（1）入院急查心电图示：窦性心律，心率 64 次 / 分，V_1 ～ V_4 导联呈 QS 型，Ⅰ、aVL、V_1 ～ V_6 导联 ST 段抬高 0.2 ～ 0.5mV。

（2）脑钠肽（BNP）：302pg/ml。

（四）诊断

【诊疗经过】

患者入我科后无明显诱因突然出现意识丧失，跌倒在床，呼之不应，伴四肢抽搐，无二便失禁，无恶心、呕吐，大动脉搏动不能触及，听诊未闻及心音，血压测不出，对光反射及角膜反射存在，心电监测示：心室颤动。考虑患者为急性广泛前壁 ST 段抬高型心肌梗死伴心律失常、心源性猝死。立即给予 200J 非同步直流电除颤 1 次及心肺复苏，随后心电监测示：窦性心律，广泛 ST 段抬高。立即建立静脉液路，吸氧 3L/min，肝素钠 5000U 静脉推注，1000U/h 静脉泵入，替罗非班 10ml 负荷量静脉推注，10ml/h 静脉泵入，急查血气分析示：pH：7.286，PCO_2：32.6mmHg，PO_2：86mmHg，BE：-11mmol/L，SO_2：95%，Na^+：139mmol/L，K^+：3.4mmol/L。给予患者氯化钾注射液 2g、硫酸镁注射液 2.5g 入液，碳酸氢钠注射液 150ml 快速静脉滴注。约 3min 后患者意识恢复，给予酒石酸美托洛尔注射液 20μg/min 静脉滴注，利多卡因 150mg 静脉推注，1mg/min 静脉泵入。

随后，患者转入急诊导管室立即行冠状动脉造影，示：右优势型，左主干（LM）未见异常，左前降支（LAD）斑块浸润，自近段急性完全闭塞，回旋支（LCX）散在斑块浸润，自钝缘支（OM）后次全闭塞，右冠状动脉（RCA）散在斑块浸润，后降支（PD）近段管状狭窄 70%。同家属商议后同意处理 LAD 病变血管，术中血栓抽吸出少量红白血栓；于 LAD 部位置入 Resolute 3.0 × 24mm 支架一枚，多体位造影显示支架贴壁良好，未见残余狭窄及内膜撕裂，术后 TIMI 血流 3 级。患者术中、术后未诉不适，术后心电监测示：窦性心律，心率 76 次 / 分，Ⅰ、aVL、V_1 ～ V_6 导联 T 波倒置，有创监测血压示 135/77mmHg，转入 CCU 病房。

患者术后继续维持酒石酸美托洛尔、利多卡因、肝素钠、替罗非班静脉泵入，维持水化。嘱患者卧床休息，低盐低脂饮食，监测 ACT 时间，调整肝素钠剂量，维持 ACT 时间在 250 ～ 300s，术后应用肝素钠约 48h，停药前 2h 与低分子肝素钠重叠。监测心电、血压等生命体征，根据心律失常情况逐渐减少酒石酸美托洛尔、利多卡因药物剂量。给予患者阿司匹林 100mg，1 次 / 日、替格瑞洛 90mg，2 次 / 日、瑞舒伐他汀钙片 10mg，1 次 / 晚、琥珀酸美托洛尔缓释片 47.5mg，1 次 / 日、单硝酸异山梨酯片 20mg，2 次 / 日、卡托普利片 12.5mg，3 次 / 日等药物口服治疗，根据患者症状调整剂量。

术后心脏超声示：左心房（LA）：26mm，左心室（LV）：50mm，心脏射血分数（LVEF）：58%，节段性室壁运动异常，主动脉瓣轻度反流，左心室舒张功能减低。酶峰水平：肌酸激酶（CK）759U/L，肌酸激酶同工酶（CK–MB）81U/L，cTnI：33.81ng/ml。WBC：15.3 × 10^9/L，D– 二聚体：1.77mg/L，随机血糖：6.12mmol/L。

后患者住院期间未再诉胸闷痛不适，好转出院。

【该患者诊断】（1）冠心病、急性广泛前壁心肌梗死、Killip Ⅱ级、心源性猝死、心室颤动；（2）高血压病 3 级（很高危）。

【分析】

1. 强调 STEMI 早期诊断的重要性

患者为中老年男性，无明显诱因突发急性胸痛，伴胸闷、心悸、大汗、恶心，且症状持续不缓解，结合患者既往病史、吸烟史及家族史等高危因素，应高度怀疑急性冠状动脉综合征。患者入院后，心电图呈对应导联 ST 段抬高、Q 波形成，基本可以确诊为急性 ST 段抬高型心肌梗死。在急性胸痛早期鉴别诊断时，应注意将急性胸痛与急性肺栓塞、主动脉夹层相鉴别。早期急性心肌梗死患者心肌损伤标志物可不升高，因此，典型梗死性心绞痛症状及心电图对应改变对于 STEMI 早期诊断具有重要意义。

2.STEMI 早期常规处置

STEMI 早期恶性心律失常（心室颤动、尖端扭转型室性心动过速、持续性室性心动过速、多源、多形性室性期前收缩或 R on T 型期前收缩等）发生率较高，严重影响患者生存率。因此，对于 STEMI 患者，早期应重视心电监护、除颤器准备、建立静脉液路及吸氧等常规处置，早期识别、处理高危猝死患者。本例患者心电图多导联 ST 段抬高，提示梗死面积较大，患者入院后即突发恶性心律失常、心源性猝死，心电监护对其诊断和识别发挥着重要提示作用，因此，早期有效的监护、除颤及心电监护是患者抢救成功的关键。

3.STEMI 早期再灌注治疗

对于 STEMI 心肌梗死患者，应尽早行再灌注治疗，开通血管，恢复患者心肌灌注，避免心肌组织细胞持续坏死，减少心脏泵功能衰竭及恶性心律失常的发生。因此，尽早选择适宜的再灌注治疗策略，特别是患者一旦出现进行性缺血症状、血流动力学障碍时，应尽快开通梗死相关血管，避免病情恶化。

4.STEMI 早期恶性心律失常的处置

突发心室颤动是早期 STEMI 最常见的主要致死原因之一，需予以高度重视。其主要治疗原则包括：①立即予以非同步直流电除颤，在未恢复有效的自主心脏搏动之前，应坚持持续有效的心脏按压，并配合人工呼吸机辅助呼吸；②静脉应用抗心律失常药物：β受体阻滞剂（美托洛尔、艾司洛尔等）、利多卡因、胺碘酮等；③维持血钾水平＞4.5mmol/L。

5.STEMI 早期抗凝治疗的必要性

早期确诊 STEMI 诊断后，应即刻静脉肝素化治疗，抑制冠状动脉内血栓级联反应的进展，改善心肌灌注，减少 PCI 围手术期无复流的发生。患者稳定后可应用低分子肝素和普通肝素进行桥接替代治疗。

6.STEMI 整体治疗观念

对于 STEMI 患者，应建立规范化整体治疗的观念，任何一个环节的缺失都将影响患者的整体预后及生存治疗。患者在院内如出现心力衰竭、心源性休克、心律失常、机械性并发症时，也应及时、有效地予以处置，减少不良事件的发生。同时，强调院外二级预防及定期随访，为患者制订个体化治疗方案。

二、疾病知识拓展

ST 段抬高型心肌梗死（ST-segment elevation myocardial infarction，STEMI）是指急性心肌缺血性坏死，通常多是由于各种原因（冠状动脉不稳定斑块破裂、糜烂及血管内皮损伤基础上继发血栓、栓塞、主动脉夹层累及冠状动脉开口、冠状动脉血管炎、冠状动脉痉挛等）导致冠状动脉血供急剧减少或中断，所支配心肌细胞严重而持续缺血、损伤和坏死。患者常表现为急性剧烈的胸痛、急性循环系统功能障碍，伴有对应心电图导联的特征性动态变化，血清心肌损伤标志物可出现升高。本章节主要介绍由于冠状动脉内斑块破裂导致血栓形成所致 STEMI 的诊疗要点。

（一）临床表现

患者的临床表现与患者的年龄、基础疾病、梗死面积、部位侧支循环形成等密切相关。

1. 诱因

超过 50% 的患者在 STEMI 发病前有明确的诱发因素，包括剧烈运动、过度劳累、情绪激动、应激、寒冷、饱餐、应用可卡因和拟交感类药物等，其他还包括创伤、失血、休克、感染、肺栓塞等。

2. 前驱症状

部分 STEMI 患者在发病前曾有胸痛、胸闷、活动后气短、心悸等发作，且较前期症状发作频繁、程度加重、持续时间延长、硝酸甘油治疗效果欠佳。心电图检查可以出现一过性 ST 段抬高或压低，T 波倒置或增高。

3. 症状

（1）胸痛：STEMI 患者常有梗死性心绞痛发作，其特点为：严重的心绞痛（位于胸骨中上段，上至咽部，下至剑突），呈压榨感、窒息感，时间超过 20min，可向左侧上肢放射；休息和含服硝酸酯类药物不缓解；常烦躁不安、出汗、恐惧或有濒死感。对于老年人和糖尿病患者来说，症状常不典型。

（2）不典型症状：部分患者可出现恶心、呕吐和上腹胀痛等消化道症状，易被误诊为急腹症。其他不典型心绞痛还可发作位于下颌、颈部、背部等，易被误诊为骨关节痛。

（3）心律失常：多发生在 1 ～ 2 周内，在发病 24h 内最多见。患者有乏力、头晕、黑蒙、晕厥或短暂意识丧失，严重时可能出现猝死。其中，室性心律失常最多，包括室性期前收缩、室速等。下壁心肌梗死时可出现完全性房室传导阻滞。

（4）心力衰竭：患者由于心脏泵功能显著下降、舒缩能力不协调，可出现心力衰竭。患者左侧心力衰竭时，常有呼吸困难、咳嗽、气短、烦躁等症状，严重时可突发急性肺水肿。当累及右心系统时，可出现颈静脉怒张、肝大、下肢水肿等表现。右侧心力衰竭患者发病即出现右侧心力衰竭表现，且血压降低。

（5）心源性休克：当坏死面积超过 40% 时，如在纠正胸痛的前提下，患者出现烦躁不安、面色苍白、四肢湿冷、大汗、尿量减少（＜ 20ml/h），则考虑发生心源性休克。多在发病后数小时到 1 周内发生。

（6）全身症状：患者心肌梗死后，由于坏死物质的吸收和炎症反应，可能出现发热、心动过速等。一般发病 24h 后出现，体温一般不超过 38℃。

4. 体征

STEMI 患者常无特异性体征，体格检查时可有：

（1）心率增快或变慢，心脏轻度或中度增大，心尖部第一心音低钝，左侧心力衰竭时可闻及第三或第四奔马律。

（2）前壁心肌梗死早期，由于心室壁反常活动，可在心尖部和胸骨左缘触及收缩期膨出。

（3）部分患者发病 2 ～ 3 天后出现心包摩擦音。

（4）室间隔穿孔者可在胸骨左下缘闻及响亮的收缩期杂音，常伴震颤。

（5）二尖瓣乳头肌功能失调者，心尖部可闻及粗糙的收缩期杂音。

（6）右心室心肌梗死较重的患者可以出现颈静脉怒张。

（二）辅助检查

1. 心电图

标准 12 导联心电图是临床上早期确诊 STEMI 的重要辅助检查之一。一旦怀疑 STEMI，应立即完成 18 导联同步心电图。然而，一些因素，如心肌损伤面积、发病时间及导联连接位置、传导阻滞、既往陈旧性心肌梗死病史、电解质水平可能限制心电图对 STEMI 的诊断和定位。

2. 实验室检查

（1）血清酶学检查：STEMI 发病后，血清酶活性随时间而发生变化（表 1-3-1）。现有应用于临床诊断 STEMI 的血清酶学指标包括：肌酸磷酸激酶（CK）及其同工酶 CK-MB、乳酸脱氢酶（LDH）及其同工酶、谷草转氨酶（AST）等。LDH、AST 诊断 STEMI 特异性较差，因此，目前 CK 及 CK-MB 在临床中应用较多。

（2）肌钙蛋白和肌红蛋白测定：在心肌梗死发作时，心肌内某些蛋白质类物质（肌钙蛋白和肌红蛋白）也会由心肌坏死组织内释放入血，通过测定该蛋白水平可以评估心肌损伤程度。临床中 cTnT 和 cTnI 应用较多。而肌红蛋白（MYO）虽然早期即可升高，但特异性较差。

表 1-3-1　STEMI 相关血清酶学指标及检测时间

项目	肌红蛋白	心脏肌钙蛋白		CK	CK-MB
		cTnI	cTnT		
出现时间（h）	1 ～ 2	3 ～ 4	3 ～ 4	6	3 ～ 4
峰值时间（h）	12	11 ～ 24	24 ～ 48	24	16 ～ 24
持续时间（d）	1 ～ 2	7 ～ 10	10 ～ 14	3 ～ 4	3 ～ 4

（3）其他实验室检查：心肌梗死发病 1 周内，血常规白细胞计数、中性粒细胞百分比会出现升高，嗜酸性粒细胞减少或消失。血细胞沉降率、C- 反应蛋白计数增加，随机血糖可升高，糖耐量可暂时降低。BNP 或 NT-proBNP 的升高对于早期心肌梗死后心力衰竭的诊断具有提示意义。

3. 心脏超声

在评价胸痛而无特征性心电图变化、诊断不明的患者时，心脏超声有助于除外主动脉夹层等急症。心脏超声可以有效评估患者室壁运动异常情况、心脏整体和局部功能，并且能够早期识别乳头肌功能不全、室壁瘤和室间隔穿孔等机械并发症。

4. 放射性核素心肌显影

应用放射性核素对心肌进行显影，可观察心室壁的运动、心肌存活情况及左心室射血分数，有助于判断心室功能、室壁运动失调和室壁瘤。

5. 磁共振成像

磁共振成像分辨率较高，可评价室壁厚度、运动及心功能情况，结合对比剂还可评价心肌组织灌注缺损情况、微血管床阻塞及心肌纤维化。但技术要求较高，且操作时间长，部分老年、心力衰竭患者可能无法完成。

6. 选择性冠状动脉造影

需施行各种介入性治疗时，可先行选择性冠状动脉造影，明确病变情况，制定治疗方案。当患者已接受溶栓治疗，可通过冠状动脉造影明确溶栓治疗效果，必要时行补救性 PCI。

（三）诊断和鉴别诊断

1. 诊断

WHO 对于 STEMI 的诊断标准包括：典型的临床表现、特征性的心电图动态变化、血清心肌损伤标志物水平的升高，3 项中具备 2 项特别是后 2 项即可确诊 STEMI。根据第 3 版《心肌梗死全球统一定义》，将心肌梗死再分为如下 5 种临床类型（表 1-3-2）：

表 1-3-2 心肌梗死的临床分型

分型	定义
1 型	自发性心肌梗死，由于动脉粥样斑块破裂、溃疡、糜烂、破裂、夹层形等引起冠状动脉内血栓形成，导致心肌血流减少、心肌坏死。
2 型	继发于心肌供需失衡的心肌梗死，如冠状动脉内皮功能异常、痉挛或栓塞、贫血、心律失常、高血压或者低血压等。
3 型	心脏性猝死，有心肌缺血的证据、心电图新出现的 ST 段抬高或左束支传导阻滞，造影或者尸检证实冠状动脉内有新鲜血栓，但未及采集血样之前或血液中心肌损伤标志物升高之前患者就已死亡。
4a 型	PCI 相关心肌梗死。
4b 型	支架内血栓引发的心肌梗死。
5 型	冠状动脉旁路移植术（CABG）相关心肌梗死。

2. 鉴别诊断

（1）心绞痛

STEMI 还需与变异型心绞痛相鉴别。变异型心绞痛常在静息时发生，无明显诱因，发作时心电图显示对应导联 ST 段一过性抬高、R 波增高，常并发各种心律失常。变异型心绞痛主要由冠状动脉痉挛引起，部分患者冠状动脉造影可以正常。主要通过创伤性激发试验确诊。

（2）主动脉夹层

主动脉夹层患者既往常有高血压病史，且血压控制不佳，常在体位改变时突发撕裂样、剧烈疼痛，常放射到背、肋、腰、腹和下肢，双侧上肢、下肢血压和脉搏可有明显差异，可有主动脉瓣关闭不全，无典型心电图、心肌损伤标志物变化。心脏超声、主动脉 CTA 可予以鉴别。

（3）急性肺栓塞

患者可出现胸痛、咯血、呼吸困难、黑蒙、晕厥、休克等表现，肺动脉瓣第二心音亢进。心电图导联呈 $S_{I}Q_{III}T_{III}$表现，患者常有低氧血症，肺通气－灌注扫描异常，肺动脉 CTA 可以明确发现肺血栓栓塞。

（4）急性心包炎

急性心包炎可有剧烈、持久的疼痛，伴发热，咳嗽、呼吸时胸痛加重，早期听诊可闻及心包摩擦音。心电图可出现广泛 ST 段弓背向下抬高，T 波倒置，无病理性 Q 波形成。

（5）应激性心肌病

又称为 Tako-tsubo 综合征，临床表现类似 STEMI，患者有明确的情绪诱因，重新做超声显示左心室收缩功能异常、左心室中远段室壁运动异常，心尖部球形扩张。冠状动脉造影缺乏有意义狭窄。

（6）急腹症

急腹症（急性胰腺炎、急性腹膜炎、胆石症等）都会出现上腹疼痛，可能与表现为消化道症状的 STEMI 相混淆，但急腹症少有心电图、心肌损伤标志物等特异性改变，体格检查较容易鉴别。

（四）并发症

（1）心室游离壁破裂：心室游离壁破裂是心脏破裂最常见的一种，一般在发病 1 周之内发生，多见于老年、女性、首发、前壁心肌梗死患者中。临床表现为持续性胸痛、血流动力学指标恶化、心包填塞和心电机械分离等。当心肌梗死区域不完全或逐渐破裂时，可形成包裹性心包积液或假性室壁瘤。

（2）室间隔穿孔：心肌梗死后室间隔穿孔一般发生在心肌梗死后 3 ～ 7 天。特异性体征为胸骨左缘粗糙的全收缩期杂音，可触及震颤，可有心力衰竭或心源性休克发生。

（3）乳头肌功能失调或断裂：二尖瓣乳头肌缺血、坏死会造成不同程度的二尖瓣脱垂或关闭不全，体格检查时可在心尖部闻及收缩中晚期喀喇音和收缩期吹风样杂音。下壁心肌梗死时，可造成二尖瓣后乳头肌断裂，造成心力衰竭。

（4）室壁瘤：当心肌梗死面积较大时，在心室腔内压力作用下，梗死部位的心室壁向外膨出，形成室壁瘤。多见于前壁心肌梗死，常累及左心室或心尖部。体格检查可发现心脏浊音界扩大，心脏搏动范围扩大，抬举性心尖搏动，可闻及收缩期杂音。心电图显示对应导联 ST 段持续弓背向上抬高。影像学检查发现部分心缘突出、搏动减弱或反常搏动。

（5）血栓栓塞：心室内附壁血栓脱落可引起脑、肾、脾和四肢等体循环系统的栓塞。下肢静脉血栓脱落可引起肺血栓栓塞。

（6）心肌梗死后综合征：心肌梗死后 1 ～ 4 天可出现早期心包炎，患者出现胸痛且疼痛随体位改变，听诊可闻及心包摩擦音。而发病数周后，约1%～3%的患者会出现Dressler综合征，即胸痛、发热、白细胞升高、血沉加快、少量心包和胸腔积液等。

（五）危险分层

对于STEMI患者，早期可应用GRACE危险评分，对患者进行危险分层，同时应用CRUSADE评分判断患者的出血风险，在早期识别高危患者。具体内容详见第2节。

（六）治疗

由于STEMI患者心肌梗死面积与心肌总缺血时间密切相关，因此，STEMI的救治原则即尽可能缩短心肌总缺血时间，力争尽早开通梗死相关血管，恢复有效、持久的心肌再灌注保护和维持心脏功能，挽救存活心肌，防止梗死面积扩大，减少并发症的发生。还应强调的是，虽然再灌注治疗是决定STEMI治疗成功的关键，但整体规范化救治的各个环节也与患者最终救治效果密切相关。

1. 一般治疗

（1）休息：根据病情应选择合理、舒适的体位（端坐位、半坐卧位或平卧位），避免用力活动，给予患者及家属语言安慰和心理疏导，消除患者紧张、恐惧情绪。

（2）监护：首次医疗接触（FMC）10min内应完成12导联（必要时18导联）心电图检查，并做出诊断报告。所有确诊STEMI患者立即进行心电监护、血压监测，除颤器进入备用状态。严重心功能衰竭患者还需检测肺毛血管楔压和静脉压。及时了解患者心率、血压、呼吸、指氧饱和度情况。

（3）吸氧：根据患者情况，可酌情考虑不同方式给氧（如鼻导管、面罩、无创辅助呼吸等）。

（4）建立静脉通路：建立通畅的静脉通路，并同步进行采血。

2. 止痛治疗

（1）STEMI胸痛患者如无反指征，应给予镇静止痛治疗，如吗啡3～5mg入壶，必要时5min重复1次，总量不宜超过15mg。注意监测低血压和呼吸抑制等不良反应。根据病情需要，也可考虑应用其他镇静止痛药物，如地西泮、咪达唑仑、罂粟碱、盐酸曲马多等。

（2）酸酯类药物可扩张冠状动脉，增加冠状动脉血供，降低心脏前后负荷，缓解缺血性胸痛。硝酸甘油为首选，初始剂量10～20μg/min，持续静脉滴注。根据患者血压情况可渐加量（每 3 ～ 5min 增加 5μg/min）直至收缩压降低 10 ～ 20mmHg（仍 ＞ 90mmHg）为止。硝酸酯类药物可降低血压，在伴右心室心肌梗死时容易发生，可以通过停药、抬高下肢、扩容或静脉用多巴胺予以纠正。患者如无低血压、低血容量性休克或心源性休克等禁忌证，应予以适量硝酸甘油舌下含服、口服或静脉应用。

（3）β 受体阻滞剂能降低心肌耗氧、缩小梗死区域面积、降低早期恶性心律失常的发生。可静脉或口服给予，小剂量开始，根据患者反应加量。如无禁忌证（严重缓慢性心律失常、急性左侧心力衰竭、低血压、低血容量及支气管哮喘）时应早期给予 β 受体阻滞剂。

3. *再灌注治疗*

STEMI 的治疗具有时间的迫切性和有效性，是机会性极强、时间有决定性意义的抢救性治疗。再灌注治疗是 STEMI 的核心救治环节，因此，临床医师应因时、因地制宜，选择正确合适的再灌注策略，缩短患者心肌总缺血时间，尽早恢复心肌灌注。

（1）直接经皮冠状动脉介入治疗（PCI）

目前，直接 PCI 已被认为是早期最为安全、有效恢复 STEMI 再灌注的首要手段，包括经皮腔内冠状动脉成形术和支架植入术，通过机械性手段开通 IRA，恢复心肌血流和再灌注，再通率高，住院病死率降低。

对于预计从发病起到来院时间超过 3h 或有溶栓治疗禁忌的患者，首选 PCI 治疗。一般要求患者 FMC-B（FMC to balloon）时间＜ 90min。

溶栓再通后应尽早将患者转运到有 PCI 资质的医院，3 ～ 24h 内行冠状动脉造影（CAG）和血运重建治疗；溶栓治疗失败者，即胸痛或 ST 段抬高在溶栓开始后持续 ≥ 60min 或胸痛和 ST 段抬高复发，则应尽早行补救性 PCI 治疗。无条件行介入治疗的医院应迅速将患者在起病 6h 内转运到有能力行介入治疗的医院。如转运时间超过 6h，则宜就地进行溶栓治疗或溶栓后转送。PCI 围手术期应重视抗血小板聚集、抗凝等辅助治疗。对于血栓负荷较重的患者，可以考虑血栓抽吸。术中避免支架过度扩张，释放压力避免过大，可在围手术期应用 GP Ⅱ b/ Ⅲ a 受体拮抗剂如：替罗非班或钙拮抗药等辅助治疗，降低无复流的发生。

（2）溶栓治疗

患者如不能 120min 内行 PCI 开通血管，就应在 30min 启动溶栓治疗，且越早开始，血管再通成功率越高，患者预后越好。但是对于非 ST 段抬高型急性冠状动脉综合征（ACS），溶栓治疗不仅没有获益，反而增加血栓倾向，因此标准溶栓治疗仅适用于 STEMI 患者。

STEMI 溶栓疗效评估：溶栓开始后应该评估胸痛程度，动态观察心电图 ST 段回落程度、心率和节律变化，并测定心肌损伤标志物以评价再通效果。溶栓再通成功的临床评价指标包括：①溶栓后 60 ～ 90min 内抬高的 ST 段至少回落 50%；②肌钙蛋白峰值提前至发病 12h 内，CK-MB 酶峰值提前至 14h 内；③溶栓后 2h 内胸痛症状明显缓解；④溶栓后 2 ～ 3h 内出现再灌注心律失常，如加速性室性自主心律、房室传导阻滞或束支传导阻滞突然改善或消失，或下壁心肌梗死患者出现一过性窦性心动过缓、窦房传导阻滞伴或不伴低血压。

不良反应：出血是溶栓治疗中最常见、最主要的临床不良反应，尤其是颅内出血（0.9% ～ 1.0%）和内脏器官出血（如消化道出血），一旦发生将严重增加患者死亡率。因此，所有 STEMI 患者应首先评价其出血的高危因素，决定是否接受溶栓治疗及抗栓抗凝力度。一旦发生颅内出血，应立即停止溶栓、抗栓、抗凝治疗；应用甘露醇降低颅内压；4h 内使用过普通肝素的患者，推荐用鱼精蛋白中和（1mg 鱼精蛋白可中和 100U 普通肝素）；并立即联系上级 PCI 医院转院。

（3）冠状动脉旁路移植术（CABG）

急诊 CABG 适应证：①实行溶栓或 PCI 后仍有持续的或反复的胸痛；②冠状动脉造影显示高危冠状动脉疾病（左主干病变、三支弥漫病变）；③出现心肌梗死机械并发症如室间隔穿孔、乳头肌功能不全等。

4. 抗凝治疗

（1）普通肝素（UFH）：确诊 STEMI 诊断后，应即刻静脉推注普通肝素 5000U（60 ～ 80U/kg），继以 12U/（kg · h）静脉滴注，患者如接受溶栓治疗，则应在溶栓及溶栓后监测活化部分凝血活酶时间（APTT）或活化凝血时间（ACT）直至对照值的 1.5 ～ 2.0 倍（APTT 约 50 ～ 70s，ACT 约 200 ～ 300s），通常需维持 48h 左右。48h 之后，将肝素剂量逐渐减量，重叠低分子量肝素治疗。对于直接行 PCI 患者，应静脉推注普通肝素 70 ～ 100U/kg，维持 ACT 在 250 ～ 300s。若联合血小板表面糖蛋白 GP Ⅱ b/ Ⅲ a 受体拮抗剂（GPI）时，可将普通肝素用量适当降低，一般在静脉推注 50 ～ 70U/kg，维持 ACT 在 200 ～ 250s。

（2）低分子量肝素：目前唯一具有循证医学证据和指南推荐的低分子量肝素为

依诺肝素。PCI 围手术期应根据年龄、体重、肌酐清除率选择依诺肝素，年龄＜ 75 岁时，静脉推注 30mg，维持每 12 小时皮下注射 1mg/kg（前 2 次最大剂量 100mg），年龄＞ 75 岁的患者，每 12 小时皮下注射 0.75mg/kg（前 2 次最大剂量 75mg），如肌酐清除率＜ 30ml/min，则应每 24 小时皮下注射 1mg/kg。低分子肝素（LMWH）可作为 STEMI 患者 PCI 术后普通肝素抗凝的桥接替代治疗。

（3）比伐卢定：比伐卢定半衰期为 25min，具有更好的可控性，该药应用于直接 PCI 围手术期时，应静脉推注 0.75mg/kg，维持 1.75mg/（kg・h）静脉滴注（联用或不用替罗非班），维持至术后 3 ～ 4h。然而比伐卢定的价格相对昂贵，限制了其临床应用。同时，一系列研究提示，对于 STEMI 行直接 PCI 术的患者而言，应用比伐卢定可能增加支架内血栓发生比例。

（4）磺达肝癸钠：磺达肝癸钠抗凝作用较弱，不适合用于 STEMI 早期。此外，磺达肝癸钠有增加导管内血栓的风险，不建议在直接 PCI 术中单独作为抗凝治疗药物使用。溶栓时应静脉推注 2.5mg，之后每天皮下注射 2.5mg，若肌酐清除率＜ 30ml/min，则不应使用磺达肝癸钠。

5. 抗血小板聚集治疗

（1）阿司匹林：所有 STEMI 患者如无禁忌证，均应立即口服水溶性阿司匹林或嚼服肠溶性阿司匹林 300mg，长期维持 75 ～ 100mg/d。

（2）氯吡格雷、替格瑞洛：对于 STEMI 直接 PCI 患者，应尽早给予氯吡格雷 600mg 负荷剂量，继以 75mg/d，至少 12 个月。或首次应用时予以替格瑞洛 180mg 负荷剂量，继以 90mg/ 次，2 次 / 日。对于静脉溶栓患者，如年龄≤ 75 岁，应予以氯吡格雷 300mg 负荷剂量，75mg/d，至少维持 12 个月；如年龄＞ 75 岁，则无须负荷量，维持 75mg/d。

（3）替罗非班：对于重症 STEMI、溶栓失败的患者可考虑酌情应用适量替罗非班，不推荐常规应用，冠状动脉内应用有助于减少无复流的发生，但应警惕应用替罗非班可增加出血风险。

6. 抗心肌缺血

（1）硝酸酯类药物

硝酸酯类药物可以扩张全身血管，减轻心脏负荷，同时扩张冠状动脉增加缺血区域的心肌供血，缓解心肌缺血。对于有持续性胸痛、高血压、充血性心力衰竭的患者获益更大。应用从小剂量（5 ～ 10μg/min）开始，根据患者血压调整剂量，直至症状控制、血压正常者收缩压（SBP）降低 10mmHg 或高血压患者 SBP 降低 30mmHg 为有效治疗剂量，过高剂量可增加低血压的发生风险。硝酸酯类药物静脉应用时限为 24 ～ 48h，超过 48h 出现耐药。静脉用药后可使用口服制剂如单硝酸异山梨酯或其缓释片等继续治疗。硝酸酯类药物的不良反应包括头痛、反射性心动过速和低血压等。当下壁、右心室心肌梗死或明显低血压（SBP ＜ 90mmHg）或心动过速时，禁用硝酸酯类药物。

（2）β 受体阻滞剂

β 受体阻滞剂通过负性频率作用可以降低心肌耗氧量、增加冠状动脉灌注，从而发挥抗心肌缺血作用。心肌梗死发生后最初数小时内应用 β 受体阻滞剂可缩小梗死面积、降低再梗死率、降低室颤等恶性心律失常的发生率。无禁忌证的 STEMI 患者应在心肌梗死发病的 12h 内开始 β 受体阻滞剂治疗。β 受体阻滞剂从小剂量开始应用，逐渐加量，用药后严密观察。β 受体阻滞剂治疗的禁忌证为：①缓慢性心律失常；②低血压；③中、重度心力衰竭（≥ Killip Ⅲ级）；④二、三度房室传导阻滞或 PR 间期＞ 0.24s；⑤严重慢性阻塞性肺疾病（COPD）或哮喘；⑥末梢循环灌注不良。相对禁忌证包括：①哮喘病史；②下肢动脉硬化闭塞症；③胰岛素依赖性糖尿病。

（3）钙拮抗药（CCB）

STEMI 患者不推荐应用短效二氢吡啶类 CCB。非二氢吡啶类 CCB 可控制室上性心律失常，但并不能显著改善心血管事件。因此不建议对 STEMI 患者常规应用非二氢吡啶类 CCB，其主要用于硝酸酯类和 β 受体阻滞剂无效或禁忌、心房颤动伴心室率过快的患者。左心功能不全、房室传导阻滞、严重心动过缓及低血压者禁用。地尔硫卓用法：缓慢静脉推注 10mg，维持 5 ～ 15μg/（kg · min）静脉滴注，用药时间不超过 48h，注意观察心率、血压。

7. 抗心律失常治疗

（1）室性心律失常

STEMI 早期恶性心律失常的发生严重影响患者预后，其中，以突发心室颤动最常见，是急性期主要致死原因之一，需予以高度重视。

1）应立即予以非同步直流电除颤（双相波 200J，单相波 360J），在未恢复有效的自主心脏搏动之前，应坚持持续有效的心脏按压，并配合人工呼吸机辅助呼吸。

2）静脉使用 β 受体阻滞剂：

①美托洛尔：稀释或不稀释 2.5 ～ 5.0mg 静脉推注，继以 25 ～ 50μg/（kg · min）静脉滴注维持，如病情需要，间隔 5 ～ 15min 可再次予以 2.5 ～ 5.0mg 静脉推注。

②艾司洛尔：负荷剂量 0.5mg/kg 静脉推注，继以 50μg/（kg · min）静脉滴注维持，如疗效不满意，间隔 4min，可再次予以 0.5mg/kg 静脉推注，静脉维持剂量可按 50 ～ 100μg/（kg · min）的间距逐渐递增。

3）若无静脉 β 受体阻滞剂可予以利多卡因等其他抗心律失常药物。利多卡因 50 ～ 100mg 静脉推注，继以 1 ～ 4mg/min 静脉滴注维持，必要时间隔 5 ～ 10min 可再次给予静脉推注，最大量不超过 3mg/kg。若上述药物无效时，可酌情予以胺碘酮静脉应用，其用法为：负荷剂量 150mg，稀释后 10min 静脉推注，继以 1mg/min 静脉滴注维持，若需要，间隔 10 ～ 15min 可重复负荷量 150mg 稀释后缓慢静脉推注，静脉维持剂量根据心律失常情况酌情调整，24h 静脉最大用量不超过 2.2g。值得注意的是，在合并低钾血症时不应应用胺碘酮。

4）由于早期 STEMI 心室颤动患者大多合并急性绝对或相对血钾降低，故同时应积极予以静脉补钾治疗，维持血钾水平＞ 4.5mmol/L。

当出现交感风暴时，按上述治疗措施进行抢救，同时给予镇静、抗焦虑等药物，必要时可行冬眠疗法；最为重要的是，应尽快开通血管，恢复灌注，维持心电生理及血流动力学稳定。多源、多形性室性期前收缩或 R on T 型期前收缩等高危室性期前收缩可为心室颤动先兆，应立即预防性予以药物治疗，同时给予镇痛、镇静治疗以降低交感张力。非持续性室性心动过速和加速性室性自主心律等再灌注性室性心律失常，不需预防性使用抗心律失常药物，但需严密观察心电监护。

（2）缓慢性窦性心律失常

在窦性心动过缓合并低血压、二度房室传导阻滞（莫氏 2 型）或三度房室传导阻滞心动过缓时，应给予阿托品 0.5 ～ 1mg 静脉推注，必要时可重复给药，总量一般不超过 3mg。也可静脉应用山莨菪碱 30 ～ 60μg/min 提升心率。药物治疗无反应、伴血流动力学障碍的严重缓慢性心律失常患者，建议行临时心脏起搏治疗。

（3）房室传导阻滞

二度Ⅰ型和Ⅱ型房室传导阻滞、QRS 波不宽者以及并发于下壁心肌梗死的三度房室传导阻滞心率＞ 50 次 / 分且 QRS 波不宽者，无须处理，但应严密监护。

安置临时起搏器的指征：①二度Ⅱ型或三度房室传导阻滞 QRS 波增宽者；②二

度或三度房室传导阻滞出现过心室停搏；③三度房室传导阻滞心率＜50次/分，伴有明显低血压或心力衰竭，经药物治疗效果差；④二度或三度房室传导阻滞合并频发室性心律失常。STEMI发病后2～3周进展为三度房室传导阻滞或阻滞部位希氏束以下者应安置永久起搏器。

（4）室上性快速心律失常

窦性心动过速、频发房性期前收缩、阵发性室上性心动过速、心房扑动和心房颤动等，可选用β受体阻滞剂、洋地黄类、维拉帕米、胺碘酮等药物治疗。对后三者治疗无效时可考虑应用同步直流电复律或人工心脏起搏器复律，尽量缩短快速心律失常持续的时间。

（5）心脏骤停

立即行胸外心脏按压和人工呼吸，注射肾上腺素、异丙肾上腺素、乳酸钠和阿托品等，并施行其他心脏复苏处理。

8. 抗低血压和心源性休克治疗

低血压（BP＜90/60mmHg）是下后壁、右心室STEMI早期常见的并发症，还可见于迷走神经反射、低血容量、血管扩张药物应用过量等。心源性休克是STEMI泵衰竭最严重的类型，约80%是由于大面积心肌梗死所致，其余是由于机械并发症如室间隔穿孔、乳头肌断裂或右心室心肌梗死所致。心源性休克预后很差，病死率高达80%。临床表现为持续（＞30min）低血压（收缩压＜90mmHg或平均动脉压较基础值下降≥30mmHg）、组织低灌注（神志模糊、皮肤苍白、四肢湿冷、少尿和酸中毒）、肺水肿（呼吸困难、双肺湿啰音）。治疗原则为升压、增加CO和组织灌注以及降低PCWP减轻肺水肿。具体治疗如下：

（1）补液治疗

临床应根据血流动力学监测结果来决定输液量。如中心静脉压低，在5～10cmH_2O，肺动脉楔压在6～12mmHg以下，心排量低，提示血容量不足，可静脉滴注低分子右旋糖酐或5%～10%葡萄糖溶液，输液后如中心静脉压上升＞18cmH_2O，肺动脉楔压＞15～18mmHg，则应停止补液。右心室心肌梗死时，应适当补液，中心静脉压的升高不是补充血容量的禁忌。

（2）应用升压药

补充血容量，血压不升而肺动脉楔压和心排量正常时，提示周围血管张力不足，为保证器官灌注，可选用升压药：

①多巴胺：10 ～ 30mg 加入 5% 葡萄糖溶液 100ml 中静脉滴注，在严重低血压的紧急情况下，可先弹丸式静脉推注 2.5 ～ 5mg，间隔 3 ～ 5min 可重复应用，使血压恢复至 90/60mmHg 以上，必要时加用间羟胺或去甲肾上腺素。

②多巴酚丁胺：20 ～ 25mg 溶于 5% 葡萄糖溶液 100ml 中，以 2.5 ～ 10μg/（kg·min）静脉滴注，作用与多巴胺相类似，但增加心排量的作用较强，增加心率的作用较轻，无明显扩张肾血管的作用。

③间羟胺：10 ～ 30mg 加入 5% 葡萄糖溶液 100ml 中静脉滴注，或 5 ～ 10mg 肌内注射。

④去甲肾上腺素：起效较快、药效较强、半衰期时间较短，0.5 ～ 1mg 加入 5% 葡萄糖溶液 100ml 中静脉滴注。

（3）血管扩张药物

血管扩张药物以通过扩张血管降低外周循环阻力和心脏后负荷，改善心功能，增加心排血量，改善休克状态。过度扩张血管可能造成血压降低，因此，血管扩张药物的应用要在血流动力学监测下谨慎进行。可选择小剂量硝普钠或硝酸甘油（5 ～ 20μg/min 静脉滴注），扩张小动脉增加心排血量，同时降低肺动脉楔压减轻肺淤血，改善血流动力学状态。

（4）器械治疗

药物治疗无效时，可选择主动脉内球囊反搏术（IABP）或左心辅助装置改善心源性休克患者症状，增加治疗成功率。

IABP 通过降主动脉处气囊舒张期充气和收缩期放气，增加舒张期动脉压而不增加左心室收缩期负荷，增加心肌灌注，使患者获得短期的循环支持，适用于对上述药物治疗无反应、血流动力学不稳以及为外科手术或介入治疗需做冠状动脉造影的心源性休克患者。IABP 的副作用包括穿刺部位出血、血肿、穿刺下肢缺血、血栓栓塞和气囊破裂等。

此外，体外膜肺氧合（ECMO）、左心室辅助装置（LVAD）、Impella 等辅助装置也逐渐应用于临床。

当患者出现心跳呼吸骤停进行心肺复苏、严重呼吸衰竭经常规治疗不能改善者，特别是出现明显的呼吸性和代谢性酸中毒并影响到意识状态时，应考虑机械通气，可选用气管插管和人工机械通气方式，不建议选择无创性机械通气方式。

对于高容量负荷、利尿药抵抗、电解质紊乱的患者，还可选择超滤治疗。

（5）再灌注治疗

早期行心肌血运重建、恢复心肌血供是治疗 STEMI 合并心源性休克的首选方法。对于有持续性缺血、顽固性恶性心律失常、血流动力学不稳定或休克的患者，应尽早作选择性冠状动脉造影，随即选择 PCI 或 CABG 完成血运重建治疗，挽救患者的生命。

（6）治疗休克的其他措施

纠正代谢性酸中毒和电解质紊乱、避免脑缺血、保护肾功能、监测生命体征，必要时应用糖皮质激素和洋地黄。

9. 心力衰竭治疗

心力衰竭多见于高龄、既往陈旧性心肌梗死病史及急性大面积心肌梗死患者，严重影响 STEMI 患者的预后，需早期识别及处理。STEMI 后心力衰竭主要临床表现包括呼吸困难和肺部湿啰音。轻度心力衰竭表现为呼吸次数增加（＞ 20 次 / 分），平卧后咳嗽伴肺部少量细湿啰音；重度心力衰竭表现为端坐呼吸、咯粉红色泡沫样痰、面色苍白、大汗，体格检查可有心动过速、奔马律、满肺水泡音。床旁胸部 X 线片有助于心力衰竭的诊断和肺淤血或肺水肿程度的判断。治疗原则为利尿、扩血管和强心，严重左侧心力衰竭、肺水肿时需要急救措施。

治疗方案取决于病情的严重性。病情较轻者，给予袢利尿药（如静脉推注呋塞米 20 ～ 40mg，1 次 / 日或 2 次 / 日）。病情严重者，应半坐卧位或端坐位，双腿下垂，选择鼻导管或面罩高流量吸氧，必要时无创性或气管插管呼吸辅助通气。应给予袢利尿药，如呋塞米 20 ～ 40mg 静脉推注，如果必要应间隔 1 ～ 4h 重复。也可交替使用托拉塞米、布美他尼等。对无低血容量、低血压患者，应给予小剂量静脉滴注硝普钠或硝酸酯类。对无效或重症患者建议静脉给予冻干重组人脑利钠肽，用法：首先给予负荷剂量 1.5 ～ 2μg/kg 静脉滴注，后维持剂量 0.0075 ～ 0.01μg/（kg · min）静脉滴注，应用过程中应密切观察血压。

STEMI 早期 24h 内避免应用洋地黄。若血管重建或外科手术修复不可行时，应考虑心脏移植。移植过渡期可考虑 LVAD 的临时应用。

10. 并发症治疗

（1）对于有心室内附壁血栓形成者，如无禁忌证，应尽早开始抗凝治疗，即静脉应用肝素，随后给予华法林 3 ～ 6 个月，使 INR 维持在 2 ～ 3，减少栓塞风险。

（2）室壁瘤形成伴左心室衰竭或心律失常时可行外科切除术。

（3）出现室间隔穿孔、急性乳头肌功能不全等机械并发症时，可能导致严重血流动力学改变，宜选择外科手术治疗。假性室壁瘤是左心室游离壁的不完全破裂，也可通过外科手术修补。

（4）Dressler 综合征严重时需应用非甾体类消炎药或皮质类固醇短程冲击治疗。

三、基层医师工作要点

1. 早期 STEMI 诊断不能过分依赖心肌损伤标志物的升高

STEMI 早期并无 ST 段抬高以及 Q 波形成，仅见 T 波增宽增高等超急损伤期改变和对应导联的镜像性改变；另外，STEMI 发病 2h 内心肌损伤标志物可不升高，故早期 STEMI 诊断治疗不必等待心电图 ST 段抬高、Q 波形成及心肌损伤标志物的升高，可依据梗死性心绞痛特点及上述心电图 T 波增宽增高变化即可做出 STEMI 的早期诊断。

无症状、症状不典型患者，诊断较困难。凡是高龄、突发休克、严重心律失常、心力衰竭、上腹胀痛或呕吐等表现而原因未明者，或原有高血压而血压突然降低而无原因可行者都应考虑 STEMI 的可能。当存在左束支传导阻滞图形时，与 QRS 波同向的 ST 段抬高和至少两个胸导联 ST 段抬高＞ 5mm，提示急性心肌梗死。有疑似症状并新出现的左束支传导阻滞应按 STEMI 治疗。

2. 因时、因地选择最佳的再灌注策略

虽然介入治疗有着诸多优势，然而，受患者就诊医院的医疗条件、地理位置和技术能力的限制，该技术在我国众多基层医院中推广仍受一定限制。同时，临床医师如在救治 STEMI 患者时过分关注施行 PCI 的过程，反而错过了恢复心肌血运的最佳时期。发生 STEMI 后再灌注策略的选择需要根据发病时间、施行直接 PCI 的能力（包括时间间隔）、患者的危险性（包括出血并发症）等综合考虑。溶栓治疗的优势在于：操作便捷，可任何时间、任何地点予以溶栓治疗，时间延迟短，不受设备、人员的限制。劣势在于：再通率较低，时间要求严格，有颅内出血风险。而 PCI 的优势在于血流再通率高，而受时间、地点、人员的限制较大。因此，优选溶栓治疗的情况一般包括：①就诊早，发病≤ 3h，且不能及时行 PCI；②介入治疗不可行，如导管室被占用，动脉穿刺困难或不能转运到达有经验的导管室；③介入治疗不能及时进行，如 FMC-B 预计时间＞ 90min。优选急诊介入治疗的情况包括：①就诊晚，发病时间＞ 3h；②有经验丰富的导管室，FMC-B ＜ 90min，FMC-B 较 FMC-N 延长＜ 60min；③高危患者，如心源性休克，Killip 分级≥Ⅲ级；④有溶栓禁忌证。

在临床实践中，只有不到 10% 的患者能够在第一时间被送到有条件做介入治疗的医院，而只有约 5% 的 STEMI 患者可以得到直接 PCI 治疗。因此，溶栓治疗作为尽早开通血管、恢复心肌灌注的另一大策略也需得到广大医务工作者的重视。

3. 静脉溶栓的注意事项

STEMI 静脉溶栓治疗应首选特异性纤溶酶原激活剂，其可选择性激活血栓中与纤维蛋白结合的纤溶酶原，血管再通率高，对全身性纤溶活性影响较小，出血风险低，仅在无上述特异性纤溶酶原激活剂时应用非特异性纤溶酶原激活剂。此外，溶栓治疗必须在有效的抗凝 / 抗栓基础上进行，确诊 STEMI 后应即刻肝素治疗：静脉推注普通肝素 5000U（60 ～ 80U/kg），继以 12U/（kg · h）静脉滴注，溶栓及溶栓后应该监测活化部分凝血活酶时间（APTT）或活化凝血时间（ACT）直至对照值的 1.5 ～ 2.0 倍，通常需维持 48h。

4. 重视短板效应，加强与上级医院的沟通

STEMI 的救治为系统性工作，需要重视各个环节的合理处置，任何一个环节都将直接影响患者的预后。在临床工作中，认真学习指南，同时结合自身实际，为患者制订个体化治疗方案。对于基层医院而言，需积极与上级医院建立沟通和联系，如有任何病情变化，可将患者转至上级医院，或在其指导下对患者予以救治。

直通肖宇杨更新内容

（肖宇杨　张玉斌　傅向华）

第二章　心力衰竭

第一节　急性心力衰竭

一、案例分析

【主诉】患者女性，78 岁，因“突发呼吸困难 5 小时”来院就诊。

【提示】患者为老年女性，突发呼吸困难 5 小时，引起急性呼吸困难的主要为呼吸系统和心血管系统疾病，常见的疾病是急性心力衰竭和支气管哮喘。

（一）病史采集

【问诊思路】了解发生急性呼吸困难的发病情况、呼吸困难的特点、伴随症状、既往病史，判断是否为急性心力衰竭及病情的严重程度，并初步判断可能的病因。危重患者应重点问诊，应尽早给予治疗，病情稳定后，再详细询问病史。急性心力衰竭并不是最终诊断，需要通过仔细的问诊、体格检查、合适的辅助检查，进一步明确急性心力衰竭的病因和诱因（见表 2-1-1）。在诊治急性心力衰竭过程中，首先应迅速识别威胁生命的临床情况或诱因 [急性冠状动脉综合征（Acute Coronary Syndrome，ACS）、高血压急症（Hypertension Emergency）、心律失常（Arrhythmia）、心脏急性机械并发症（Acute Mechanical Cause）、急性肺栓塞（Acute Pulmonary Embolism），简称 CHAMP]。心脏急性机械并发症如：ACS 导致心脏破裂、室间隔穿孔、急性二尖瓣反流、胸部外伤或心脏有创检查引起、感染性心内膜炎导致急性瓣膜反流、主动脉夹层或血栓。

表 2-1-1　急性心力衰竭的诱因和病因

导致心脏功能迅速恶化的常见原因	导致心脏功能逐渐恶化的原因
快速性心律失常	感染（包括感染性心内膜炎）
严重的心动过缓 / 传导阻滞	慢性阻塞性肺疾病急性发作 / 支气管哮喘
急性冠状动脉综合征（ACS）	贫血或出血
ACS 的机械并发症	肾功能不全
急性肺栓塞	饮食 / 药物治疗的依从性差，自行停药
高血压危象	医源性：非甾体类消炎药或皮质激素
心包填塞	心动过缓和传导阻滞
主动脉夹层	未控制的高血压
手术和围术期	甲状腺功能减退或亢进
围生期心肌病	酒精和药物滥用

1. 急性左侧心力衰竭的常见病因

（1）慢性心力衰竭急性加重。

（2）急性心肌坏死和（或）损伤：①急性冠状动脉综合征如急性心肌梗死或不稳定型心绞痛、急性心肌梗死伴机械性并发症、右心室梗死；②急性重症心肌炎；③围生期心肌病；④药物所致的心肌损伤与坏死，如抗肿瘤药物和毒物等。

（3）急性血流动力学障碍：①急性瓣膜大量反流和（或）原有瓣膜反流加重，如感染性心内膜炎所致的二尖瓣和（或）主动脉瓣穿孔、二尖瓣腱索和（或）乳头肌断裂、瓣膜撕裂（如外伤性主动脉瓣撕裂）以及人工瓣膜的急性损害等；②高血压危象；③重度主动脉瓣或二尖瓣狭窄；④主动脉夹层；⑤心包压塞；⑥急性舒张性左侧心力衰竭，多见于控制不良的老年高血压患者。

2. 急性右侧心力衰竭

病因多见于右心室心肌梗死、急性大块肺栓塞和右侧心瓣膜病。

【问诊的主要内容】

（1）发病情况：包括起病时间；起病的缓急；既往是否有类似发作；发病的诱因（感染、情绪激动、体力活动、输液、停药）；呼吸困难的程度；发作时与体力活动和体位的关系。

（2）合并症状：如胸痛、心悸、晕厥、发热、咳嗽、咳痰、咯血、头痛、头晕、晕厥。

（3）平时活动量多少，能走多远或爬几层楼。

（4）患病以来诊疗经过：检查结果，药物，剂量，用药时间，疗效。

（5）近来是否有下肢水肿，尿量、体重有无变化，食欲如何。

（6）既往史：有无心脏疾病、肺部疾病（支气管哮喘、慢性支气管炎）、高血压、动脉硬化、贫血、甲状腺疾病、深静脉血栓形成的危险因素（卧床、骨科手术后、肿瘤）、外伤、风湿热、过敏史。

（7）何种职业、烟酒嗜好。

【现病史】女性，78 岁，因“突发呼吸困难 5 小时”来院就诊。患者 5 小时前，情绪激动后突感呼吸困难，不能平卧，伴心悸、胸闷、大汗，咳嗽。无明显胸痛，无恶心、呕吐、腹痛，救护车送至我院。

【既往史、个人史及家族史】既往有高血压病 20 余年，血压最高 220/130mmHg，近 1 年用复方利血平氨苯蝶啶片（北京降压 0 号），1 片 / 日，未监测血压，1 周前停用降压药。有吸烟史 20 余年，平均每日 20 支，偶饮酒。其母有高血压，死于脑卒中。

【分析】老年患者，因情绪激动后突发呼吸困难，不能平卧。既往有高血压病史多年（近来停药）、吸烟史，首先怀疑急性心力衰竭可能。对于疑似急性心力衰竭患者，最初的临床评估最重要的就是根据呼吸困难的程度、血流动力学状态和生命体征判断心肺功能的不稳定程度。

（二）体格检查

【体格检查内容】

（1）首先判断心肺功能的不稳定程度：①客观定量评估呼吸困难的严重程度，包括呼吸频率，平卧位不耐受程度，呼吸费力程度，以及低氧程度；②血压；③心律及心率；④体温情况，是否存在低灌注征象（如四肢厥冷、脉压变窄或精神淡漠）。

（2）评估患者是否存在容量负荷过重，包括下肢和骶部水肿、啰音、颈静脉充盈、静脉压、肝 – 颈静脉回流征。

（3）心脏体征（心界、心尖搏动、心率、心律、心脏杂音、奔马律）。

（4）肺部体征（气管位置、呼吸音、肺部啰音、胸腔积液）。

（5）注意有无急性冠状动脉综合征、高血压急症、严重心律失常、心脏急性机械并发症、急性肺栓塞的相应体征。

【体格检查结果】体温 36.1 ℃，脉搏 100 次 / 分，呼吸 40 次 / 分，血压 160/100mmHg，神志清，精神差，肥胖体型、端坐位，呼吸急促，大汗，口唇发绀；双侧颈静脉怒张；双肺可闻及散在的哮鸣音，双中下肺可闻及湿性啰音；心浊音界左下扩大，心率 120 次 / 分，律绝对不齐，心尖区可闻及 S_3，未及明显心脏杂音。双下肢踝部轻度凹陷性水肿。

【分析】老年女性，突发呼吸困难，体格检查：体型肥胖，血压高，口唇发绀，心率快，心律不齐，端坐呼吸，可闻及 S_3，双肺可闻及湿性啰音，颈静脉怒张。提示是急性左侧心力衰竭，目前尚无心源性休克的表现，但存在明显呼吸困难，肺水肿可能性大，应收入急诊抢救室，给予心电监测、相关检查及治疗。急性心力衰竭患者的初始处理见图 2-1-1。

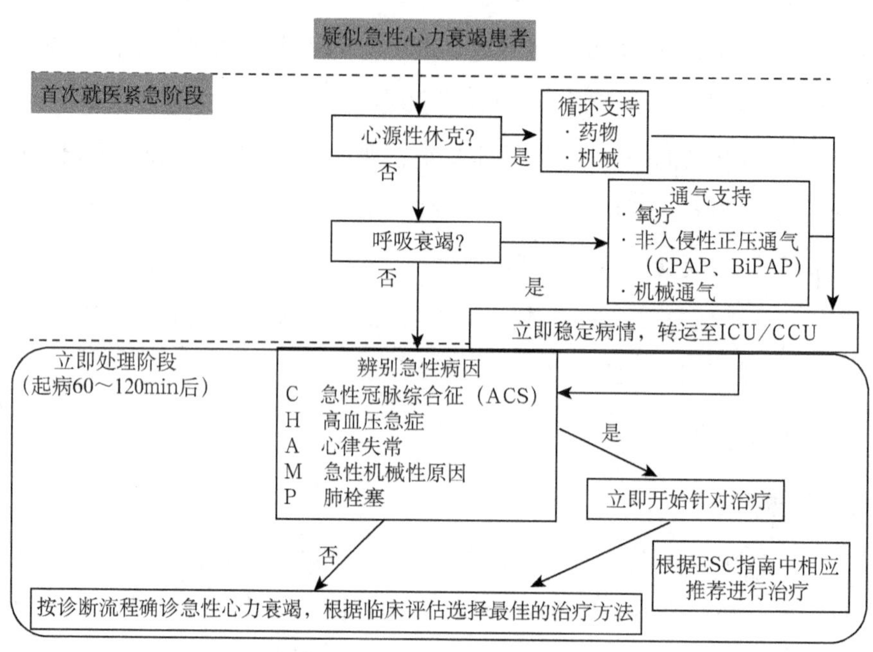

图 2-1-1 急性心力衰竭患者的初始处理

突发呼吸困难的患者可能是急救车转运，院前的处理是急性心力衰竭处理中关键的组成部分，在到达医院前，对疑是急性心力衰竭患者应采取的措施包括：

（1）无创监测：包括血氧，血压，呼吸频率及心电监测，必须在接触患者几分钟之内完成，在救护车内就应进行。

（2）给氧治疗：必须基于临床判断，血氧饱和度＜ 90%，给予氧疗。

（3）呼吸窘迫者：无创通气。

（4）药物治疗：根据淤血程度和（或）血压，运用利尿药和（或）血管扩张剂。

（5）快速转移至最近的医疗机构，最好该医疗机构具有心脏专科和（或）CCU/ICU。

（6）到达急诊科 /CCU/ICU 时，及时启动体格检查、实验室检查和治疗。

心源性休克的定义：尽管积极补液，但仍存在低血压（SBP ＜ 90mmHg 超过 30min）和全身低灌注表现［少尿＜ 0.5ml/（kg · h），且至少 6h，肢端冰冷，神志改变，乳酸＞ 2mmol/L，代谢性酸中毒，严重低氧血症］。导致心源性休克原因很多，包括低灌注进展、慢性心力衰竭终末期、急性心肌梗死、急性心脏瓣膜病变等。

（三）辅助检查

【辅助检查内容及意义】

急查心电图、血钠尿肽水平（BNP 或 NT-proBNP）、肌钙蛋白、BUN（或尿素）、肌酐、电解质、血糖、全血细胞计数、肝功能检查、促甲状腺激素、D- 二聚体检测、胸部 X 线片。

所有患者均需检查血浆钠尿肽水平（BNP、NT-proBNP）以鉴别非心因性呼吸困难。对于血流动力学不稳的急性心力衰竭患者，推荐立即进行超声心动图检查；对于心脏结构和功能不明或临床怀疑心脏结构及功能可能已发生改变的患者，推荐在入院后 48h 内进行超声心动图检查。

对疑似急性心力衰竭时，应尽快明确：①循环是否稳定，是否有低灌注；②容量状态；③是否存在急性心力衰竭的诱因和（或）合并症。对患者进行心功能分级包括（Killip 分级法、Forrester 分级法及临床程度分级）。

2016 年 ESC 心力衰竭指南重申血流动力学的重要地位，根据患者临床状况，及是否存在淤血（干、湿）和低灌注（冷、暖），将急性心力衰竭分成四类（表 2-1-2），这一分类对临床治疗有指导作用。

表 2-1-2 急性心力衰竭的临床分类

	无淤血体征	有淤血体征
无低灌注	暖，干	暖，湿
存在低灌注	冷，干	冷，湿

注：①淤血体征：肺淤血、呼吸困难、双肺底水泡音、颈静脉充盈或怒张、四肢水肿、淤血性肝大、胃肠道淤血、腹水；②低灌注体征：四肢冰凉、少尿、意识模糊、头晕、脉压小。

【辅助检查结果】

（1）BNP：10286pg/ml。

（2）血常规：WBC：8.46×10^9/L，血红蛋白测定（Hb）：120g/L，PLT：150×10^9/L，N：64.5%，尿蛋白：0.15g/L。

（3）血生化：ALT：32U/L，AST：23U/L，CRE：128μmol/L，BUN：8.8mmol/L，GLU：（9）0μmol/L，CK：134U/L，K^+：4.2mmol/L，Na^+：135mmol/L，Cl^-：95mmol/L。

（4）D-二聚体：320ng/ml。

（5）动脉血气分析：pH：7.47，PCO_2：32mmHg，PO_2：64mmHg，SO_2：90%，BE：-2.6mmol/L。

（6）心肌酶：TnI：0.002ng/ml，MYO：34.2ng/ml，CK-MB：1.3ng/ml。

（7）心电图：心房颤动、V_4～V_6导联可见ST段压低及T波倒置。

（8）胸部X线片：双肺纹理明显增粗、紊乱，肺门影模糊，心影增大，双侧肋膈角变钝。

【分析】患者NT-proBNP明显升高证实患者是急性心力衰竭，血气提示存在低氧血症，生化提示eGFR：41.7ml/（min·1.73m^2），随机血糖9.0μmol/L。D-二聚体不高除外急性肺栓塞。心电图提示心房颤动、ST段压低及T波倒置。发病5h，心肌酶TnI阴性，可除外急性心肌梗死。

（四）诊断

【诊断】急性心力衰竭、心房颤动、低氧血症、冠心病？慢性肾脏病Ⅲ期。

【分析】老年患者，有高血压病，突发呼吸困难，血压明显升高，双肺可闻及湿性啰音，NT-proBNP明显升高。诊断急性心力衰竭明确，考虑是长期高血压导致心肌肥厚、舒张功能下降。此次因停用降压药导致血压突然升高，诱发急性心力衰竭。在急诊室/ICU/CCU的处理目标是：改善血流动力学和器官灌注；恢复氧合；缓解症状；减少心脏和肾损伤；预防血栓栓塞；尽量缩短急诊室停留时间。

（五）治疗

【急性心力衰竭的治疗原则及目标】

（1）急性紧急期治疗：纠正血流动力学紊乱—改善心力衰竭症状。

（2）稳定期治疗：病因及诱因的治疗—避免复发。

（3）出院前及长期治疗：逆转心脏和血管的重构—改善远期预后。

【紧急处理及理由】

考虑患者急性呼吸困难的原因是急性左侧心力衰竭，应尽快给予相应的处理：

（1）心电监护：监测心率、呼吸、血压、血氧饱和度。

（2）体位：抬高床头或者让患者半坐卧位或端坐位。

（3）吸氧。

（4）缓解呼吸困难和焦虑：3mg 吗啡静脉注射或皮下注射。

（5）静脉袢利尿药：20mg 呋塞米静脉缓慢推注或静脉入壶。

（6）血管扩张剂：硝酸甘油 5μg/min 开始静脉滴注，监测血压，根据临床反应和血压情况，每 5 ～ 10min 增加 5μg/min，持续静脉用药不要超过 48h。

（7）控制快速的房颤心室率：西地兰 0.2mg 加 5% 葡萄糖水 10ml 缓慢推注。

【急性心力衰竭稳定后的后续处理及分析】

患者经急诊处理病情稍稳定后收入院，入院后仍要连续 2 天监测患者的心率、心律、血压和 SaO_2。每天评估心力衰竭相关症状（如呼吸困难）、治疗中出现的不良反应，及评估容量超负荷相关症状。

住院期间完善相关检查：TC：5.3mmol/L，TG：2.45mmol/L，LDL-C：3.48mmol/L，HDL-C：0.87mmol/L。超声心动图示：左心房扩大，左心室肥厚，左心室舒张功能减退。冠状动脉 CT 示：前降支近中端 50% 狭窄。动态血压提示夜间血压升高，行睡眠呼吸监测发现患者有严重的阻塞性呼吸睡眠暂停。给予相应的降压、降胆固醇、冠心病二级预防、控制房颤心室率、预防血栓栓塞事件及睡眠呼吸治疗。

【急性心力衰竭稳定后的目标（住院中期）】

（1）确定病因、诱因、心血管病的严重程度及合并症。

（2）逐步调整治疗方案，控制症状和充血状态，优化血压。

（3）开始并根据临床诊断逐步调整口服药物治疗。

（4）恰当患者选用合适的非药物治疗。

【急性心力衰竭病情稳定后治疗】

对发生急性心力衰竭患者血流动力学稳定后应进行临床评估和治疗。首次发生心力衰竭的患者应收入院，进行心血管疾病的全面评估，明确心力衰竭的病因和诱因。对伴有基础疾病的急性心力衰竭，应针对原发疾病进行积极有效的治疗、康复和预防。对于没有基础心脏病的患者，在消除诱因后（如感染、输液过快），并不需要继续进行心力衰竭的相关治疗，应注意避免急性心力衰竭的诱因，对各种诱因要及早、积极控制。对原有慢性心力衰竭急性失代偿的患者，应分析此次失代偿的原因，是否有基础心脏病的进展，应恢复原心力衰竭治疗方案。治疗合并症，如感染、慢性阻塞性肺疾病、贫血、肾功能不全、电解质紊乱等。

老年心力衰竭患者常合并心房颤动，首先应控制心室率和预防血栓栓塞事件，但若考虑房颤合并快速心室率，导致或怀疑导致心动过速诱导心肌病的情况下，可以采用房室结消融或电复律治疗控制心率，慢性心力衰竭患者控制心率后仍有症状，可以考虑电复律。

【出院治疗方案】

（1）低盐、低脂、无糖饮食。

（2）控制血压及心率：福辛普利 10mg，qd、氨氯地平 5mg，qd、富马酸比索洛尔 5mg，qd。

（3）利尿药：呋塞米 20mg，qd；螺内酯（安体舒通）20mg，qd。

（4）普伐他丁：40mg，qn。

（5）华法林：3mg，qd。

（6）夜间佩戴无创呼吸机治疗呼吸睡眠暂停。

【出院前和长期管理目标】

（1）制定用药方案，提供药物治疗单（包括药物名称、用量、用药时间）。

（2）在家监测指标。

（3）随访计划。

（4）评估是否有非药物治疗的需要和治疗时机 。

（5）患者教育（疾病的相关知识、门诊随访安排、药物的作用、可能的不良反应、病情加重的表现、改变生活方式）。

【提示】急性心力衰竭患者出院标准：①症状缓解，可平卧；②血流动力学稳定；③血容量正常，胸部 X 线片显示肺水肿、肺淤血征象明显改善或正常；④原发病得到有效控制；⑤给予有循证医学证据的口服药物；⑥肾功能稳定；⑦为患者提供患者教育、具体的门诊随访计划安排、自我管理建议。

急性心力衰竭患者在三级医院治疗稳定后，应结合患者的病情及治疗计划、居住附近的医疗服务条件、安排患者转入到门诊、二级医院、社区医院继续治疗、随访及康复。应当指出，出院后前3个月仍然是心力衰竭患者再入院和死亡的高发期，为进一步优化药物治疗方案以降低患者发生事件的风险，应建议患者在出院后2周内到医院进行门诊随诊。

【本例的思考】

此例患者为射血分数保留性心力衰竭，射血分数保留性心力衰竭常见于老年、女性、高血压、糖尿病、肥胖、房颤患者。在对左侧心力衰竭或以左侧心力衰竭为主的全心衰竭的评价中，区分射血分数保留性心力衰竭与射血分数下降性心力衰竭对判断心力衰竭患者的预后和指导治疗具有实际意义。对射血分数下降的心力衰竭患者而言，规范、合理地应用ACEI、ARB、醛固酮受体拮抗剂、β受体阻滞剂等药物，可显著改善患者的生活质量和预后，但上述药物在射血分数保留的心力衰竭患者中未能取得相似的改善患者预后的效果。这些研究是在症状相对稳定的慢性心力衰竭患者中进行的，实际上二者在急性失代偿期的基本治疗方法大体相同；利尿药缓解容量负荷过重（首选）；血管扩张剂减轻压力或容量负荷过重（常用）；正性肌力药用于低血压、低灌注、低心排量的患者。临床实际工作中应心力衰竭临床表现的严重性、血流动力学改变的特点及临床并发症等具体情况选择合理用药，不同之处在于射血分数下降的心力衰竭可以选用正性肌力药，而射血分数保留的心力衰竭患者则无应用正性肌力药的指征。

对于射血分数保留性心力衰竭血流动力学稳定后的治疗是主要针对症状、并存疾病及危险因素的综合性治疗，从而改善生活质量，减少再住院的风险。治疗措施包括：应用利尿药消除液体潴留和水肿；积极控制血压；控制慢性房颤的心室率或者尽量维持窦性心律；有冠心病患者应进行二级预防治疗，存在心肌缺血证据的患者应考虑冠状动脉血运重建术；治疗基础疾病和合并症。

二、疾病知识拓展

急性心力衰竭是一组多种病因引起的急性临床综合征，急性心力衰竭症状和体征迅速发生或急性加重，常常危及生命，需要立即进行医疗干预，通常需要紧急入院。最近数据显示与急性冠状动脉综合征相似，“及时治疗”（time-to-treatment）的理念在急性心力衰竭中非常重要，强调所有怀疑急性心力衰竭患者必须尽早接受合理的治疗。急性心力衰竭治疗需要包括急诊医师、心内科医师、重症医师、护士和其他医护人员共同协作。

心力衰竭的症状和体征首次突然发生称为新发心力衰竭，如急性大面积心肌梗死、急性重症心肌炎、急性心脏瓣膜病可导致急性左侧心力衰竭，急性肺动脉栓塞可导致急性右侧心力衰竭。而大部分都在原有慢性心力衰竭基础上急性加重，称之为慢性心力衰竭急性失代偿，是临床上最常见的急性心力衰竭类型。急性和慢性心力衰竭是相对的，多数急性心力衰竭患者经治疗后症状部分缓解，而转入慢性心力衰竭，而慢性心力衰竭患者常因各种诱因急性加重而需要住院治疗。

大部分急性心力衰竭患者在急诊时血压正常或增高，同时伴有淤血的症状或体征。而由于低心排出量导致的症状性低血压或低灌注的患者相对较少，但这些患者预后极差，多在 CCU 和 ICU。因此，准确评估病情是急性心力衰竭合理治疗的前提和基础。

（一）急性心力衰竭与支气管哮喘的鉴别诊断

（1）急性左侧心力衰竭：临床表现为突发严重呼吸困难，强迫端坐位、发绀、大汗，同时可伴咳嗽、咳粉红色泡沫痰。体格检查示两肺可有干啰音、哮鸣音，中下肺野可闻及细湿啰音；呼吸频率增快可达 30 ～ 40 次 / 分；极严重患者除肺水肿外还可出现心源性休克。根据典型的症状和体征不难诊断，胸部 X 线片有肺淤血、肺水肿表现，BNP/NT-proBNP 检测有助于鉴别诊断。

（2）支气管哮喘：多在儿童或青少年期起病，以反复发作性喘息为特征，大多有季节性，发作时两肺布满哮鸣音，以呼气相为主，可自行缓解或吸入支气管扩张剂后缓解，缓解后症状消失，常有家庭或个人过敏史。哮喘的气流受限多为可逆性，肺功能检查支气管舒张试验阳性。

（二）血浆脑利钠肽（BNP）和 N- 端脑钠肽（NT-proBNP）在急性心力衰竭中的临床应用价值

（1）用于因呼吸困难而疑为急性心力衰竭患者的诊断和鉴别诊断。BNP ＜ 100pg/ml、NT-proBNP ＜ 300pg/ml 为排除急性心力衰竭的切点。诊断急性心力衰竭时

NT-proBNP 水平应根据年龄和肾功能不全进行分层：50 岁以下的成人血浆 NT-proBNP 浓度＞ 450pg/ml，50 岁以上血浆浓度＞ 900pg/ml，75 岁以上应＞ 1800pg/ml，肾功能不全（肾小球滤过率＜ 60ml/min）时应＞ 1200pg/ml。

（2）有助于评估严重程度和预后。急性心力衰竭患者中 NT-proBNP ＞ 5000pg/ml 提示急性心力衰竭患者短期病死率较高；NT-proBNP ＞ 1000pg/ml 提示长期病死率较高。心力衰竭住院期间 BNP/NT-proBNP 水平显著升高或居高不降，或降幅＜ 30%，均预示再住院和死亡风险增加。

（三）存在明显低氧血症的急性呼吸困难患者的氧疗和（或）通气支持包括以下几点

（1）监测脉搏血氧饱和度 SpO_2。

（2）入院时及时查酸碱平衡、SpO_2，特别是伴有急性肺水肿或 COPD 者，有心源性休克症状的患者，应行动脉血气分析。

（3）血氧饱和度＜ 90% 或 PaO_2 ＜ 60mmHg 应给予氧疗。

（4）有呼吸窘迫者（呼吸频率＞ 25 次 / 分，SpO_2 ＜ 90%）应尽快给予无创通气。无创通气不仅可以减轻症状，而且可以降低气管内插管的概率。无创正压通气能降低血压，对低血压患者慎用。采用该疗法治疗时，应定期监测血压。

（5）呼吸衰竭导致低氧血症 [PaO_2 ＜ 60mmHg（8.0kPa）]、高碳酸血症 [$PaCO_2$ ＞ 50mmHg（6.65kPa）] 和酸中毒（pH ＜ 7.35），不能进行无创通气，推荐气管插管。

（四）急性心力衰竭的临床评估、治疗目标和处理流程

（1）临床评估：急性心力衰竭患者临床评估包括：①基础心血管疾病；②急性心力衰竭发作的诱因；③病情的严重程度及分级、容量负荷状态、低心排低灌注的症状和体征；④对治疗后的反应。治疗中应多次动态评估及时调整治疗方案，应注意个体化治疗。

（2）治疗目标：缓解急性心力衰竭临床症状，改善血流动力学，维护重要脏器功能，避免心肾功能进一步损害。

（3）急性心力衰竭的早期处理及流程（图 2-1-2）。

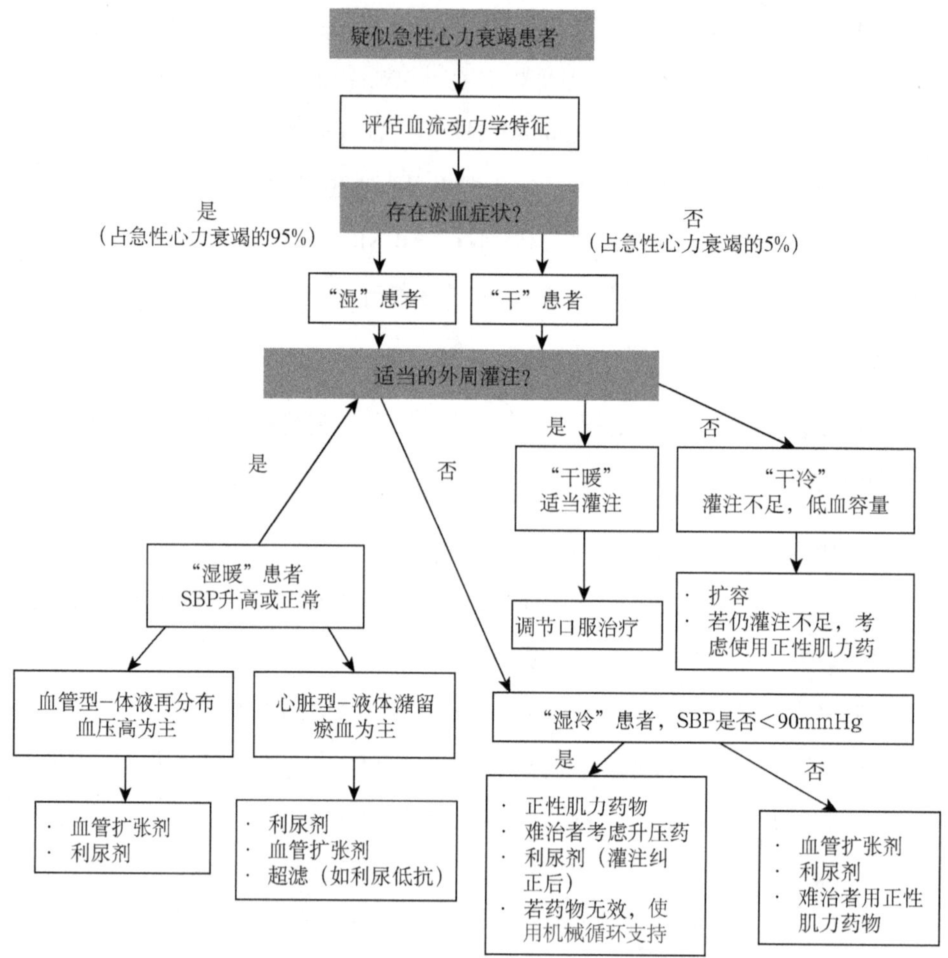

图 2-1-2　急性心力衰竭早期阶段的处理流程

1）监护：持续测量心率、呼吸、血压、血氧饱和度，监测体温、出入量，每日监测电解质和肾功能。

2）出入量管理：肺淤血、体循环淤血及水肿明显者应严格限制饮水量和静脉输液速度。无明显低血容量因素者（大出血、严重脱水、大汗淋漓等），每天摄入液体量一般宜在 1 500ml 以内，不要超过 2 000ml。保持每天出入量负平衡约 500ml，严重肺水肿者水负平衡为 1 000 ～ 2 000ml/d，甚至可达 3 000 ～ 5 000ml/d，以减少水钠潴留，缓解症状。3 ～ 5d 后，如肺淤血、水肿明显消退，应减少水负平衡量，逐渐过渡到出入量大体平衡。在负平衡下应注意防止发生低血容量、低血钾和低血钠等情况。同时限制钠摄入量< 2g/d。

3）体位：静息时明显呼吸困难者应半坐卧位或端坐位，双腿下垂以减少回心血量，降低心脏前负荷。

4）吸氧：适用于低氧血症和呼吸困难明显，尤其指端血氧饱和度＜90%的患者，应尽早使用，使患者 $SaO_2 \geqslant 95\%$（伴COPD者 $SaO_2 > 90\%$）。无低氧血症的患者不应常规应用，可能导致血管收缩和心输出量下降。吸氧方式：①鼻导管吸氧：低氧流量（1～2L/min）开始，若无 CO_2 潴留，可根据 SaO_2 调整氧流量达6～8L/min。②面罩吸氧：适用于伴呼吸性碱中毒患者。必要时还可采用无创性或气管插管呼吸机辅助通气治疗。

5）吗啡：可减少急性肺水肿患者焦虑和呼吸困难引起的痛苦。应密切观察疗效和呼吸抑制的不良反应，对伴明显和持续低血压、休克、意识障碍、COPD等患者禁忌使用。

6）静脉袢利尿药：急性心力衰竭伴肺循环和（或）体循环明显淤血以及容量负荷过重的患者，及早静脉应用袢利尿药，如呋塞米、托拉塞米、布美他尼。新发心力衰竭或就诊前未使用过利尿药者，20～40mg静脉应用呋塞米；慢性心力衰竭长期口服利尿药治疗者，首次呋塞米静脉应用剂量至少应等同于口服剂量。使用后应监测不良反应，包括电解质紊乱、低血压、肾功能恶化、代谢性碱中毒、尿酸升高。

7）血管扩张剂：血管扩张药物降低左右心室充盈压和全身血管阻力应作为缓解症状的初始治疗，收缩压水平是评估此类药是否适宜的重要指标。收缩压＞110mmHg的急性心力衰竭患者通常可以安全使用；收缩压为90～110mmHg的患者应谨慎使用；收缩压＜90mmHg、严重瓣膜狭窄、肥厚型梗阻性心肌病则禁忌使用，药物如硝酸酯、硝普钠及奈西立肽等。硝酸酯类药物适用于ACS伴心力衰竭的患者，既能舌下给药，也可以静脉给药；硝普钠适用于高血压急症、急性主动脉瓣反流、急性二尖瓣反流、急性室间隔穿孔患者。奈西立肽（重组人BNP）有扩血管、利钠、利尿、拮抗RAAS和交感神经作用。

8）正性肌力药：主要适用于持续低血压（收缩压＜85mmHg）、心源性休克、心排出量显著降低并伴循环淤血、外周和重要脏器低灌注的患者，改善急性心力衰竭患者的血流动力学和临床症状，保证重要脏器的血液供应。对血压较低和对血管扩张药物及利尿药不耐受或反应不佳的患者尤其有效。常用药物包括：多巴胺、多巴酚丁胺、磷酸二酯酶抑制剂、左西孟旦。洋地黄类药物能轻度增加心输出量、降低左心室充盈压和改善症状。伴快速心室率房颤患者可应用去乙酰毛花苷注射液（西地兰）0.2 ～ 0.4mg 缓慢静脉用药，2 ～ 4h 后可再用 0.2mg。

正性肌力药物有促进和诱发心率增快、心律失常、心肌缺血、低血压等不良反应。现有的循证医学显示正性肌力药不能改善预后。临床应用此类药需全面衡量利弊，综合评价临床状况，如是否伴组织低灌注的表现，仅用于有明确的严重心脏收缩功能不全、低血压和低心排（低灌注）证据的患者。短期应用，血压降低伴低心输出量或低灌注时应尽早使用，而当器官灌注恢复和（或）循环淤血减轻时则应尽快停用。药物的剂量和静脉滴注速度应根据患者的临床反应作调整，强调个体化。用药期间应持续心电监护和血压监测。出现不良反应时，及时调整剂量。血压正常又无器官和组织灌注不足的急性心力衰竭患者不宜使用。

9）血管收缩药：应用了正性肌力药物仍出现心源性休克，或合并显著低血压状态的患者，血管加压药治疗可作为暂时维持体循环血压和终末器官灌注的措施。对外周动脉有显著缩血管作用的药物有去甲肾上腺素、肾上腺素、大剂量多巴胺［＞5μg/（kg · min）］和加压素等。去甲肾上腺素的用法：①静脉滴注：5% 葡萄糖或葡萄糖氯化钠注射液稀释后，初始以 2 ～ 4μg/min 静脉滴注，并迅速调整剂量使血压上升至较理想水平，维持剂量为 2 ～ 4μg/min，如剂量＞ 25μg/min，无效时应及时采用其他抗休克措施。②静脉推注：危急患者可将该药 1 ～ 2mg 稀释至 10ml 静脉推注，可根据血压调整用量，待血压回升，改为静脉维持。

10）抗凝治疗：如低分子肝素，建议用于深静脉血栓和肺栓塞高危，且无抗凝禁忌患者。

11）改善预后的药物：射血分数下降的心力衰竭患者出现失代偿和心力衰竭恶化，如无血流动力学不稳定或禁忌证，可继续原有的优化药物治疗方案。如在射血分数下降心力衰竭患者中应用 ACEI/ARB、β 受体阻滞剂及醛固酮受体拮抗剂，但血流动力学不稳定（SBP ＜ 85mmHg，心率＜ 50 次 / 分），血钾＞ 5.5mmol/L）或严重肾功能不全时应停用。应根据病情进行调整或停药（表 2-1-3）。β 受体阻滞剂在急性心力衰竭患者中可继续使用，但存在心源性休克时停用。对于新发心力衰竭患者，在血流动力学稳定后，应给予能改善心力衰竭预后的药物。

表 2-1-3　急性心力衰竭患者口服药物治疗管理

项目		ACEI/ARB	β受体阻滞剂	MRA	利尿药	其他血管扩张剂（硝酸酯类）	其他减慢心率药物（胺碘酮、CCB、伊伐布雷定）
血压正常 / 高血压		复查 / 加量	不变	不变	加量	加量	复查
低血压	85 ~ 100mmHg	减量 / 停药	减量 / 停药	不变	减量	减量 / 停药	减量 / 停药
	< 85mmHg	停药	停药	停药	停药	停药	停药
心率低	< 60，≥ 50 次 / 分	不变	减量	减量	减量	减量	停药
	< 50 次 / 分	不变	停药	不变	不变	不变	停药
血钾	≤ 3.5mg/dl	复查 / 加量	不变	复查 / 加量	复查 / 不变	不变	复查 / 停药（*）
	> 5.5mg/dl	停药	不变	停药	复查 / 加量	不变	不变
肾损害	Cr < 2.5，eGFR > 30	复查	不变	减量	不变	不变	不变
	Cr > 2.5，eGFR < 30	停药	不变	停药	复查	不变	不变

注：CCB，钙拮抗药；Cr，血肌酐水平（mg/dl）；eGFR，估算肾小球滤过率 ml/（min · $1.73m^2$）；MRA，盐皮质激素受体拮抗剂；（*）胺碘酮

12）非药物治疗：包括主动脉内球囊反搏（IABP）、机械通气、血液净化治疗等。

（五）射血分数保留的心力衰竭的诊断标准和治疗要点

1. 射血分数保留的心力衰竭的诊断

射血分数保留的心力衰竭的诊断依据包括：①有心力衰竭的典型临床症状和体征。② LVEF ≥ 50%。③ BNP > 35pg/ml 或 NT-proBNP > 125pg/ml。④有心脏结构及功能异常的证据：左心室肥厚和（或）左心房扩大；舒张功能异常（E/e' ≥ 13

或平均 e' < 9cm/s）等。⑤除外肺动脉疾病、先天性心脏病、瓣膜性心脏病和心包疾病等。在诊断不明确时可进行负荷超声心动图或有创检查明确左心室充盈压是否升高。

2. 射血分数保留的心力衰竭的鉴别诊断

射血分数保留的心力衰竭的诊断关键在于排除其他疾病。而射血分数保留的心力衰竭患者往往存在较多合并症（如高血压、心房颤动、冠心病或周围血管病、糖尿病、肥胖、慢性阻塞性肺疾病或肺动脉高压等），这给鉴别诊断带来一定困难。另外，心力衰竭患者的症状和体征往往缺乏特异性，需要鉴别的疾病往往也因患者的症状而异。射血分数保留的心力衰竭的鉴别诊断包括心脏原因，呼吸系统原因、高输出状态和心外容量负荷过重（见图 2-1-3）。

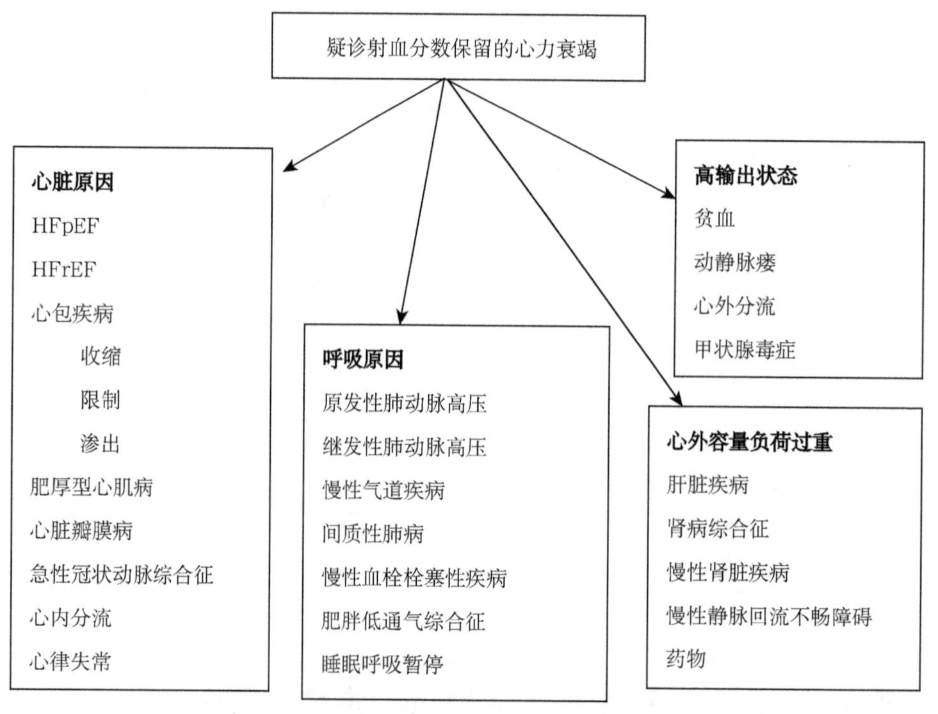

图 2-1-3　射血分数保留的心力衰竭的鉴别诊断

最常见的心脏原因为被高估射血分数的射血分数下降的心力衰竭。射血分数保留的心力衰竭者往往合并肥胖和心房颤动，这使得精确评估射血分数变得困难。对于这样的患者做评估时应尤为慎重，因为最初的评估会决定患者的治疗方案。如果超声声窗欠佳，应考虑行其他影像学检查。其他常见需要进行鉴别诊断的心脏疾病包括心脏瓣膜病、心包疾病、肥厚型心肌病、心内分流、急性冠状动脉综合征。详细而系统的超声检查通常能够区别这些疾病，但也有可能需要进一步的检查，如心脏磁共振、心导管检查等。另外，需要鉴别无症状性心肌缺血、变时性功能不全、二尖瓣反流，必要时需对患者进行运动试验和负荷超声检查。

在做出射血分数保留的心力衰竭诊断前应鉴别呼吸系统疾病或其他导致肺动脉高压的疾病。射血分数保留的心力衰竭本身可导致肺动脉高压，而慢性阻塞性肺病在射血分数保留的心力衰竭中也很常见，严重的慢性阻塞性肺病可导致肺心病，出现右心扩大和心功能不全。对肺动脉高压患者，右心导管检查可能是必要的。

3. *射血分数保留的心力衰竭治疗*

目前对于射血分数保留性心力衰竭，主要是针对患者的基础心脏疾病进行综合治疗，例如控制血压、改善心脏缺血、改善左心室重构、治疗房颤、缓解容量负荷过重等，从而改善症状，避免心力衰竭进行性加重。既往多个射血分数保留的心力衰竭领域的大规模临床研究都未能获得成功，这可能是因为临床中射血分数保留的心力衰竭由于合并症（各种心血管和非心血管合并疾病）的不同，存在不同的表型，其病理生理机制也不同。与射血分数下降的心力衰竭比，射血分数保留的心力衰竭患者中因非心血管死亡和住院更多，因此慢性射血分数保留的心力衰竭的治疗在于缓解症状，提高生活质量，改善合并症的预后，预防心力衰竭加重。

（1）缓解症状：有液体潴留征象的患者选用利尿药，可以选用噻嗪类利尿药或袢利尿药。应该避免过度的利尿，有可能影响血压，使肾功能恶化。

（2）治疗高血压：对合并高血压者，应根据高血压指南良好控制血压，可选择ACEI、ARB、长效CCB、β受体阻滞剂等，依据患者的具体病情和对治疗的反应而定。由于高血压是射血分数保留的心力衰竭的最常见病因，ACEI/ARB作为高血压的主要治疗药物，在有效控制血压的同时，可更好地预防和逆转左心室肥厚，预防房颤发作和保护肾功能，无禁忌证时应优先应用。

（3）治疗冠心病：对合并冠心病者，应给予冠心病的二级预防，对于规范药物治疗仍存在心绞痛或可证实的心肌缺血的冠心病患者应行冠状动脉血运重建，以防止心肌缺血发作及其诱发的射血分数保留的心力衰竭急性加重。

（4）治疗心房颤动：根据目前临床指南管理心房颤动以治疗心力衰竭。快速心房颤动的患者控制心室率，可选用β受体阻滞剂和（或）地高辛。对有可能转复为窦性心律的心房颤动患者，恢复窦律并维持窦律等。

（5）其他：治疗糖尿病、贫血、甲状腺功能异常、肥胖等。

三、基层医师工作要点

急性心力衰竭住院是一个日益增长和重大的公共卫生问题，已成为年龄＞65岁患者住院的主要原因，伴有高死亡率和高再住院风险。对于急性心力衰竭患者，应积极查找病因和诱因。所有急性呼吸困难和疑诊急性心力衰竭患者均推荐检测血浆利钠肽水平，以帮助鉴别急性心力衰竭和非心脏原因的急性呼吸困难，但需要鉴别非心脏原因引起的利钠肽水平的增高。指南强调应该尽量缩短确立诊断及开始治疗的时间。在急性心力衰竭的早期阶段，如果患者存在心源性休克或呼吸衰竭，需尽早提供循环支持和（或）通气支持。应迅速识别威胁生命的临床情况或诱因（急性冠状动脉综合征、高血压急症、心律失常、急性机械并发症、急性肺栓塞），并给予相关指南推荐的针对性治疗。在急性心力衰竭的早期阶段，应遵循急性心力衰竭早期管理流程，根据临床评估（如是否存在淤血和低灌注）选择最优化的治疗策略，分析患者的血流动力学特点进行早期药物的选择，合理使用利尿药、血管扩张剂、正性肌力药物。在急性心力衰竭处理中要强调“最佳治疗时间”（time-to-treatment），尽早给予合理的治疗。

院内日常工作中注意事项有：患者需每天称体重，并有准确的体液平衡记录表；进行无创监测，包括脉搏、呼吸频率和血压；每天检测肾功能及电解质情况；出院前检测钠尿肽有助于制定出院后治疗方案。如果患者存在显著呼吸困难或血流动力学不稳定状态，应将患者转入可立即开展心肺复苏的监护室。急性心力衰竭患者需专科护理及诊疗。高危患者、急性心力衰竭伴急性冠状动脉综合征患者应转入CCU治疗，病情危重的急性心力衰竭患者可建议转入的上级医院（有心力衰竭危重抢救经验及设备）诊疗。

在人类抗击心血管疾病最终的战场——心力衰竭诊治过程中，对临床医师提出了更高的要求。在临床实践中，需要正确的诊断、准确的病情评估、深刻理解心力衰竭的病理生理机制、及时和恰当的治疗。多个国家和学会都针对心力衰竭制定了诊疗指南，并且不断地更新，需特别指出的是，指南提供的仅是治疗原则，临床医

直通杨杰孚更新内容

直通王华更新内容

师在临床实践中，面对具体心力衰竭患者时，应当根据个体化原则，制定诊疗策略和方案。

（杨杰孚 王 华 李莹莹）

第二节 慢性心力衰竭

一、案例分析

【主诉】患者男性，59岁，主因“活动后呼吸困难1年，加重伴双下肢水肿1个月”来院就诊。

【提示】患者为中年男性，活动后呼吸困难1年，加重伴双下肢水肿1个月。引起呼吸困难的原因繁多，包括心源性呼吸困难、肺源性呼吸困难、中毒性呼吸困难、神经精神性呼吸困难、血源性呼吸困难。引起水肿的原因可分为全身性水肿和局限性水肿。全身性水肿的原因包括：心源性水肿、肾源性水肿、肝源性水肿、营养不良性水肿、黏液性水肿、药物性水肿。同时引起呼吸困难和水肿的常见疾病包括：心力衰竭、慢性阻塞性肺疾病（COPD）、肺栓塞、心包积液、上腔静脉阻塞综合征。

（一）病史采集

【病史询问思路】主要是围绕呼吸困难和水肿的时间、程度、诱因、加重缓解的因素、活动耐力、伴随症状，既往有无基础心脏病和肺部疾病，有无高血压、糖尿病、血脂异常、深静脉血栓、吸烟等相关危险因素及其药物治疗史，来判断是否为心源性呼吸困难，并初步判断可能的病因。

【提示】病史询问除心力衰竭表现外还应注意是否存在引起心力衰竭的基础疾病（如冠心病、高血压、心肌炎和心肌病等）、各种合并症（如糖尿病、心律失常、慢性肾脏疾病、贫血、慢性阻塞性肺疾病、心理和精神障碍等）以及其他心血管危险因素等（如高脂血症、肥胖、高尿酸血症、高龄）。

【问诊的主要内容】对首次就诊的疑似心力衰竭的患者，应进行全面的问诊，主要问诊内容如下（表2-2-1）：

表 2-2-1 心力衰竭患者问诊内容

①心力衰竭患者的症状和体征
疲乏
呼吸困难或急促（休息或运动时）、端坐呼吸、夜间阵发性呼吸困难
咳嗽
运动能力下降
夜尿
体重的增加 / 减少
水肿（四肢或身体低垂部位）
腹围增加或腹胀
腹部疼痛（特别是右上腹）
食欲减退
潮式呼吸（经常是家庭成员反映此情况）
嗜睡或反应减慢
②既往病史有助于确定症状是否因心脏衰竭而起
心力衰竭病史
心脏疾病（如冠心病，心脏瓣膜病或先天性心脏病，既往心肌梗死）
心力衰竭的风险因素（如糖尿病、高血压、肥胖）
可危及心脏的全身性疾病（如淀粉样变性、结节病、遗传性神经肌肉疾病）
近期感染病毒性疾病、HIV 病毒感染史、Chagas 病
心力衰竭或猝死家族史
放射治疗、接触有毒性物质（某些抗肿瘤药物等）
药物滥用
非心脏疾病影响心脏（包括高输出状态如贫血、甲状腺功能亢进、动静脉瘘）

1. 呼吸困难的特点：起病时情况（呼吸困难是逐渐发生还是突然恶化）、呼吸困难的程度、是否与活动及体位有关？症状发作是否有感染、情绪激动、体力活动、输液等诱因？平卧多久出现呼吸困难？是否有夜间憋醒？坐起后能否缓解？

呼吸困难是左侧心力衰竭时最常见和最早出现的症状，主要由于急性或慢性肺瘀血和肺活量减低所引起。根据病情的严重程度表现为劳力性呼吸困难、夜间阵发性呼吸困难、端坐呼吸、急性肺水肿。由于右心室扩大影响左心室充盈，出现肺淤血，单纯的右侧心力衰竭可有轻度呼吸困难。导致右侧心力衰竭的肺部疾病及肺血管疾病本身可引起明显的呼吸困难。慢性心力衰竭所致的呼吸困难常常逐渐发生和加重，也可以在某些诱因情况下突然恶化。

2. 平时活动量如何？能走多远或爬几层楼？

左心室排出量降低不能满足外周组织器官灌注，导致体力下降、乏力。对活动耐量进行评估，进而判断心功能情况。纽约心脏学会（New York Heart Association，NYHA）的心功能分级是常用的心功能评估方法（见表 2-2-2）。

表 2-2-2 NYHA 心功能分级

分级	内容
Ⅰ级	活动不受限。日常体力活动不引起明显的气促、疲乏或心悸。
Ⅱ级	活动轻度受限。休息时无症状，日常活动可引起明显的气促、疲乏或心悸。
Ⅲ级	活动明显受限。休息时可无症状，轻于日常活动即引起显著的气促、疲乏、心悸。
Ⅳ级	休息时也有症状，稍有体力活动症状即加重。任何体力活动均会引起不适。如无须静脉给药，可在室内或床边活动者为Ⅳ a 级，不能下床并需静脉给药支持者为Ⅳ b 级。

3. 水肿特点：时间、部位、是否为对称性、加重及缓解的因素、尿量、体重是否有变化？

体静脉压力升高可使软组织出现水肿，表现为始于身体低垂部位的对称性凹陷性水肿。体内液体潴留，可以有尿量减少和体重增加。

4. 是否伴有胸痛、心悸、晕厥？

如果有这些伴随症状，应继续询问相应症状发生的特点，有助于鉴别诊断，并对心力衰竭进行病因方面的鉴别，如是否有冠心病、心律失常、肺栓塞等。

5. 是否伴有发热及咳嗽、咳痰？痰的颜色如何？

心力衰竭和呼吸系统疾病都可出现咳嗽。心力衰竭引起的咳嗽、咳痰是肺泡和支气管黏膜淤血所致，开始常于夜间发生，端坐位或立位时咳嗽可减轻，白色浆液性泡沫状痰为其特点，偶尔可见痰中带血丝。急性左侧心力衰竭发作时可出现粉红色泡沫样痰。患者如果有发热，提示可能存在感染，有可能为心力衰竭加重的诱发因素。另外需要考虑有无心肌炎、心包炎可能。呼吸系统疾病的咳嗽往往伴有明显咳痰，黄痰或黏痰为主，多有慢性支气管炎的病史。

6. 患病以来的一般情况，食欲如何？

心力衰竭患者因消化道淤血，可出现食欲下降、恶心、呕吐等症状。

7. 起病以来的诊疗经过，做过的检查、使用药物及效果如何？

心力衰竭并无特异性心电图表现，但能帮助判断心肌缺血、既往心肌梗死、传导阻滞及心律失常等。严重心力衰竭或心力衰竭失代偿期、败血症患者的肌钙蛋白可有轻微的升高，但心力衰竭患者检测肌钙蛋白更重要的目的是明确是否存在急性冠状动脉综合征。肌钙蛋白升高，特别是同时伴有 BNP 升高，也是心力衰竭预后不良的预测因子。未经治疗者若 BNP 水平正常可基本排除心力衰竭诊断。胸部 X 线片有助于心力衰竭与肺部疾病鉴别。超声心动图能较准确评估心脏结构和功能。患者病程中使用何种药物可以缓解症状，如是否使用利尿药、支气管扩张剂，也有助于鉴别诊断。

8. 既往有无基础心脏疾病及肺部疾病病史？有无高血压、贫血、甲状腺疾病病史？有无烟酒嗜好？

既往心脏病史和肺部疾病病史，有助于心力衰竭的病因学诊断。目前我国冠心病、高血压已成为慢性心力衰竭的最主要病因。贫血、甲亢和甲减均可引起心力衰竭。吸烟为冠心病和慢性阻塞性肺疾病的危险因素。长期大量饮酒史是诊断酒精性心肌病的必备条件。

9. 何种职业、生活习惯？

了解平时的工作环境，工作强度，是否接触有毒物质，是否有特殊饮食习惯，比如素食，判断营养状况。

【现病史】 59 岁男性，因“活动后呼吸困难 1 年，加重伴双下肢水肿 1 个月”入院。患者 1 年前因突发胸痛，诊断急性广泛前壁心肌梗死，行 PCI 治疗，前降支中段植入支架 1 枚（具体不详），出院后出现活动后呼吸困难，爬 3 层楼感到呼吸费力，伴心悸，无明显胸痛，休息后可自行缓解。后症状逐渐加重。1 个月前感冒后，出现双下肢水肿，爬 1 层楼即感呼吸困难，有夜间憋醒史，多于凌晨出现，坐起后好转。自行服用中药治疗，症状无明显缓解。近 1 年一直服用阿司匹林 0.1g，qd、氯吡格雷 75mg，qd、阿托伐他汀 20mg，qd、酒石酸美托洛尔（倍他乐克）25mg，qd 治疗。近 1 个月来，食欲差，尿量减少，体重增加 4kg。

【既往史、个人史及家族史】 无高血压病史。吸烟史 30 年，平均每日 20 支，偶尔饮酒。其父亲 50 岁死于急性心肌梗死，否认猝死家族史。

【分析】 通过问诊，患者有冠心病、陈旧性心肌梗死、PCI 术后病史，心肌梗死后出现活动后呼吸困难，近 1 月有加重，出现水肿和夜间阵发性呼吸困难，符合慢性左侧心力衰竭的临床表现。根据平时活动耐量，判断 NYHA 心功能分级为Ⅲ级。应进行全面体格检查，重点是生命体征、心脏检查（注意心界、心尖搏动、心率、心律、心音、第三心音、P2 亢进、心脏杂音）、肺部检查（呼吸音、干湿啰音、胸水）、容量负荷（颈静脉充盈及肝 – 颈静脉回流征、肝脏大小、水肿）。全面体格检查对心力衰竭患者的临床评估有重要意义，心力衰竭的体征见表 2–2–3。

表 2–2–3 心力衰竭患者的体征

心动过速
期前收缩或心律不齐
脉压小或脉细 *
交替脉 *
呼吸急促
四肢发凉或瘀斑 *
颈静脉压升高
在一侧或两侧肺底部呼吸音减弱、叩诊有浊音
湿啰音、干啰音和（或）喘息
心尖搏动向左移位和（或）向下移位
心尖抬举性搏动
心前区膨隆
S_3 和（或）S_4 心音
三尖瓣或二尖瓣反流性杂音
肝大（常伴有右上腹不适）
腹水
骶前水肿
全身水肿 *
足部水肿
慢性静脉淤血的表现

注：* 预示病情更严重。

心力衰竭的临床表现多种多样，2016 年 ESC 指南将这些症状体征分为典型、非典型、特异、非特异（见表 2–2–4）。与容量负荷增加有关的症状体征在运用利尿药后能很快消失，而颈静脉压升高和心尖搏动位置改变更为特异。在老年、肥胖、慢性肺部疾病的患者中，症状和体征不典型，鉴别诊断有时会比较困难。

表 2-2-4 心力衰竭的症状和体征

典型症状	不典型症状	特异性强的体征	特异性较弱的体征
呼吸困难	夜间发作的咳嗽	颈静脉充盈压增高	体重增加（＞2kg/周）
端坐呼吸	喘息	肝颈回流征阳性	体重降低（终末期心力衰竭患者）
夜间阵发性呼吸困难	肿胀的感觉	第三心音	组织消耗（恶病质）
活动耐力降低	食欲减退	心尖搏动向左或左下移位	心脏杂音
疲乏、无力、运动后恢复时间延长	意识模糊（尤其是老年人）		周围水肿（踝、骶、阴囊）
踝部水肿	抑郁		肺部捻发音或胸腔积液
	心悸		心动过速、心律不规则
	头晕		呼吸过速或陈－施氏呼吸
	晕厥		肝大、腹水
	俯身呼吸困难		四肢发凉
			少尿

（二）体格检查

【体格检查结果】体温 36.4℃，脉搏 102 次/分，呼吸 24 次/分，血压 100/70mmHg，双侧颈静脉充盈明显。双肺呼吸音清晰，双下肺可闻及湿性啰音。心浊音界左下扩大，心率 102 次/分，律不齐，心尖区可闻及Ⅲ/6 级收缩期杂音。肝、脾肋缘下未触及。肝－颈静脉回流征（+）。双下肢踝部凹陷性水肿。

（三）辅助检查

【提示】患者有心力衰竭的症状和既往陈旧性心肌梗死病史，体格检查证实患者存在心力衰竭的体征，应收入院，进一步完善辅助检查，明确诊断和进行临床评估。心力衰竭患者的辅助检查包括常规检查和特殊检查，目的是明确诊断、发现可能的病因和诱因、评估病情的严重程度和并发症、合并疾病。

【辅助检查内容及意义】入院后安排患者行心电图、胸部 X 线片、血浆利钠肽（NT-proBNP 或 BNP）、全血细胞计数、尿液分析、血生化（钠、钾、钙、尿素氮、肌酐、转氨酶、胆红素、血清铁、铁蛋白）、空腹血糖（FPG）和糖化血红蛋白（HbA_{1C}）、血脂谱、甲状腺功能、超声心动图检查。

1. 常规检查

（1）心电图：心力衰竭患者一般均有心电图异常。可提供陈旧性心肌梗死、心肌缺血、左心室肥厚、心房扩大、心肌损伤、心律失常、心脏不同步等信息。有心律失常或怀疑存在无症状性心肌缺血时应行 24h 动态心电图检查。

（2）胸部 X 线片：有呼吸困难的患者均应行胸部 X 线片检查，可提供心脏扩大、肺淤血、肺水肿及肺部疾病的信息，但胸部 X 线片正常并不能除外心力衰竭。

（3）血浆利钠肽 NT-proBNP 和 BNP 可用于心力衰竭诊断和鉴别诊断、危险分层、预后评价：①用于疑为心力衰竭患者的诊断和鉴别诊断。BNP ＜ 100pg/ml、NT-proBNP ＜ 300pg/ml 为排除急性心力衰竭的切点。BNP ＜ 35pg/ml，NT-proBNP ＜ 125pg/ml 时不支持慢性心力衰竭诊断，但其敏感性和特异性较急性心力衰竭低。诊断急性心力衰竭时 NT-proBNP 水平应根据年龄和肾功能不全进行分层：50 岁以下的成人血浆 NT-proBNP 水平＞ 450pg/ml，50 岁以上血浆水平＞ 900pg/ml，75 岁以上应＞ 1800pg/ml。肾功能不全 [肾小球滤过率（GFR）＜ 60ml/min] 时应＞ 1200pg/ml。②评估病情严重程度和预后：利钠肽水平升高与慢性心力衰竭纽约心脏学会（NYHA）心功能分级相关。急性心力衰竭患者 NT-proBNP ＞ 5000pg/ml 提示急性心力衰竭患者短期病死率较高；NT-proBNP ＞ 1000pg/ml 提示长期病死率较高。③评价治疗效果，研究显示 BNP 指导治疗可以降低＜ 75 岁患者的病死率，降低中期（9 ～ 15 个月）心力衰竭患者住院风险。除心脏壁张力增加外，其他因素，如缺血、缺氧、神经激素（如血管紧张素Ⅱ）和生理因素（如随年龄增加，男性比女性更高，肾功能降低患者更高）也调控其分泌，引起血浆利钠肽升高的原因见表 2-2-5。

表 2-2-5　血浆利钠肽升高的常见原因

心脏疾病	非心血管情况
心力衰竭	年龄
急性冠状动脉综合征	贫血
心肌病变，包括左心室肥厚	肾衰竭
心脏瓣膜病	阻塞性睡眠呼吸暂停、重症肺炎、肺高血压

续表

心脏疾病	非心血管情况
心包疾病	肺栓塞
心房颤动	严重全身疾病
心肌炎	败血症
心脏手术	严重烧伤
电复律	中毒，化疗药物

（4）超声心动图：临床最常用，具体可用于：①诊断心包、心肌或心瓣膜疾病。②定量分析：包括房室内径、心脏几何形状、心室壁厚度、室壁运动以及心包、心瓣膜和血管结构；定量心瓣膜狭窄、关闭不全程度，测量左心室射血分数（Left Ventricular Ejection Fractions，LVEF），左心室舒张末期和收缩末期容量；LVEF 可反映左心室功能，初始评估心力衰竭或有可疑心力衰竭症状患者均应测量，不推荐常规反复监测，当临床情况发生变化、评估治疗效果、考虑器械治疗时，应重复测量。推荐采用改良 Simpson 法测量的左心室容量及 LVEF。③区别舒张功能不全和收缩功能不全，二尖瓣环舒张早期心肌速度（e’）可用于评估心肌的松弛功能，E/e’比率则与左心室充盈压有关。左心室舒张功能降低的超声心动图参数包括 e’减少（平均 e’＜ 9cm/s）、E/e’比率增加（＞ 13）、E/A 异常（＞ 2 或＜ 1）。发现左心室肥厚 [左心室重量指数（LVMI）男性＞ 115g/m^2，女性＞ 95g/m^2 和左心房扩大 [左心房容积指数（Left Atrial Volume Index）＞ 34ml/m^2] 也有助于诊断左心室舒张功能不全。④估测肺动脉压。

（5）实验室检查：心力衰竭评估常规包括全血细胞计数、尿液分析、血生化（钠、钾、钙、尿素氮、肌酐、转氨酶、胆红素、血清铁 / 总铁结合力）、空腹血糖（FPG）和糖化血红蛋白（HbA_{1C}）、血脂谱及甲状腺功能。在病程发展中还需要重复测定电解质、肾功能等。估测肾小球滤过率（eGFR）可用简化 MDRD 公式计算 [eGFR=186.3 ×（SCr）$^{-1.154}$ ×（年龄）$^{-0.203}$ ×（0.742 女性）]。在寻找心力衰竭的可能病因时，对某些患者应进行血色病、HIV 的筛查，当怀疑有风湿性疾病、淀粉样变性、嗜铬细胞瘤可能时，应进行相关诊断性检查。家族性心肌病（即有 2 位及 2 位以上亲属符合特发性扩张型心肌病的诊断标准）患者应建议行基因检测。

肌钙蛋白 T 和肌钙蛋白 I 是心肌细胞损伤的指标，可用于诊断心力衰竭的基础病因［如急性冠状动脉综合征（acute coronary syndrome，ACS）］，亦可以对心力衰竭患者行进一步的危险分层。严重心力衰竭患者肌钙蛋白水平可能会升高，是由于心肌供氧和需氧之间的不平衡，心肌局部发生缺血损伤，肌钙蛋白水平升高的心力衰竭患者死亡风险增加。

2. 特殊检查

特殊检查只针对某些有特殊需要（如超声心动图结果不明确，心力衰竭的病因不明）的心力衰竭患者，包括以下几方面：

（1）冠状动脉造影：适用于①有心绞痛、心肌梗死、心搏骤停史的患者；②无创检查提示存在心肌缺血或有存活心肌。

（2）核素心室造影及核素心肌灌注和（或）代谢显像核素：心室造影可准确测定左心室容量、LVEF 及室壁运动。当超声心动图不能做出诊断时，可用放射核素心室造影评估 LVEF。核素心肌灌注和（或）代谢显像可诊断心肌缺血和存活心肌，对鉴别扩张型心肌病或缺血性心肌病有一定帮助。新发心力衰竭的无症状冠心病患者，建议以核素心肌灌注和（或）代谢显像评价心肌活性和有无心肌缺血。合并冠心病的心力衰竭患者计划血运重建前建议行心肌活性评估。

（3）心脏磁共振（CMR）：当超声心动图检查不能做出诊断时，CMR 是最好的替代影像检查。疑诊心肌病、心脏肿瘤（或肿瘤累及心脏）或心包疾病时，CMR 有助于明确诊断，对复杂性先天性心脏病患者则是首选检查。CMR 还可用于评估心肌病变或瘢痕负荷。在检测心腔容量、心肌质量和室壁运动的准确性和可重复性方面被认为是“金标准”。

（4）负荷超声心动图运动或药物负荷试验：可检出心肌缺血及其程度，并分辨确定存活心肌。对于疑为射血分数正常的心力衰竭、静息舒张功能参数无结论的患者，也可采用舒张性心功能负荷试验，具有一定的辅助诊断价值。

（5）经食道超声心动图：适用于经胸超声显示不清而 CMR 又不可用或有禁忌证时，还可用于检查左心耳血栓，有症状心力衰竭患者慎用。

（6）心肌活检：临床应用很少，主要用于诊断心肌炎性或浸润性病变，如心肌淀粉样变性、结节病、巨细胞性心肌炎。

（7）左心和右心导管：可测定左心室舒张末压、肺毛细血管楔压、心排血量、肺动脉压力、肺血管阻力、外周血管阻力、心内分流水平、分流量。

（8）心肺运动试验：心肺运动试验能量化运动能力，确定运动受限的原因是否为心源性，鉴别劳力性呼吸困难是呼吸系统疾病还是心力衰竭所致。心肺运动试验的结果是心力衰竭患者的预后指标，可用于指导心力衰竭康复，也用于考虑心脏移植患者的危险性分层。

【辅助检查结果】

1. 实验室检查

（1）白细胞：9.27×10^9/L，N：70.5%，红细胞：4.22×10^{12}/L，血红蛋白：159g/L，血小板：149×10^9/L；TBIL：34.9μmol/L，DBIL：16.5μmol/L，ALT：78IU/L，AST：140IU/L，尿素：13.2mmol/L，CRE：94.6μmol/L，UA：494μmol/L，K^+：4.5mmol/L，Na^+：135mmol/L，Cl^-：95mmol/L，TG：1.05mmol/L，TC：4.11mmol/L，LDL-C：3.21mmol/L，HDL-C：0.32mmol/L，GLU：5.6mmol/L，HbA_{1C}：6.0%，凝血功能及D-二聚体正常，甲状腺功能正常，尿常规正常。

（2）NT-proBNP：9760pg/ml，肌钙蛋白T（cTnT）：0.01ng/ml。

2. 心电图检查

窦性心律、QRS波群宽度150ms、室性期前收缩、左束支传导阻滞。

3. 影像学检查

（1）胸部X线片：入院时胸部X线片（前后位）：双侧肺淤血，心脏呈“普大型”，心胸比率＞0.6。

（2）超声心动图：左心房左心室扩大，LVEF：30%，节段性室壁运动异常。二尖瓣中度反流，肺动脉高压（轻度）。

（四）诊断

【诊断】冠心病；缺血性心肌病；陈旧性心肌梗死PCI术后；左束支传导阻滞；室性期前收缩（频发）；左心房、左心室扩大、二尖瓣关闭不全、肺动脉高压；心功能Ⅲ级（NYHA分级）；血脂异常；高尿酸血症；肝功能异常。

【分析】该患者有心力衰竭的症状和体征，NT-proBNP显著升高，超声心动图提示左心房、左心室扩大，LVEF降低，诊断慢性射血分数下降性心力衰竭明确。既往有冠心病、心肌梗死病史，考虑心力衰竭的病因是缺血性心肌病，心肌梗死以后发生心室重构，导致心力衰竭的进展。心电图有左束支传导阻滞，提示存在心脏收缩不同步，也参与心力衰竭的进展。同时合并室性期前收缩，应注意监测有无恶性心律失常，评估猝死的风险。

【提示】心力衰竭的诊断依据是存在心力衰竭的症状及体征，并有心脏收缩或舒张功能障碍的客观证据。慢性心力衰竭诊断流程见图 2-2-1，主要基于心力衰竭的临床可能性（病史、体格检查和心电图）、利钠肽检测和超声心动图的评估。心力衰竭的诊断依赖于病史、体格检查、实验室检查、心脏影像学检查和功能检查，完整准确的病史采集和全面仔细的体格检查是诊断的基础。全面的诊断应包括：①确定是否存在心力衰竭；②确定心力衰竭的病因（基础心脏病）和诱因；③评估心力衰竭发展阶段、病情严重程度及预后；④是否存在并发症及其严重程度。准确全面的临床诊断是制定治疗方案的前提和基础。

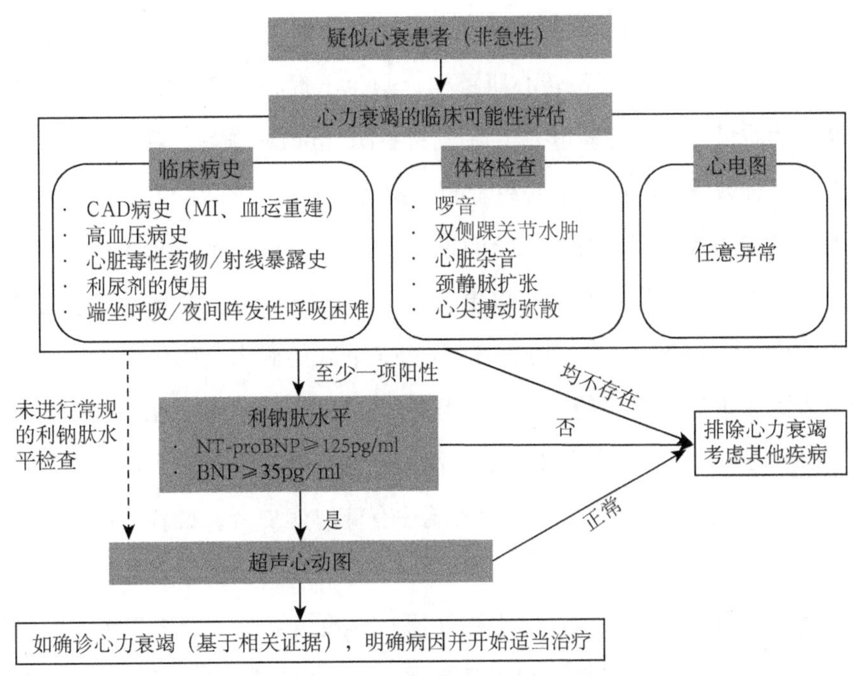

图 2-2-1 慢性心力衰竭的诊断流程

（五）治疗

【本例治疗方案】

（1）完善心电图、生化检查、胸部 X 线片等临床评估所需要的辅助检查。

（2）监测出入量、体重、血压、心率、电解质及肾功能。

（3）低盐低脂低胆固醇饮食。

（4）利尿药缓解心力衰竭症状：入院后给予呋塞米 20mg 静脉推注，其后呋塞米 20mg，qd；螺内酯（安体舒通）20mg，qd。根据每日出入量、容量负荷情况调整呋塞米剂量。

（5）改善预后：倍他乐克缓释片 23.75mg，qd，贝那普利 2.5mg，qd。

（6）冠心病治疗：复查冠状动脉造影，前降支支架通畅，RCA 中段 50% 狭窄。继续阿司匹林 0.1g，qd，阿托伐他汀 20mg，qn。

（7）行动态心电图检查，提示：室性期前收缩 15021/24h，有非持续室速，给予胺碘酮 0.2g，tid 治疗。

（8）改善心肌代谢：曲美他嗪 20mg，tid。

（9）对症处理：保肝治疗、降尿酸。

【理由】慢性心力衰竭治疗目标：①通过治疗原发病、消除诱因，避免心肌损害的发生和发展，减少甚至逆转心肌重构，避免出现心力衰竭临床表现；②缓解症状，提高生活质量，增加运动耐力，降低住院率；③改善预后，降低病死率。

慢性射血分数下降的心力衰竭患者的药物治疗流程见图 2-2-2。改善慢性心力衰竭预后的关键是阻断神经内分泌系统的过度激活及心肌重构。ACEI 是治疗心力衰竭的基石，所有 LVEF 下降的心力衰竭患者必须且终身使用，除非有禁忌证或不能耐受。不能耐受 ACEI 的患者推荐用 ARB。LVEF 下降的心力衰竭患者一经诊断，在症状较轻或得到改善后即尽早使用 β 受体阻滞剂。LVEF ≤ 35%、NYHA Ⅱ～Ⅳ级，已使用了 ACEI（或 ARB）和 β 受体阻滞剂治疗，仍持续有症状的患者，或急性心肌梗死后、LVEF ≤ 40%、有心力衰竭症状或既往有糖尿病史者，推荐加用醛固酮受体拮抗剂。

利尿药促进尿钠的排泄，消除水钠潴留，有效缓解心力衰竭患者的呼吸困难及水肿，改善心功能和运动耐量。利尿药是唯一能充分控制和有效消除液体潴留的药物。恰当使用利尿药是其他治疗心力衰竭药物取得成功的关键和基础。

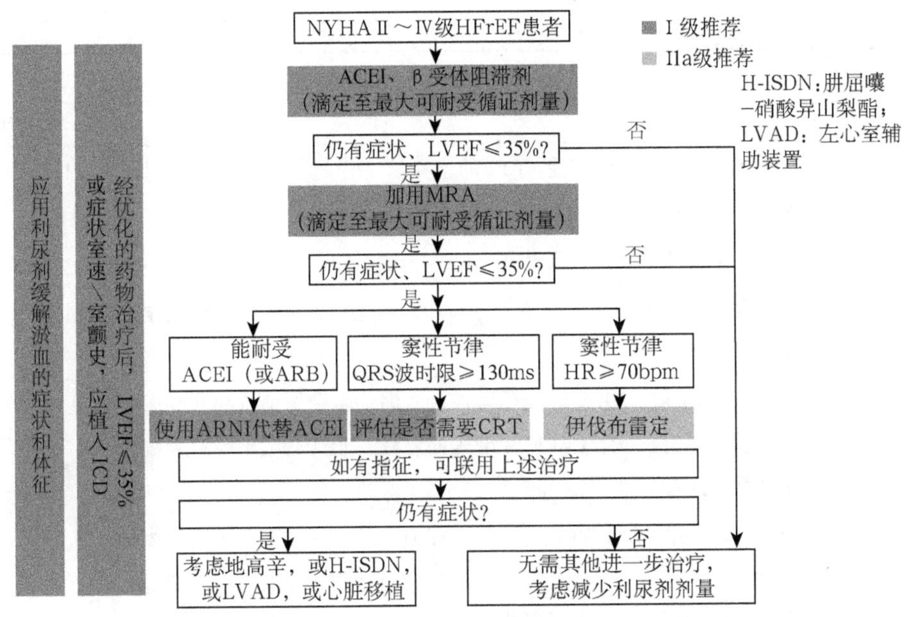

图 2-2-2 慢性 HF-REF（NYHA 心功能分级Ⅱ～Ⅳ级）治疗流程

常见慢性心力衰竭药物治疗推荐级别如表 2-2-6 所示。对慢性 HF-REF 患者进行指南导向的规范化药物治疗（guideline-directed medical therapy，GDMT）能改善心力衰竭患者预后，降低死亡率，在随机临床试验中已经证实的获益幅度见表 2-2-7。

表 2-2-6 慢性心力衰竭药物治疗推荐级别

药物	推荐	推荐类别	证据水平
ACEI	所有慢性 HF-REF 患者均必须使用，且需终生使用，除非有禁忌证或不能耐受	Ⅰ	A
β 受体阻滞剂	所有慢性 HF-REF，病情相对稳定，以及结构性心脏病且 LVEF ≤ 40% 者，均必须应用，且需终生使用，除非有禁忌证或不能耐受	Ⅰ	A
醛固酮受体拮抗剂	①所有已用 ACEI（或 ARB）和 β 受体阻滞剂，仍持续有症状（NYHA 心功能分级Ⅱ～Ⅳ级）且 LVEF ≤ 35% 的患者	Ⅰ	A
	② AMI 后、LVEF ≤ 40%，有心力衰竭症状或既往有糖尿病史	Ⅰ	B
血管紧张素受体脑啡肽酶抑制剂（ARNI）	经规范的 ACEI、β 受体阻滞剂、醛固酮受体拮抗剂后仍持续有症状的患者，建议用 ARNI 代替 ACEI	Ⅰ	B

续表

药物	推荐	推荐类别	证据水平
ARB	① LVEF ≤ 40%、不能耐受 ACEI 的患者	Ⅰ	A
	② LVEF ≤ 40%、尽管用了 ACEI 和 β 受体阻滞剂仍有症状，如不能耐受醛固酮受体拮抗剂，可改用 ARB	Ⅱ b	A
利尿药	有液体潴留证据的患者均应给予利尿药，且应在出现水钠潴留的早期应用	Ⅰ	C
地高辛	已应用 ACEI（或 ARB）、β 受体阻滞剂、醛固酮受体拮抗剂和利尿药治疗，仍持续有症状、LVEF ≤ 45% 的患者，尤其适用于心力衰竭合并快速性房颤者	Ⅱ a	B
伊伐布雷定	①窦性心律，LVEF ≤ 35%，已使用 ACEI（或 ARB）和醛固酮受体拮抗剂治疗的患者，如 β 受体阻滞剂已达到目标剂量或最大耐受剂量、心率≥ 70 次 / 分，且持续有症状（NYHA 心功能分级Ⅱ～Ⅳ级）	Ⅱ a	B
	②如不能耐受 β 受体阻滞剂、心率≥ 70 次 / 分，也可考虑使用	Ⅱ a	C

注：HF-REF：射血分数降低性心力衰竭；ACEI：血管紧张素转化酶抑制剂；ARB：血管紧张素拮抗剂；LVEF：左心室射血分数；NYHA：纽约心脏学会。

表 2-2-7　射血分数降低性心力衰竭患者 C 阶段药物治疗在随机临床试验中的获益幅度

DGMT	死亡率相对危险降低（%）	死亡率降低的 NNT（标化至 36 个月）	心力衰竭住院相对危险降低（%）
ACEI/ARB	17	26	31
β 受体阻滞剂	34	9	41
醛固酮受体拮抗剂	30	6	35

注：DGMT：指南导向的规范化药物治疗；NNT：为降低 1 例死亡所需治疗的患者例数。

【慢性心力衰竭的治疗】

1. 一般治疗

（1）去除诱发因素：各种感染（尤其上呼吸道感染和肺部感染）、肺梗死、心律失常（尤其伴快速心室率的心房颤动）、电解质紊乱和酸碱失衡、贫血、肾功能损害、过量摄盐、过度静脉补液以及应用损害心肌或心功能的药物等均可引起心力衰竭恶化，应及时处理或纠正。

（2）监测体重：每日测定体重以早期发现液体潴留非常重要。如在 3d 内体重突然增加 2kg 以上，应考虑患者已有水钠潴留（隐性水肿），需要利尿或加大利尿药的剂量。

（3）调整生活方式：

①限钠：心力衰竭急性发作伴有容量负荷过重的患者，要限制钠摄入＜ 2g/d。一般不主张严格限制钠摄入和将限钠扩大到轻度或稳定期心力衰竭患者。

②限水：严重低钠血症（血钠＜ 130mmol/L）患者液体摄入量应＜ 2L/d。严重心力衰竭患者液量限制在 1.5 ～ 2.0L/d 有助于减轻症状和充血。

③营养和饮食：宜低脂饮食。合适的能量摄入量取决于患者的干重（无水肿情况下的体重）、活动受限程度以及心力衰竭的程度，一般给予 25 ～ 30kcal/kg（理想体重）。肥胖患者应减轻体重，低能量平衡饮食（1000 ～ 1200kcal/d）有利于体重减轻。严重心力衰竭伴明显消瘦（心脏恶病质）者，应给予营养支持，肠内营养管饲的液体配方可用高能量密度配方（1.5 ～ 2.0kcal/ml）。由于摄入不足、利尿药治疗易导致低钾、低镁血症，应注意补充。如因肾功能减退，出现高钾、高镁血症，则应选择含钾、镁低的食物。戒烟，限酒，对怀疑有酒精性心肌病的患者应戒酒。

④休息和适度运动：失代偿期需卧床休息，多做被动运动以预防深部静脉血栓形成。临床情况改善后在不引起症状的情况下，鼓励体力活动，以防止肌肉萎缩。

（4）心理和精神治疗：抑郁、焦虑和孤独在心力衰竭恶化中发挥重要作用，也是心力衰竭患者死亡的重要预后因素。综合性情感干预包括心理疏导可改善心功能，必要时酌情应用抗焦虑或抗抑郁药物。

（5）氧气治疗：适用于低氧血症和呼吸困难明显，尤其指端血氧饱和度＜ 90% 的患者。应尽早采用，使患者 $SaO_2 \geq 95\%$（伴 COPD 者 $SaO_2 > 90\%$）。无低氧血症的患者不应常规应用，可能导致血管收缩和心输出量下降。吸氧方式：①鼻导管吸氧：低氧流量（1 ～ 2L/min）开始，若无 CO_2 潴留，可根据 SaO_2 可调整氧流量达 6 ～ 8L/min。②面罩吸氧：适用于伴呼吸性碱中毒患者。必要时还可采用无创性或气管插管呼吸机辅助通气治疗。

2. *药物治疗*

（1）利尿药

合理使用利尿药是其他治疗心力衰竭药物取得成功的关键因素之一。有液体潴留证据的所有心力衰竭患者均应给予利尿药。应用方法：从小剂量开始，逐渐增加剂量直至尿量增加，以体重每天减轻 0.5 ～ 1.0kg 为宜。一旦症状缓解、病情控制，即以最小有效剂量长期维持，并根据液体潴留的情况随时调整剂量。每日体重的变化是最可靠的监测利尿药效果和调整利尿药剂量的指标。应用过程中注意监测不良反应，如电解质紊乱、低血压、肌酐升高、尿酸升高等。常用的利尿药使用剂量见表 2-2-8。

表 2-2-8　常用利尿药剂量

药物	起始剂量	每日最大剂量	每日常用剂量
呋塞米	20 ～ 40mg，qd	120 ～ 160mg	20 ～ 80mg
布美他尼	0.5 ～ 1.0mg，qd	6 ～ 8mg	1 ～ 4mg
托拉塞米	10mg，qd	100mg	10 ～ 40mg
氢氯噻嗪	12.5 ～ 25mg，qd/bid	100mg	25 ～ 50mg
美托拉宗	2.5mg，qd	20mg	2.5 ～ 10mg
吲达帕胺	2.5mg，qd	5mg	2.5 ～ 5mg
阿米洛利	2.5mg[a]/5mg[b]，qd	20mg	5 ～ 10mg[a]/10 ～ 20mgb
氨苯喋啶	25mg[a]/50mg[b]，qd	200mg	100mg[a]/200mgb
托伐普坦	7.5 ～ 15mg，qd	60mg	7.5 ～ 30mg

注：a：与 ACEI 或 ARB 合用时剂量；b：不与 ACEI 或 ARB 合用时剂量。

利尿药禁忌证：①从无液体潴留的症状及体征；②痛风是噻嗪类利尿药的禁忌证；③已知对某种利尿药过敏或者存在不良反应。

（2）ACEI 或 ARB

ACEI是治疗心力衰竭的基石，所有LVEF下降的心力衰竭患者必须且终身使用，除非有禁忌证或不能耐受。ARB 推荐用于不能耐受 ACEI 的患者。应用方法：尽早开始使用，从小剂量开始，逐渐递增，直至达到目标剂量，一般每隔 2 周剂量倍增 1 次。住院患者在严密监测下可更快上调，滴定剂量及过程需个体化，常用 ACEI 类药物剂量见表 2-2-9，常用 ARB 类药物及其剂量见表 2-2-10。调整到合适剂量应终身维持使用，避免突然撤药。注意监测血压，在开始治疗后 1 ～ 2 周查血钾和肾功能，并定期每月复查生化，尤其是低血压、低钠血症、糖尿病、氮质血症、补钾治疗的患者。临床医师应逐渐滴定至目标剂量，如果不能耐受，可应用患者能够耐受的最大剂量。临床上较常见的错误是剂量偏小，即给予起始剂量后，就不再递增。更重要的是，切勿因为不能达到 ACEI 的目标剂量而推迟 β 受体阻滞剂的使用。ACEI 和 β 受体阻滞剂应尽早合用，再根据临床情况的变化，分别调整各自的剂量。

该类药物禁忌证：①用药期间曾发生血管神经性水肿（导致喉头水肿）；②严重肾衰竭（未行替代治疗）；③双侧肾动脉狭窄；④妊娠妇女。以下情况者须慎用：①血肌酐＞ 265.2μmol/L（3mg/dl）；②血钾＞ 5.5mmol/L；③症状性低血压（收缩压＜ 90mmHg）；④左心室流出道梗阻（如主动脉瓣狭窄，肥厚型梗阻性心肌病）。

表 2-2-9　常用 ACEI 类药物剂量

药物	起始剂量	目标剂量
卡托普利	6.25mg，tid	50mg，tid
依那普利	2.5mg，bid	10mg，bid
福辛普利	5mg，qd	20 ～ 30mg，qd
赖诺普利	2.5 ～ 5mg，qd	20 ～ 30mg，qd
培垛普利	2mg，qd	4 ～ 8mg，qd
喹那普利	5mg，bid	20mg，bid
雷米普利	1.25 ～ 2.5mg，qd	10mg，qd
贝那普利	2.5mg，qd	10 ～ 20mg，qd

表 2-2-10　常用 ARB 及其剂量

药物	起始剂量	目标剂量
坎地沙坦	4mg，qd	32mg，qd
缬沙坦	20 ～ 40mg，qd	80 ～ 160mg，bid
氯沙坦	25mg，qd	100 ～ 150mg，qd
厄贝沙坦	75mg，qd	300mg，qd
替米沙坦	40mg，qd	80mg，qd
奥美沙坦	10mg，qd	20 ～ 40mg，qd

（3）β 受体阻滞剂

长期使用 β 受体阻滞剂（＞3 个月时）可改善心功能，延缓或逆转心肌重构。适应证：①结构性心脏病，伴 LVEF 值下降的无症状心力衰竭患者；②有症状或曾经有症状的 NYHA Ⅱ～Ⅲ级、LVEF 值下降、病情稳定的慢性心力衰竭患者应终身应用，除非有禁忌或不能耐受。③ NYHA Ⅳ a 级心力衰竭患者在严密监护和专科医师指导下也可应用。应用方法：推荐应用美托洛尔缓释片、比索洛尔、卡维地洛。LVEF 值下降的心力衰竭患者一经诊断，在症状较轻或得到改善后即尽早使用 β 受体阻滞剂。该类药物的禁忌证有：①支气管哮喘；②二度及以上房室传导阻滞（除非已安置起搏器）；③心率＜ 50 次 / 分。

1）起始和维持：起始剂量宜小，一般为目标剂量的 1/8。如患者能耐受前一剂量，每隔 2 ～ 4 周可剂量加倍，滴定的剂量及过程需个体化。药物上调期间，要密切观察生命体征、呼吸困难及淤血的症状及体征、每日监测体重。患者有液体潴留或最近曾有液体潴留的病史，必须同时使用利尿药，预防 β 受体阻滞剂治疗初期液体潴留恶化。一旦出现体重增加即应加大利尿药用量，直至恢复治疗前体重，再继续加量。在慢性心力衰竭失代偿时，可以继续使用 β 受体阻滞剂，应根据病情需要减少剂量，在休克以及严重低血压的患者中应停用，但在出院前应再次启动 β 受体阻滞剂治疗。即使 β 受体阻滞剂未能改善症状，仍应长期治疗。突然停用 β 受体阻滞剂会导致临床恶化，应该避免。β 阻滞剂可用于有气道反应性疾病或无症状心动过缓患者，但在有持续症状的患者中应谨慎使用。

2）目标剂量的确定：β 受体阻滞剂治疗心力衰竭应达到目标剂量或最大可耐受剂量，常用 β 受体阻滞剂的剂量见表 2-2-11。静息心率是评估心脏 β 受体有效阻滞的指标之一，通常心率降至 55 ～ 60 次 / 分的剂量为 β 受体阻滞剂应用的目标剂量或最大可耐受剂量。中国人中个体差异很大，因此 β 受体阻滞剂的治疗宜个体化。为增加用药的依从性，应告知患者：①症状改善常在治疗 2 ～ 3 个月后才出现，即使症状不改善，亦能防止疾病的进展；②不良反应常发生在治疗早期，但一般不妨碍长期用药。

表 2-2-11　常用 β 受体阻滞剂及其剂量

药物	初始剂量	目标剂量
比索洛尔	1.25mg，qd	10mg，qd
卡维地洛	3.125 ～ 6.25mg，bid	25 ～ 50mg，bid
琥珀酸美托洛尔	11.875 ～ 23.75mg，qd	142.5 ～ 190mg，qd
酒石酸美托洛尔	6.25mg，bid ～ tid	50mg，bid ～ tid

（4）醛固酮受体拮抗剂

LVEF ≤ 35%、NYHA Ⅱ～Ⅳ级，已使用了 ACEI（或 ARB）和 β 受体阻滞剂治疗，仍持续有症状的患者，或急性心肌梗死后、LVEF ≤ 40%、有心力衰竭症状或既往有糖尿病史者，推荐加用醛固酮受体拮抗剂。目前上市的醛固酮受体拮抗剂只有螺内酯和依普利酮两种药，而依普利酮我国目前暂缺。应用方法：从小剂量起始，逐渐加至目标剂量（见表 2-2-12）。该类药物的禁忌证有：①严重肾功能不全，肌酐＞ 221mmoL/L（2.5mg/dl）或 eGFR ＜ 30ml/（min・1.73m^2）；②血钾＞ 5.0mmol/L；③孕妇。醛固酮受体拮抗剂不良反应主要是高钾血症。螺内酯还可引起男性乳房发育，尤其老年患者易出现。

表 2-2-12　醛固酮受体拮抗剂剂量

药物	初始剂量	目标剂量
螺内酯	10 ～ 20mg，qd ～ qod	20mg，qd
依普利酮	12.5mg，qd	25 ～ 50mg，qd

（5）洋地黄

适用于已应用利尿药、ACEI（或 ARB）、β 受体阻滞剂和醛固酮受体拮抗剂，LVEF ≤ 45%，仍持续有症状的患者，伴有快速心室率的心房颤动患者尤为适合。应用方法：采用维持量疗法 0.125 ～ 0.25mg/d，老年或肾功能受损者剂量减半。应注意监测地高辛不良反应及地高辛血药浓度，建议地高辛血药浓度维持在 0.5 ～ 1.0ng/ml。使用地高辛时，必须个体化。已应用地高辛者不宜轻易停用。在一些已服用地高辛、尚未使用 ACEI/ARB、β 受体阻滞剂、醛固酮拮抗剂患者，待这些药物逐渐加量后，无心力衰竭症状，窦性心律、收缩功能改善后，可停用地高辛。与能抑制窦房结或房室结功能的药物（如胺碘酮、β受体阻滞剂）合用时须严密监测心率。奎尼丁、维拉帕米、胺碘酮、普罗帕酮、克拉霉素、伊曲康唑、环孢霉素、红霉素等与地高辛合用时，可使地高辛血药浓度增加，增加地高辛中毒的风险。此时，地高辛宜减量。

该类药物的禁忌证包括：①病态窦房结综合征和二度及以上房室传导阻滞患者（未安置永久性心脏起搏器）。②急性心肌梗死急性期（＜ 24h）的患者，特别是有进行性心肌缺血者应慎用或不用。③预激房室旁路伴心房颤动或心房扑动。④肥厚型梗阻性心肌病。

（6）伊伐布雷定

适用于窦性心律的 NYHA Ⅱ～Ⅳ级慢性稳定型心力衰竭患者，如 LVEF ≤ 35%，应合并以下情况之一：①已使用 ACEI 或 ARB、β受体阻滞剂、醛固酮受体拮抗剂，β受体阻滞剂已达到推荐剂量或最大耐受剂量，心率仍然≥ 70 次 / 分；②心率≥ 70 次 / 分，对β受体阻滞剂不能耐受或禁忌者。应用方法：对左心室射血分数下降的慢性稳定型心力衰竭患者，推荐起始剂量为 5mg，2 次 / 日，进餐时服用。对既往曾有心动过缓、老年患者可考虑起始剂量 2.5mg，2 次 / 日。在其后治疗期间，仍应根据心率调整剂量，使患者的静息心率保持在 50 ～ 60 次 / 分。长期服用伊伐布雷定的慢性心力衰竭患者发生急性心力衰竭时，应根据血压和心率情况暂时减少剂量或停用，若血压正常、心率＞ 60 次 / 分可继续应用，若收缩压在低于 85mmHg 或心率低于 50 次 / 分应停用。

（7）新药血管紧张素受体 – 脑啡肽酶抑制剂

血管紧张素受体 – 脑啡肽酶抑制剂 [angiotensin receptor – neprilysin inhibitor（ARNI），valsartan/sacubitril] 治疗能够给射血分数降低性心力衰竭（HF–REF）患者带来获益，能降低 HF–REF 患者的病死率。ARNI 包括 ARB 和内啡肽酶抑制剂。脑啡肽酶是一种中性内肽酶，降解几种内源性血管活性肽，包括利钠肽、缓激肽和肾上腺髓质素。ARNI 抑制脑啡肽酶可升高这些物质的水平，对抗神经内分泌过度激活导致的血管收缩、钠潴留和心脏重构。PARADIGM–HF 试验比较了首个被批准的 ARNI（缬沙坦 / 沙库巴曲，LCZ696）与依那普利治疗 HF–REF 患者的疗效。该试验纳入了 HF–REF 患者 8442 例，随机接受 LCZ696 及依那普利治疗，中位随访时间 27 个月，主要终点包括心血管死亡和因心力衰竭住院。LCZ696 组主要终点事件发生率为 21.8%，显著低于依那普利组（26.5%）。LCZ696 在降低 HF-REF 患者死亡率和因心力衰竭住院的风险方面优于依那普利，与依那普利比较，LCZ696 可进一步降低有症状的 HF-REF 患者心血管死亡或心力衰竭再住院高达 20%。在 PARADIGM-HF 试验中，入选标准为：① NYHA 心功能Ⅱ、Ⅲ、Ⅳ级；② LVEF ≤ 35%；③血浆利钠肽水平增高 [B 型利钠肽（BNP）≥ 150pg/ml 或 N 末端 B 型利钠肽原（NT-proBNP）≥ 600pg/ml；既往 12 个月内有因心力衰竭住院，BNP ≥ 100pg/ml 或 NT-proBNP ≥ 400pg/ml]；④估测肾小球滤过滤≥ 30ml/（min・$1.73m^2$）；⑤能够耐受 ACEI 治疗的患者。

ARNI 的不良反应主要是低血压、肾功能不全、血管性水肿。在临床应用中，ARNI 不能与 ACEI 合用，启动 ARNI 治疗前，需停用 ACEI 至少 36h，减少发生血管神经性水肿风险。由于在既往的一些脑啡肽酶抑制剂类药物的临床试验中血管性水肿的发生率高，专家们建议 ARNI 不用于有血管性水肿史的患者。LCZ696 在试验中初始剂量 100mg，2 次 / 日，增加至 200mg， 2 次 / 日，200mg 的 LCZ696 中的 ARB 成分相当于缬沙坦 160mg。但其在临床实践中的最适剂量和耐受情况尚不明确，需要在临床工作中，加以探索和验证。

3. 出院治疗方案及随访结果

出院时用药：倍他乐克缓释片 47.5mg，qd；贝那普利：5mg，qd；呋塞米 20mg，qd；螺内酯（安体舒通）20mg，qd；阿司匹林 0.1g，qd；阿托伐他汀 20mg，qn；曲美他嗪 20mg，tid；别嘌呤醇 0.1g，qd，胺碘酮 0.2g，qd。

建议患者转诊至上级医院行 CRT-D 植入。

患者规律门诊随访调整药物治疗，血钾正常，肌酐较前无升高，体格检查无水肿。三月后症状明显缓解，心功能Ⅱ级，NT-proBNP 较前下降，LVEF 为 35%，左心室舒张末内径较前缩小。倍他乐克缓释片加量 95mg，qd 口服，贝那普利加至 10mg，qd，其余药物不变。

4. 心力衰竭的非药物治疗

经标准和优化的药物治疗至少 3 ～ 6 个月仍持续有症状、LVEF 降低，根据临床状况评估预期生存超过 1 年，且状态良好，并符合相应条件的患者，可以考虑埋藏式心脏自动除颤器（implantable cardioverter defibrillator，ICD）和心脏再同步化治疗（cardiac resynchronization therapy，CRT）的治疗。

（1）埋藏式心脏复律除颤器（ICD）

ICD具有起搏、抗心动过速、低能量电转复和高能量电除颤作用，自20世纪80年代ICD问世后，它对心脏性猝死（SCD）的预防产生了深远的影响。恶性室性心律失常（室速、室颤）是发生心脏性猝死最常见的机制。中度心力衰竭患者逾半数以上死于严重室性心律失常所致的心脏性猝死。一系列大规模临床研究均证实，不论是一级预防还是二级预防，ICD疗效明显优于抗心律失常药物，ICD能有效降低高危患者的SCD发生率和总死亡率，成为预防SCD的首选策略。目前推荐ICD用于降低由于持续性室性心动过速及或心室颤动导致的心脏停搏存活者的病死率，即用作心力衰竭患者猝死的二级预防，也推荐用于高危心力衰竭患者猝死的一级预防。流行病学显示，心力衰竭患者猝死一级预防的人群远多于二级预防人群。

《中国心力衰竭治疗指南2014》中推荐的ICD适应证：

①二级预防：慢性心力衰竭伴低LVEF，曾有心脏停搏、心室颤动（室颤）或室性心动过速（室速）伴血流动力学不稳定（Ⅰ类，A级）。

②一级预防：LVEF ≤ 35%，长期优化药物治疗后（至少3个月以上）NYHA Ⅱ或Ⅲ级，预期生存期超过1年，且状态良好。①缺血性心力衰竭：AMI后至少40d，ICD可减少心脏性猝死和总死亡率（Ⅰ类，A级）；②非缺血性心力衰竭：ICD可减少心脏性猝死和总死亡率（Ⅰ类，B级）。

ICD植入后仍然需应用β受体阻断剂或胺碘酮等抗心律失常药物及其他治疗心脏原发病的药物，一方面可以减少室速、室颤的发作，另一方面可使室速的频率减慢或使室颤变为室速，从而减少放电次数，并充分发挥ICD的抗心动过速起搏作用。

（2）心脏再同步化治疗（CRT）

心脏再同步化治疗（CRT）能改善心脏功能和症状，降低病死率，是近年来心力衰竭治疗的重要进展之一。部分心力衰竭患者中，存在心房与心室、左心室与右心室、左心室内失同步。CRT又称为三腔起搏（RA，RV，LV）或双心室起搏（RV，LV）治疗，是在传统右心房、右心室双腔起搏基础上增加左心室起搏，左心室起搏电极导线经右心房的冠状静脉窦开口，进入冠状静脉侧后静脉或侧静脉分支，通过设定适当的左右心室起搏间期，纠正左右心室的收缩时差，避免室间隔矛盾运动，增加心排血量；通过刺激左心室较晚激动部位的心肌，使左心室心肌同步收缩，协调地向心运动，减少二尖瓣反流，以提高心脏排血效率，同时改善心室舒张；长期可逆转心肌重构。CRT 要求尽量 100% 起搏左右心室。对于心力衰竭伴心室失同步的患者，这种治疗可以改善患者的心脏收缩功能，提高运动耐量以及生活质量，同时逆转左心室重构，改善患者预后。最初有关临床试验证实，中到重度心力衰竭（NYHA Ⅲ～Ⅳ级）患者应用 CRT，或兼具 CRT 和植入 ICD 两者功能的心脏再同步化治疗除颤器（CRT-D）的临床研究，均证实可降低全因死亡率和因心力衰竭恶化住院的风险，改善心功能，提高运动耐量和生活质量。CARE-HF 研究证实心脏同步化治疗与标准的药物治疗相比，降低死亡的危险 36%。对轻到中度（主要为 NYHA Ⅱ级）心力衰竭患者所做的研究表明，CRT 或 CRT-D 可使轻度心力衰竭患者获益，可延缓心室重构和病情进展。因此 CRT 适应证扩大到 NYHA Ⅱ级患者。

2016 版 ESC 指南 -《急慢性心力衰竭的诊断与治疗》中，对 CRT 适应证进行了修改，包括：①推荐在进行优化药物治疗后（至少 3 个月），仍有症状且 LVEF ≤ 35%，窦性心律，QRS 波群宽度≥ 130ms 且呈左束支传导阻滞形态的心力衰竭患者中植入 CRT（Ⅰ类推荐）。②对于射血分数降低性心力衰竭患者，无论 NYHA 分级如何，若存在心室起搏适应证和高度房室传导阻滞，推荐 CRT 而不是右心室起搏（包括房颤患者）（Ⅰ类推荐）。③窦性心律、非 LBBB 图形 QRS 波时限≥ 150ms、LVEF ≤ 35%、有症状的患者可考虑植入 CRT（Ⅱ a，B）。④ LVEF ≤ 35%，QRS 波群宽度≥ 130ms，NYHA Ⅲ级或Ⅳa 级患者可考虑植入 CRT，如果是房颤患者，应采取相应的措施保证双心室起搏或者预期患者将恢复窦律（Ⅱ a，B）。⑤ QRS 波群宽度＜ 130ms 是植入 CRT 的禁忌证。

CRT 应严格掌握适应证，选择适当治疗人群，特别是有效药物治疗后仍有症状的患者。要选择理想的左心室电极导线置入部位，通常为左心室侧后壁。术后优化起搏参数，包括 AV 间期和 VV 间期的优化。尽量维持窦性心律及降低心率，尽可能实现 100% 双心室起搏。术后继续规范化药物治疗。

【随访情况】患者出院后半年，因腰痛去骨科看病，考虑椎间盘突出，服用布洛芬（芬必得）。其后出现呼吸困难加重和双下肢水肿来门诊就诊，建议停用芬必得，并增加呋塞米剂量，其后症状缓解。心力衰竭患者常合并多种疾病，应注意合并用药对心力衰竭病情的影响。

二、疾病知识拓展

（一）心力衰竭的流行病学

心力衰竭是各种心脏病的晚期或严重表现，其发病率高、死亡率高并造成沉重经济负担，成为21世纪最重要的心血管病症之一。发达国家资料显示，人群中心力衰竭患病率约为1.5%～2.0%，在70岁及以上人群中患病率≥10%。2003年中国流行病学调查显示我国成人心力衰竭患病率为0.9%。随着我国人口老龄化加剧，冠心病、高血压、糖尿病、肥胖等慢性病的发病呈上升趋势，医疗水平的提高使心脏病及心力衰竭患者生存期延长，我国心力衰竭患病率呈明显升高趋势，心力衰竭患者群体不断扩大，相关的医疗支出持续上升，给社会带来沉重的公共卫生经济负担。

近20年来，随着药物和器械治疗水平的提高，心力衰竭的发病率和生存率有所改善，然而患者短期与长期的病死率仍非常高，心力衰竭诊断后5年内死亡率约为50%，并有较高的再住院率。中华医学会心血管病学分会心力衰竭学组于2007年首次发表《中国慢性心力衰竭诊断治疗指南》，2014年再次更新了《中国心力衰竭诊断和治疗指南》，对我国医师进行心力衰竭规范化治疗有重要的指导作用。2016年5月21日在意大利佛罗伦萨召开的欧洲心力衰竭年会（ESC-HF2016）上，欧洲心脏病协会（ESC）发布了最新《急性和慢性心力衰竭诊治指南》。2016年5月，美国心脏病学院（ACC）、美国心脏协会（AHA）、美国心力衰竭协会（HFSA）联合发表了2016心力衰竭新型药物治疗指南更新，该指南更新在《2013年ACCF/AHA心力衰竭管理指南》的基础上，结合最新临床研究证据，重点对C期心力衰竭患者的新型药物治疗做出推荐。指南中强调在临床实践中应遵循指南导向的心力衰竭评估和管理（guideline directed evaluation and management，GDEM），对患者的治疗主要根据ACC/AHA心力衰竭指南中的Ⅰ类推荐。

（二）心力衰竭患者应避免使用或慎用的药物

（1）α肾上腺素能受体拮抗剂（如多沙唑嗪和哌唑嗪）：可能引起心力衰竭恶化。

（2）抗心律失常药物：心力衰竭患者多合并各种心律失常，大部分抗心律失常药物有负性肌力作用，会导致心力衰竭恶化。抗心律失常药物还有促心律失常作用，特别是Ⅰ类抗心律失常药物，应避免使用。β受体阻滞剂对心力衰竭治疗有益，应作为一线药物使用。对于合并室上性或室性心律失常的 HF-REF 患者，可用胺碘酮，但禁用决奈达隆，因其增加中重度心力衰竭患者的死亡率。

（3）CCB：大多数的 CCB（除氨氯地平和非洛地平外）有负性肌力作用，会引起心力衰竭失代偿和死亡率增加，应避免使用。心力衰竭患者合并严重高血压或心绞痛时，可使用氨氯地平和非洛地平，但需注意引起腿部水肿的可能。

（4）西洛他唑：为有扩张动脉血管作用的磷酸二酯酶抑制剂，用于间歇性跛行的治疗。因其他磷酸二酯酶抑制剂的研究显示充血性心力衰竭患者应用此类药物会增加死亡率，建议心力衰竭患者避免使用此药物。

（5）糖皮质激素：可引起水钠潴留，使用前应权衡用药的收益和水钠潴留所导致不利作用。

（6）中药治疗：一些中成药会与 β 受体阻滞剂、地高辛、扩血管药物、抗血栓药、抗心律失常药物产生明显的相互作用。

（7）非甾体类消炎药：非甾体类消炎药通过收缩血管引起心力衰竭症状的恶化，可引起肾功能损害，增加 ACEI、ARB 或醛固酮受体拮抗剂引起肾功能下降的风险。

（8）口服降糖药：噻唑烷二酮类（罗格列酮和吡格列酮）不能用于充血性心力衰竭患者。

三、基层医师工作要点

（1）对疑似心力衰竭的患者，首先应通过全面的病史采集和体格检查，完善心电图、胸部 X 线片检查，评估患者有无心力衰竭可能性。

（2）BNP/NT-proBNP 和超声心动图是心力衰竭诊断最重要的检查。BNP < 35pg/ml，NT-proBNP < 125pg/ml 时可排除慢性心力衰竭诊断。

（3）心力衰竭诊断的同时应关注：是否血流动力学稳定、容量负荷状态、是否存在加重心力衰竭的诱发因素、合并临床情况、左心室射血分数。判断心力衰竭是新发的还是慢性心力衰竭的急性发作，对首次就诊的心力衰竭患者，应积极寻找病因学诊断。

（4）心力衰竭诊断明确后应尽早开始给予适当的治疗。

（5）ACEI/ARB 和 β 受体阻滞剂是慢性射血分数降低的心力衰竭药物治疗的基石，临床医师应逐渐滴定至目标剂量，如果不能耐受，可应用患者能够耐受的最大剂量。临床上较常见的错误是剂量偏小，即给予起始剂量后，就不再递增。更重要的是，切勿因为不能达到 ACEI 的目标剂量而推迟 β 受体阻滞剂的使用。ACEI 和 β 受体阻滞剂应尽早合用，再根据临床情况的变化，分别调整各自的剂量。

（6）有非药物治疗（CRT 和 ICD）适应证的患者，建议转至有条件的医院行器械植入治疗，以改善患者的预后。

（7）对终末期心力衰竭或难治性心力衰竭，在调整治疗前需要重新认真、全面地评估以下几个问题：①心力衰竭的诊断是否正确。②评价心力衰竭的类型，是泵衰竭为主或是以容量负荷过重为主；是左侧或右侧心力衰竭，还是全心衰竭；是 HF-PEF 还是 HF-REF。③积极寻找心力衰竭的可能病因，如：缺血性或非缺血性心力衰竭、心肌炎或其他。④认真分析可能的诱因，如：缺血、感染、饮食不当或劳累。⑤评价患者的生活方式和自我管理状况，如：如何限制钠水、监测体重等。⑥患者对药物治疗的依从性，以及详细评价患者既往心力衰竭药物治疗是否合理等。可转诊至有条件行左心室辅助装置和心脏移植的医院进行评估。此期的心力衰竭患者死亡率高，治疗目的是改善症状，提高生活质量，进行临终关怀。

（8）转诊：对于难以在基层医院明确诊断的病例，建议转至上级医院进一步检查和治疗。有心力衰竭器械治疗（CRT 和 ICD）适应证的患者，建议转至有条件的医院治疗。对难治性心力衰竭、重症心力衰竭、病情进行性加重的患者，建议转诊至上级医院进行评估和治疗。

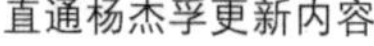

直通杨杰孚更新内容

直通王华更新内容

（杨杰孚　王　华　李莹莹）

第三章　高血压

第一节　原发性高血压

一、案例分析

【主诉】患者男性，53 岁，因“发现血压升高 2 年，头痛 1 周”就诊。

【提示】患者为中年男性，以血压升高为主，近 1 周有头痛表现，按常规临床思路应首先考虑原发性高血压，需与各种继发性高血压等进行鉴别诊断。

（1）慢性肾脏疾病：慢性肾小球肾炎、慢性肾盂肾炎、多囊肾和糖尿病肾病等均可引起高血压。这些疾病早期均有明显肾脏病变，在病程中后期出现高血压，至终末期肾病阶段高血压几乎和肾功能不全相伴发。因此，根据病史、尿常规和尿沉渣细胞计数可与原发性高血压的肾脏损害相鉴别。

（2）肾血管疾病：肾动脉狭窄使肾血流量减少，激活肾素 – 血管紧张素 – 醛固酮系统，导致交感神经系统激活、水钠潴留以及血液中前列环素和一氧化氮水平降低，从而发生高血压。可通过体格检查听诊腹部血管杂音，或行腹部血管超声检查，必要时可行 CT 或导管肾动脉造影确诊。

（3）原发性醛固酮增多症：为肾上腺皮质增生或腺瘤所致的醛固酮分泌过多，多表现为轻度至中度高血压，多尿尤其夜尿增多、口渴、尿比重下降、碱性尿和蛋白尿等。典型者伴有低钾血症。实验室检查可见血和尿醛固酮升高，肾素降低，行肾上腺 CT 检查可进行影像诊断，必要时可进行盐水负荷试验等检查确诊。

（4）嗜铬细胞瘤：嗜铬细胞瘤多发生于肾上腺髓质，右侧多于左侧。交感神经节和体内其他部位的嗜铬组织也可发生此病。肿瘤释放大量儿茶酚胺，引起血压升高和代谢紊乱。高血压可为阵发性，亦可呈持续性。血和尿儿茶酚胺及其代谢产物测定、酚妥拉明试验、胰高糖素激发试验、可乐定抑制试验等药物试验有助于鉴别诊断。

（5）睡眠呼吸暂停综合征：主要表现为睡眠期间反复发生以咽部肌肉塌陷为特点的呼吸暂停，可引起低氧、高碳酸血症，甚至心、肺、脑多脏器损害。睡眠呼吸暂停综合征既可增加心血管疾病的发病和死亡，也是引起高血压的独立危险因素。本症诊断主要依靠临床表现和多导睡眠监测。

（6）库欣综合征：由肾上腺皮质分泌过量糖皮质激素（主要为皮质醇）所致。高血压为常见并发症。患者多具有特殊体征，包括向心性肥胖、满月脸、多血质外貌、宽大皮肤紫纹、粉刺和骨质疏松等典型表现，可通过地塞米松抑制试验进行病因诊断鉴别。

（7）药源性高血压：药物所导致的高血压也是血压升高的常见原因。包括非甾体类抗炎药，如阿司匹林、吲哚美辛、布洛芬等；女用口服避孕药多由孕激素和雌激素配伍组成，如炔诺酮、炔诺孕酮及其复方制剂等；肾上腺皮质激素及拟肾上腺素药物；三环类抗抑郁药如丙咪嗪、多塞平、阿米替林等；其他还有可卡因、苯丙胺、甘草、选择性食物补充剂和某些中药（如麻黄、苦柑）等。

（一）病史采集

【病史询问思路】主要是围绕血压升高的具体临床表现、伴随症状，有无原发性高血压导致靶器官损害的临床表现等进行询问。既往史应重点询问有无导致原发性高血压的危险因素、糖尿病、服药史及有无其他心血管危险因素。有无高血压等疾病家族史。

【问诊主要内容】

1. 何时发现血压升高？发作性还是持续性？有无诱因？

通过询问患病时间，了解高血压病程、血压波动及进展情况。通过了解血压升高的特点，可与发作性血压升高（如嗜铬细胞瘤）相鉴别。原发性高血压一般无明显可以祛除的病因，主要是排除相关继发性高血压。对于曾经诊断的高血压，询问患高血压的时间、血压水平、是否接受过降压药物治疗及疗效等。

2. 有无其他伴随症状？

原发性高血压可伴或不伴有头痛，通过了解伴随症状，排除相关继发性高血压，包括：①乏力、低血钾等，可能是原发性醛固酮增多症的表现；②发作性血压升高伴头痛、出汗、皮肤苍白、心悸等，提示嗜铬细胞瘤；③肾脏疾病史及小便次数增多、血尿等，提示肾实质性高血压；④多汗、易饥饿等，提示甲状腺功能亢进症或嗜铬细胞瘤；⑤打鼾、嗜睡等，提示睡眠呼吸暂停综合征；⑥目前用药史，了解是否有服用导致血压升高的药物。

需注意询问有无提示靶器官损伤的症状，如脑及眼的损害（视力下降、视网膜出血、一过性脑缺血发作、脑出血等）；心脏损害（胸闷、心悸、下肢水肿）；肾脏病变（夜尿增多、泡沫尿、眼睑水肿）；外周动脉病变（肢端发冷、跛行）。

3. 自发病以来是否做过心电图、肝功能及肾功能等检查？有无治疗及服用药物？效果如何？

心电图可初步判断患者有无左心室肥厚，评估靶器官损害。肝肾功能检查除了可以了解患者肝肾功能状况外，还可为接下来药物选择做准备。同时需要注意患者的用药史，了解患者有无药物所致高血压的可能，考虑患者有无相关用药禁忌，比如，服用血管紧张素转换酶抑制剂类药物引起的咳嗽，服用钙拮抗药导致的水肿或者牙龈增生、头痛等。

4. 既往有无基础心肾疾病？有无糖尿病、血脂紊乱病史？

侧重了解有无其他导致血压增高的疾病，如既往的糖尿病、慢性肾脏疾病等；有无合并其他的心血管疾病危险因素，如血脂紊乱等。有无过度焦虑、慢性疼痛等可能导致血压升高的精神心理疾病。

5. 高血压家族史？职业特征及生活习惯？

了解患者有无高血压家族史。有无吸烟酗酒等不良生活习惯，询问饮酒量、吸烟量。询问体力活动、体重改变情况以及饮食习惯（是否摄入过多钠盐）等。

【现病史】患者2年前体检发现血压升高，当时测血压160/95mmHg，当地医院予以口服缬沙坦（代文）80mg，1次/日，血压控制在140～150/90～100mmHg。一个半月前，患者改服氨氯地平5mg，1次/日，血压仍在130～140/80～100mmHg，未达标，遂至我院就诊。近一周感间歇性头痛，无头晕、乏力、心慌、出汗等症状，无双下肢水肿，无血尿、泡沫尿。自发病以来，精神、食欲可，睡眠正常，夜间无打鼾，夜尿0～1次，体重无明显变化。

【既往史】既往体检提示血脂偏高（具体不详），未服药治疗；否认糖尿病、冠心病等慢性病史；否认结核、肝炎等病史；否认外伤、手术、输血史；无药物过敏史。吸烟史 15 年，每日 5 支左右；否认饮酒史。父亲患有高血压。

【分析】通过问诊可明确，患者目前主要临床表现为血压升高，且控制不佳，无其他特殊的临床表现。有高血压家族史，长期吸烟史，血脂偏高，均为原发性高血压的相关危险因素。体格检查首先应测量血压，初诊原发性高血压的患者应测量双上肢血压，对于怀疑主动脉缩窄等情况者，还应测量四肢血压；测量腰围、臀围，评估有无中心性肥胖；测量臂围，以便使用大小合适的袖带测量血压；观察患者体态，有无水牛背、满月脸等皮质醇增多症表现；甲状腺区听诊有无血管杂音，肺部听诊有无干、湿性啰音，心脏听诊有无心律失常，腹部听诊有无腹主动脉、肾动脉杂音，触诊足背动脉搏动情况，以提示鉴别甲状腺或肾血管病变引起的高血压。

（二）体格检查

【体格检查结果】体温 36.4 ℃，呼吸 20 次 / 分，血压 145/102mmHg，身高 170cm，体重 65kg，BMI：22.49kg/m^2，腰围 87cm，臀围 92cm，上臂围 31cm。神志清，精神可。无皮肤紫纹，无满月脸、水牛背等表现。颈软，无抵抗，未见甲状腺肿大，颈动脉听诊未闻及血管杂音。双肺呼吸音清，未闻及干、湿性啰音。心率 78 次 / 分，律齐，各瓣膜听诊区未闻及病理性杂音。腹软，无压痛及反跳痛，肝脾肋下未及。双下肢无水肿，双侧足背动脉搏动对称，四肢肌力、肌张力正常，生理反射存在，病理反射未引出。

【临床评估】主要是评估现存的各种心血管危险因素：

（1）原发性高血压（1 ～ 3 级）。

（2）年龄＞ 55 岁（男性）；＞ 65 岁（女性）。

（3）吸烟。

（4）早发心血管病家族史（一级亲属发病年龄＜ 55 岁，女性＜ 65 岁）。

（5）腹型肥胖 [腰围男性≥ 90cm，女性≥ 85cm 或肥胖（BMI ≥ 28kg/m^2）]。

（三）辅助检查

【辅助检查内容及意义】

1. 24h 动态血压监测

由于诊室血压只能评估患者就诊当时的血压，受时间、患者精神状态、服药时间等多种因素影响，对患者的血压水平评估是不充分的。因此，通常还需要进行动态血压监测更准确评估患者血压。

24h 动态血压监测是由仪器自动定时测量血压，每隔 15 ～ 30min，自动测量 1 次，连续 24h 甚至更长时间。目前动态血压的正常参考范围为：24h 平均血压＜ 130/80mmHg，白天血压平均值＜ 135/85mmHg，夜间血压平均值＜ 120/70mmHg。通过动态血压监测可以发现并诊断白大衣高血压、隐匿性高血压，检查顽固性高血压的原因，评估血压升高的程度、昼夜节律、短时变异以及服药治疗的效果等。对于县级医院来说，应该推广动态血压检查，更准确的评估患者血压水平并提供更有针对性的治疗策略。

2. 实验室检查

（1）血细胞分析，尿液分析。

（2）肝肾功能、电解质（钠、钾、氯）。

（3）甲状腺功能。

（4）高度怀疑继发性高血压的患者还应进行血尿醛固酮、肾素，皮质醇及血尿儿茶酚胺等检查。

（5）糖耐量受损或空腹血糖受损。血脂异常：总胆固醇≥ 5.7mmol/L（220mg/dl）、低密度脂蛋白胆固醇（LDL）＞ 3.3mmol/L（130mg/dl）或高密度脂蛋白胆固醇（HDL）＜ 1.0mmol/L（40mg/dl）。

原发性高血压患者应重点评估上述危险因素，但并不仅限于上述因素，比如血尿酸水平、三酰甘油水平等对原发性高血压患者综合危险因素的评估同样有意义。

3. 靶器官损害的评估

（1）心电图评估左心室肥厚。Sokolow-Lyon 指数（SV_1+RV_5 或 RV_6）＞ 38mm（男性＞ 4.0mV，女性＞ 3.5mV）或 Cornell（$RaVL+SV_3$）＞ 2440mm · ms（男性＞ 2.8mV，女性＞ 2.0mV）。有条件的医院可进一步行超声心动图检查，更准确的评估患者心脏情况，超声心动图诊断左心室肥厚的标准是：左心室质量指数男性≥ $125g/m^2$，女性≥ $120g/m^2$。

（2）颈动脉超声内中膜厚度（IMT）≥ 0.9mm 或动脉粥样硬化斑块。

（3）颈 - 股动脉脉搏波传导速度≥ 12m/s。可在有条件的医院进行。

（4）踝臂指数（ABI）＜ 0.9。可在有条件的医院进行。

（5）eGFR < 60ml/（min·1.73m²）或血肌酐轻度升高 115 ~ 133μmol/L（1.3 ~ 1.5mg/dl，男性），107 ~ 124μmol/L（1.2 ~ 1.4mg/dl，女性）。

（6）尿白蛋白 30 ~ 300mg/24h 或白蛋白 / 肌酐≥ 30mg/g。

【辅助检查结果】

（1）血常规：2015 年 12 月 30 日：白细胞：7.20×10^9/L，中性粒细胞：70.9%，淋巴细胞：16.4%，红细胞：4.96×10^{12}/L，血红蛋白：154g/L，血小板：195×10^9/L。

（2）尿常规：pH：6.0，尿蛋白阴性，红细胞计数：0，白细胞计数：2。

（3）BNP：27.5pg/ml。

（4）肾功能：肌酐：79μmol/L，尿酸：370μmol/L。

（5）电解质：Na^+：146mmol/L，K^+：3.88mmol/L，cl^-：106mmol/L。

（6）血脂：三酰甘油：2.20mmol/L，血清总胆固醇：4.79mmol/L，血清高密度脂蛋白胆固醇：1.11mmol/L，血清低密度脂蛋白胆固醇：3.22mmol/L。

（7）糖耐量试验：空腹血糖：5.2mmol/L，餐后 2h 血糖：5.6mmol/L。

（8）糖化血红蛋白：4.8%。

（9）尿白蛋白 / 肌酐比为 13.2mg/g。

（10）甲状腺功能：T3：1.64，T4：71.17，FT3：4.98，FT4：12.85，sTSH：2.84。

（11）醛固酮 + 肾素：尿醛固酮 7.03μg/24h 尿；24 小时尿量 2000ml；血醛固酮立位 79.1pg/ml，血浆肾素 0.67ng/（ml·h）；醛固酮 / 肾素< 240。

（12）血皮质醇：8AM：11.35μg/dl。

（13）GFR：左侧 47.15ml/min；右侧 47.12ml/min。

（14）肾脏 B 超：双肾轮廓清晰，形态正常。

（15）颈动脉超声：左侧颈动脉分叉处斑块形成，狭窄率< 50%。

（16）心脏超声：左心房内径 36mm，主动脉根部内径 32mm；左心室舒张末期内径 49mm；左心室收缩末期内径 32mm；室间隔 9mm；左心室后壁 9mm；射血分数 62%。

（17）动态血压：24h 平均 134/83mmHg，心率 85 次 / 分；白天平均 139/88mmHg，心率 87 次 / 分；夜间血压平均 125/74mmHg，心率 81 次 / 分；昼夜节律存在。

（18）ABI：左侧 1.16，右侧 1.16；臂踝 PWV：左侧 1553cm/s；右侧 1489cm/s。

【分析】根据对患者的问诊，体格检查以及各项辅助检查结果，全面评估患者病情。支持原发性高血压诊断。

（四）诊断

【本例诊断】原发性高血压 2 级、颈动脉粥样硬化、高甘油三酯血症。

【分析】患者以血压长期升高伴短期头痛就诊，临床需要分析血压升高的原因。由于原发性高血压的诊断为一种排除性诊断，需要排除各种继发性高血压。但是，不可能也没有必要实施每一种继发性高血压的每项鉴别诊断措施。因此，应该有一定的思路和程序，也就是对具有不同临床特点的高血压患者，想到不同的引起高血压的病因，再采用某些特殊的检查方法加以排除或证实，从而使高血压的病因得以明确，同时减少患者不必要的痛苦和经济负担。在明确诊断的同时，还需明确患者存在的心血管危险因素，评估靶器官损害情况，了解患者有无并存的其他疾病，从而做出更合适的治疗决策。

（五）治疗

1. 生活方式改善

治疗性生活方式改变是高血压治疗的基础。主要包括：①减轻体重。尽可能将体质指数控制在 $24kg/m^2$ 以内。②减少钠盐摄入。每人每天食盐量以不超过 6g 为宜。③减少脂肪摄入。少吃或不吃肥肉及动物内脏。④戒烟，限酒。⑤增加体育运动。有利于减轻体重、改善胰岛素抵抗，提高心血管调节能力。⑥减轻精神压力，保持心态平衡。

2. 药物治疗

降压药物治疗的时机：①高危、很高危或 3 级高血压患者，应立即开始降压药物的治疗；②确诊的 2 级高血压患者，应考虑开始药物治疗；③ 1 级高血压患者，可在生活方式干预数周后，血压仍≥ 140/90mmHg 时再开始降压药物治疗。

显然，该患者应该进行药物治疗，接下来就需要明确药物治疗的原则，选择何种降压药物，了解各种药物的特点以及治疗过程中的注意事项等。

（1）降压药物治疗应遵循以下 3 项原则

①选择长效制剂：尽可能使用每天服用 1 次能够持续 24 小时降压作用的长效药物。从而有效控制夜间及清晨血压，更有效预防心脑血管并发症。如使用中短效制

剂，则需每天服药 2 ～ 3 次，以达到平稳降压的目的。

②联合用药：在单药治疗效果不满意时，可以采用 2 种或 2 种以上的降压药物联合治疗。临床上，对于 2 级以上的原发性高血压患者，可起始即进行联合治疗。

③如果不能降压达标，应考虑增加治疗剂量至足剂量或使用 3 种以上的降压药。

（2）常用的降压药物分类及其特点

目前常用的降压药物有五大类，即噻嗪类利尿药、β 受体阻滞剂、钙拮抗药、血管紧张素转换酶抑制剂和血管紧张素 Ⅱ 受体阻滞剂。具体如下：

①噻嗪类利尿药：主要通过排钠，减少细胞外容量，降低外周血管阻力来降低血压。主要副作用是对电解质、血糖、血脂、尿酸、肌酐等代谢的影响，可导致低钾血症，有时也会导致低钠血症；升高血糖；升高三酰甘油与胆固醇；升高尿酸、肌酐等。主要禁忌证是痛风，在高尿酸血症、肌酐升高、低血钾时慎用。在使用噻嗪类利尿药之前，应检测电解质、血糖、血脂、尿酸、肌酐；在使用之后复查这些血液检测指标。

②β 受体阻滞剂：有选择性（β1）、非选择性（β1 和 β2）和兼有 α 受体阻滞三类。通过抑制中枢和周围肾素血管紧张素系统，抑制心肌收缩力和减慢心率发挥降压作用。适用于不同程度的高血压患者，尤其是心率较快的中青年或者合并心绞痛和慢性收缩性心力衰竭者，对老年高血压疗效较差。主要不良反应是心动过缓，较高剂量治疗时突然停药可导致撤药综合征。此外，还会增加胰岛素抵抗，掩盖和延长低血糖反应，对于合并糖尿病患者使用时应加以注意。由于 β 受体阻滞剂对心肌收缩力、窦房结及房室结功能均有抑制作用，并可增加气道阻力。因此，急性左侧心力衰竭、病态窦房结综合征、房室传导阻滞以及哮喘患者禁用，有哮喘病史或慢性阻塞性肺疾病患者也应尽可能不用。

③钙拮抗药：是目前我国最常用的降压药物。有两个突出特点，一是没有绝对禁忌证；二是降压疗效好。在使用前后不需要进行专门检查，特别适合作为基层医疗机构的常用降压药物。尽管安全性优势明显，但二氢吡啶类钙拮抗药仍会发生多种不良反应，比如开始使用时会出现头痛、面部潮红，长期使用还可能出现脚踝部水肿、牙龈增生等，这些不良反应有明显的剂量依赖性。不良反应通常不会有严重的后果，减量或停药后可缓解或消失。

④血管紧张素转换酶抑制剂：主要是通过抑制循环和组织中血管紧张素转化

酶，使血管紧张素Ⅱ生成减少。自从30多年前第一个血管紧张素转换酶抑制剂卡托普利在我国临床应用后，此类药物已成为降压治疗不可或缺的一类降压药。除了具有降压作用外，还具有改善胰岛素抵抗和减少尿蛋白排泄量的作用，因此是高心血管风险高血压患者优先选择的降压药物。特别适用于伴有心力衰竭、心肌梗死、心房颤动、蛋白尿、糖耐量减退或糖尿病肾病的高血压患者。目前在临床上使用严重不足，主要原因是其不良反应，包括最常见的刺激性干咳，发生率约10%～20%，很少见但很严重的血管神经性水肿，以及可通过生化检测有效避免但经常被忽视的高钾血症、肾功能损害等。在使用前、后应检测血电解质与肌酐、尿酸等肾功能指标。高钾血症患者禁用。明确诊断的肾功能不全、双侧肾动脉狭窄患者不用或慎用。刺激性干咳与血管神经性水肿尚无有效预测方法，但应提醒患者注意。

⑤血管紧张素Ⅱ受体阻滞剂：此类药物主要作用于血管紧张素Ⅱ AT1受体，阻断血管紧张素Ⅱ与AT1受体的结合，从而抑制血管收缩、水钠潴留与重构作用。尽管其与血管紧张素转换酶抑制剂的作用靶点不同、疗效也不一样、咳嗽与血管神经性水肿的发生率较低，但适应证与禁忌证仍非常相似。可以根据患者的心血管风险水平与降压疗效选择血管紧张素转换酶抑制剂或血管紧张素Ⅱ受体拮抗剂。如果是有心力衰竭等严重心血管疾病的高心血管风险患者，可以优先选择前者。

【分析】如果能够及时诊断高血压，并能够用好五大类降压药物，绝大部分高血压患者的血压均可控制在目标水平。降压治疗的最终目标是降低心血管疾病风险，减少各种心脑血管事件发生。因此，必须在有效控制血压的同时，尽可能确保降压治疗的安全，避免或减少不良反应发生，提高降压治疗的长期依从性，充分发挥降压治疗预防心脑血管并发症的作用。

（3）降压目标

根据临床具体情况调整降压治疗目标，一般高血压患者降至＜140/90mmHg。≥65岁患者血压降至＜150/90mmHg，如患者能耐受，还可以进一步降低。老年人、病程较长或耐受性差的患者应缓慢降压。糖尿病、慢性肾病患者的血压一般降至130/80mmHg以下。

3. 介入与手术

在临床上仍有许多患者，在改善生活方式的基础上，应用了合理联合的最佳及可耐受剂量的 3 种或 3 种以上降压药物（包括利尿药）后，在一定时间内（至少＞1 个月）药物调整的基础上血压仍未达标，或服用 4 种或 4 种以上降压药物血压才能有效控制，称为难治性高血压。难治性高血压的主要病理生理机制包括肾素－血管紧张素－醛固酮系统的活性增强、水钠潴留和交感神经系统过度激活等，并可能是难治性高血压的重要发病机制之一。

肾脏在难治性高血压的发病过程中具有重要作用，其中肾脏局部交感神经过度激活也是难治性高血压重要的病理生理机制。因此阻断肾交感神经有可能成为治疗难治性高血压的一种有效方法。先后发表的 Simplicity HTN-1 和 Simplicity HTN-2 研究显示经皮导管射频消融去肾交感神经术（RDN）能安全有效地治疗难治性高血压。但随后发布的 Simplicity HTN-3 研究中，RDN 与假手术相比，没有进一步降低难治性高血压患者的血压。因此，RDN 在高血压领域的治疗作用仍然存在较大的争议。

【本例患者用药及建议】

（1）优化生活方式，低盐、低脂饮食；放松心情，适量运动，控制体重。

（2）控制血压，目标血压 140/90mmHg。

（3）按时服药，氨氯地平 5mg，1 次 / 日，1 次 1 片，早上服药。

（4）随访：高血压门诊随访，定期监测血压，鼓励其进行 7 天家庭血压监测。定期评估心血管危险因素，服药 3 个月后复查血脂、肌酸激酶、肝肾功能及颈动脉超声等。

【对本病例的思考】本病例为中年男性患者，临床表现主要为血压中度升高，伴有短期的阵发性头痛。无其他继发性高血压的临床表现。体格检查主要表现为体质指数超标，未见其他异常。辅助检查可见患者血脂偏高，且左侧颈动脉分叉处见斑块，这些均为高血压患者的心血管危险因素。对于初诊高血压患者，需要进行详细的问诊及体格检查，全面评估心血管危险因素及靶器官损害情况。建议有条件的县级医院积极开展 24h 动态血压监测，不仅可以更加明确了解患者血压水平，还能发现隐匿性高血压，诊断白大衣高血压。从而更加准确地诊断高血压。对于原发性高血压的治疗，尽管目前指南推荐五大类药物，但并非可以随机从这五类降压药物中选择使用，仍需根据患者的临床情况，包括合并症、并发症、靶器官损害等，选择最为合适的降压药物。另外，在适应证明确的情况下，五大类降压药物之外的其他种类降压药物仍可选择使用，有时甚至必需使用，才能有效控制血压。比如，良性前列腺增生患者需要使用α受体阻滞剂，怀孕或准备怀孕的女性需要使用α/β受体阻滞剂，肾小球滤过率＜30ml/min的肾功能不全患者需要使用髓袢利尿药等。而对于本例患者，考虑到其血压水平不是很高，可使用氨氯地平单药治疗，并鼓励患者进行家庭血压监测。服药3～6个月后，可通过门诊随访或者动态血压监测了解血压控制情况，定期进行心血管危险因素及靶器官损害的评估。

二、疾病知识拓展

（一）高血压急症和高血压亚急症

高血压急症（emergencies）是指原发性或继发性高血压患者，血压突然显著升高（一般超过180/120mmHg），同时伴有进行性心、脑、肾等重要靶器官功能的损害。主要包括高血压脑病、脑实质出血、急性心肌梗死、伴有肺水肿的急性左侧心力衰竭、不稳定型心绞痛、主动脉夹层、子痫等。而高血压亚急症（hypertensive urgencies）指血压显著升高，但不伴靶器官损害，可伴有血压明显升高所导致的症状，如头痛、胸闷、鼻衄、烦躁等。二者之间的主要区别在于有无新近发生的严重的急性进行性靶器官损害，而非血压升高的程度。

高血压急症需要住院观察治疗。应在积极治疗原发病的基础上，去除诱发血压急性升高的原因，进行紧急降压处理。在密切监测血压的情况下，以静脉应用降压药物的方式，及时将血压控制到安全水平。降低血压的速度应坚持个体化原则，根据患者的具体临床情况来定。通常，可在数分钟到1小时使血压明显下降，但降低幅度不应超过治疗前水平的25%；然后，在随后的数小时内将血压降至较安全水平（160/100mmHg左右）；并根据病情在此后的1～2天内逐步将血压降低到正常。急性左侧心力衰竭、主动脉夹层患者可适当加快降低血压的速度，并将血压降到较低水平。不仅降压治疗的速度很重要，所选择的静脉注射药物也很重要。目前临床常用的静脉应用药物大致可分为两大类：扩血管药物与肾上腺素能受体阻滞剂。前者主要包括硝普钠、硝酸甘油、尼卡地平、地尔硫䓬、依那普利及肼苯哒嗪，这些药物各有其特点，应根据患者病情、使用经验等选择最合适的治疗药物；后者主要有拉贝洛尔、乌拉地尔及酚妥拉明。在没有这些静脉注射药物的情况下，舌下含服降压药物如卡托普利等，也可以在较短时间内降低血压，但不建议舌下含服硝苯地平。

高血压亚急症患者通常不需要在数分钟或数小时内显著降低血压，因此通常不需要使用静脉注射药物，也不一定需要住院观察治疗。可以使用起效较快的短效口服降压药物，在 1 ～ 2 天内将血压缓慢降至 160/100mmHg，然后，改为长效口服降压药物，逐步将血压降至并维持在正常水平。

不管是高血压急症还是亚急症，均有很高的心血管风险，因此，应加强预防。大量研究显示，及时诊断高血压并启动降压治疗，可以有效预防各种高血压急症与亚急症的发生和死亡。近年来，我国城市地区的高血压管理水平显著提高，各种高血压急症与亚急症的发生率与死亡率均显著下降；但在广大的基层农村地区，由于高血压的知晓率、治疗率与控制率都还比较低，各种类型的高血压急症均呈显著上升趋势，其显著表现是主动脉夹层因就诊时间窗较长，因此大量患者能够进入城市的大医院寻求救治。亟须尽快提高广大基层农村地区的高血压管理水平，以有效遏制还在迅速上升的各种高血压危象的发生。

基层医师工作中如遇到高血压急症的患者，应按照上述原则进行治疗。经过强化的健康教育，使患者认识到规律服用降压药物及综合控制心血管危险因素的重要性，并定期复诊，做好家庭血压监测，定期复查其他心血管危险因素。一旦发现能及时诊断，并进行正确的治疗。

（二）儿童和青少年高血压

随着全世界范围内儿童和青少年肥胖发病率显著增加，这部分人群血压升高的风险也日益增加。作为县级医院的临床医师，每年负责大量学生的体检工作，发现并及时诊断儿童和青少年高血压显得尤为重要。

在 2010 版《中国高血压防治指南》中，第一次将儿童与青少年高血压列为一个单独的章节，是高血压防治工作的新思路和新举措。儿童和青少年高血压诊断标准为平均收缩压或舒张压（≥ 3 次）＞ 95 百分位（根据性别、年龄和身高而制定）。高血压前期诊断标准为平均收缩压或舒张压＞ 90 百分位，而＜ 95 百分位，或者血压≥ 120/80mmHg，即使≤ 90 百分位。1 级高血压定义为血压位于 95 百分位和 99 百分位之间加 5mmHg，2 级高血压定义为＞ 99 百分位加 5mmHg。

许多儿童和青少年时期诊断的高血压可以找到明显的导致血压升高的继发原因，因而可以通过祛除病因治愈或显著缓解高血压。除了各种遗传缺陷，还有慢性肾小球肾炎等疾病所导致的肾实质性高血压，大动脉炎导致的肾血管性高血压等。当然，即便是在这个年龄组发生的高血压，目前大多数仍难以找到明确的导致血压升高的继发原因，因此，通常诊断为原发性高血压。尽管如此，儿童和青少年高血压患者，还是常常可以检测出多种体内异常，或发现一些不健康的生活方式，比如，长期大量饮用含糖饮料会导致代谢紊乱，导致尿酸升高，可能是导致儿童和青少年高血压的原因之一。

对于儿童或青少年高血压患者，多主张非药物治疗，推荐通过改善生活方式进行治疗。改善生活方式包括适当增加体育运动、平衡饮食（多摄入蔬菜、水果、低盐低脂饮食）、减轻体重（对于超重或肥胖儿童）并且加强对这些健康生活方式的依从性。如发现明确的继发性原因，则根据病因进行有针对性的药物或手术治疗。

（三）老年高血压

随着全球范围内人口的普遍老龄化，老年高血压正在成为老年期最主要的疾病负担。如果以 60 岁作为老年的界限值，根据诊室收缩压≥ 140mmHg 和（或）舒张压≥ 90mmHg，或服用降压药物进行降压治疗，进行高血压流行病学调查，大部分老年人高血压的患病率均在 50% 左右。再加上老年人行动受限，县级医院往往成为其首诊及治疗的起点。

老年高血压有其自身的特点，主要表现为：①收缩压增高为主，脉压增大；②血压变异增大，即随情绪、季节和体位变化等因素变化的幅度增大，如体位性低血压、餐后低血压均很常见，应予以重视；③血压昼夜节律异常，通常表现为夜间血压下降的幅度较小或过大，或者清晨血压上升的幅度过大；④靶器官损害或并发症常见，合并症多见，如各种心脑血管疾病、糖尿病等。

对老年人而言，高血压的危害极大，可导致严重的靶器官损害以及各种心脑血管并发症。但积极控制血压，特别是控制到达标水平，可显著降低靶器官损害及各种心脑血管并发症的风险。因此，所有老年人均应定期测量血压，监测家庭血压，以及时发现已经升高的血压。高血压一经诊断，应尽早启动降压药物治疗，以及时控制高血压，降低高血压所带来的各种风险。

（四）难治性高血压

对于难治性高血压的定义及治疗，参见‘药物治疗’及‘介入与手术’部分。

三、基层医师工作要点

2014年修订版的《中国高血压基层管理指南》，明确指出以下主要工作要点：

（1）定期测量血压，将人群中未知的高血压检测出来，提高人群高血压知晓率。

（2）规范测量血压，推荐使用经国际标准认证合格的上臂式自动（电子）血压计。

（3）因地制宜检查、评估高血压患者的总体心血管风险，根据总危险决定治疗时机和措施。

（4）长期坚持生活方式改善是高血压治疗的基石，限盐、限酒、减轻体重有利于高血压的控制。

（5）五大类降压药及复方制剂均可作为高血压治疗的选择，根据药物的强适应证选择使用。

（6）一般高血压治疗的血压目标是＜140/90mmHg。

（7）血压达标的主要措施：尽量使用长效药；尽量使用联合治疗或复方制剂；加强患者教育和随访管理；及时调整治疗措施（增加剂量或加另一种药）。

（8）随访中根据血压是否达标决定随访频率：血压达标者3个月随访1次，未达标者2～4周随访1次。

（9）强调患者自我管理，积极推荐患者进行家庭血压测量。

直通王继光更新内容

（王继光　刘常远　徐少坤）

第二节　继发性高血压

一、案例分析

【主诉】患者男性，50岁，已婚，汉族。主因“血压升高8年，困倦、乏力6年，加重1年”入院。

【提示】高血压诊断比较简单，主要根据诊室血压，也可结合24h动态血压、家庭血压测量来确定，一旦诊断高血压，必需鉴别是原发性还是继发性。尽管目前认为继发性高血压在高血压人群中所占的比例远低于原发性高血压，但近年随着对高血压病因认识的深入和临床诊断技术的提高，继发性高血压所占比例已远远超过了我们的预想，如阻塞性睡眠呼吸暂停综合征是引起继发性高血压最重要的原因，可能占成年高血压患者的30%以上，原发性醛固酮增多症是非常隐袭的引起继发性高血压的原因之一，其不再是罕见病，认为约占高血压患者中的10%以上。继发性高血压除了因高血压自身造成的心血管危害以外，与之伴随的低血钾、高肾素、高醛固酮、高皮质醇、高儿茶酚胺、低血氧等继发性因素还可导致独立于高血压之外的心血管损害，其危害程度较原发性高血压更大。早期识别、早期治疗具有非常重要的临床意义。

【继发性高血压排查思路】通过病史、症状的分析，阳性体征的发现及一般实验室检查结果，初步排查继发性高血压的可能性，对有继发性高血压线索的患者在此基础上有的放矢的进一步进行专科检查（图3-2-1）。

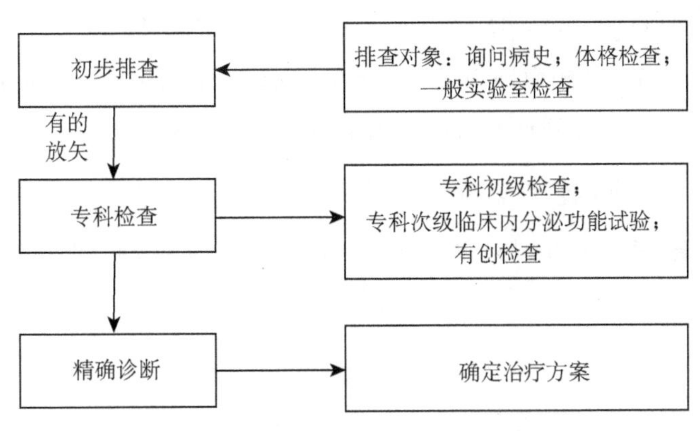

图3-2-1　继发性高血压总体排查思路

病史、症状、体征和基本实验室检查提示有继发性高血压线索的患者，可结合患者的临床情况完善进一步检查，追踪继发性高血压原因。

（一）病史采集

【提示】继发性高血压的排查需要紧密结合患者的病史和高血压家族史进行细心的分析和判断。

【病史询问思路】对所有高血压患者尤其是难以控制的高血压应该考虑到继发性高血压的可能性，在病史询问过程中，应关注高血压家族史、高血压发病的时间、血压的水平、高血压的类型（持续 / 阵发）、有无夜间睡眠障碍，又无夜尿增多 / 周期性瘫痪史、有无多汗、心悸、面色苍白史、有无尿急、尿痛及血尿、贫血及浮肿史，患者对降压药物治疗的反应；追问有无甘草制剂、类固醇激素及避孕药服用史；月经 / 性功能发育史。

【现病史】患者 8 年前紧张劳累时出现头晕、双太阳穴跳痛，于当地医院就诊发现血压升高，波动在 150 ～ 160/90 ～ 110mmHg，给予氨氯地平、卡托普利等降压药物口服，血压可降至 120/80mmHg 左右。6 年前开始出现困倦、乏力，伴口干、夜尿增多，夜间打鼾明显，曾于当地医院诊断“阻塞性睡眠呼吸暂停综合征”，但未行进一步治疗，上述症状逐渐加重，并出现白天嗜睡、记忆力减退、反应迟钝等表现，以致严重影响日常生活及工作。1 年前开始反复于紧张、兴奋、生气等情绪波动时出现四肢软瘫，持续数秒后自行缓解，发作时无头晕、黑蒙、四肢抽搐、意识障碍、偏侧肢体麻木无力、言语不清、口角歪斜、四肢抽搐等表现，发作频率约为每月 1 ～ 2 次，平时监测血压在 130 ～ 140/90 ～ 110mmHg，最高时可达 200/110mmHg。期间因上述症状在当地医院就诊，诊断“原发性高血压、阻塞性睡眠呼吸暂停综合征、低血钾原因待查”，当时监测血钾为 2.6 ～ 2.7mmol/L，给予降压、补钾等对症治疗症状好转出院，但此后上述症状反复发作。为求进一步诊治而至高血压科。

【既往史】10 年前因慢性扁桃体炎行双侧扁桃体切除术。否认中毒、过敏史。

【个人史及家族史】吸烟史 30 余年，10 支 / 日，未戒烟。偶尔饮酒。母亲有高血压病史。

（二）体格检查

【提示】高血压患者体格检查应注意：立卧位血压（针对症状与体位有关）；四

肢脉搏、血压、腱反射；体形、面色及末梢温度；颜面 / 下肢有无浮肿；皮肤、毛发、毛细血管；心率及心脏杂音；腹部及腰背部血管杂音；第二性征发育情况、眼底以及血压的节律性。

【体格检查结果】血压：左上肢 140/80mmHg，右上肢 144/84mmHg，左下肢 190/110mmHg，右下肢 185/105mmHg，BMI：32kg/m^2，肥胖体型，嗜睡状，精神萎靡，反应迟钝、语速减慢，口唇、甲床明显发绀。颈粗短，甲状腺未及肿大，颈部未及血管杂音。双肺未闻及干、湿性啰音，心界向左下扩大，心率 72 次 / 分，律齐整，各瓣膜听诊区未及病理性杂音。腹部膨隆，未见紫纹，肝脾不大，未及包块；双侧肋脊角、脐周未闻及血管杂音。双下肢轻度浮肿，四肢脉搏搏动对称。四肢肌力正常，生理反射存在，病理反射未引出。

【分析】继发性高血压患者病史中常具有以下共同特点：①高血压发病年龄＜ 30 岁或＞ 60 岁；②血压以中、重度升高者多；或血压波动大；③规律的联合应用常规降压药物疗效差；④从起病缓急和病情进展情况看，继发性高血压起病急，病情发展快，病程短；⑤既往病史中常常合并肾病病史、甲状腺疾病病史等，如曾经有低钾血症，需要特别注意有继发性高血压可能。

体格检查中有以下特点需注意继发性高血压可能：①四肢血压监测如双侧上肢血压差别在 20mmHg 以上，提示大动脉炎、先天性动脉畸形可能；下肢血压不高或反低于上肢血压，提示主动脉缩窄或胸腹主动脉型大动脉炎；②肥胖体型、小颏畸形、口唇黏膜及甲床的发绀对阻塞性睡眠呼吸暂停综合征有特异性诊断价值；肥胖，满月脸、紫纹与多毛是皮质醇增多症典型体貌；颜面及全身的浮肿，伴或不伴贫血常常提示肾性高血压的可能；③血管杂音是继发性高血压的特异性体征，常见于肾血管性高血压、大动脉炎、主动脉狭窄、动脉粥样斑块阻塞血管等，听诊部位主要是颈部、背部两侧肋脊角、上腹部脐两侧、腰部肋脊处。

（三）辅助检查

【提示】血常规、尿常规、血浆电解质、血糖、血脂、肾功能、心电图、心脏彩超、颈动脉超声和眼底检查均为最基本的实验室检查项目，可以提供绝大多数继发性高血压的线索，可以反映高血压患者所合并最为常见的代谢异常，也可以部分反映靶器官受损的状况；另外，肾上腺 CT、24h 动态血压监测在继发性高血压筛选检查中也具有重要意义。特别是 24h 动态血压监测，可以观察血压水平、降压治疗效果、血压变化的规律和特征，为继发性高血压的检出提供重要的线索。通过观察分析动态血压检测中高血压发生的时间段、体位变化血压数值、血压节律性及变异性特点，不但可以明确患者是否合并白大衣高血压、隐匿性高血压，而且可以除外假性顽固型高血压。

常用的基本检查项目及意义见表 3-2-1。

表 3-2-1 常用的基本检查

检查项目	意义
血常规	除外贫血、红细胞增多症导致的高血压；红细胞压积结合血黏度升高的高血压 - 阻塞性睡眠呼吸暂停综合征可能；协助判定有无变态反应性疾病导致高血压可能。
尿常规及尿蛋白定量	尿检异常，提示肾性高血压和肾血管性高血压可能；鉴别肾脏疾病性质；协助判定预后及治疗反应。
血尿电解质测定	血清钾离子与高血压密切相关，若血钾偏低合并有高血压，应该警惕多种继发性高血压的可能性，比如肾上腺疾病、肾小管疾病、肾性高血压的早期、肾血管性高血压、肾素瘤。若血钾偏高合并有高血压，则应注意有无肾性高血压。
血脂、血糖	高血压易合并存在糖、脂质代谢紊乱，导致广泛动脉粥样硬化；是肾血管性高血压病因之一。
血清肾功、尿酸	注意鉴别是否为肾性高血压还是原发性高血压导致的肾损害；有无合并高尿酸血症及痛风。
血流变	反映了血脂、血浆纤维蛋白、红细胞及其他血液有形成分增多造成血管应力增加；提示阻塞性睡眠呼吸暂停综合征可能。
眼底	注意有无出血和渗出、视乳头水肿，以推断是否肾性高血压、颅压增高而反射性的血压增高。
动态血压测定	鉴别白大衣效应、隐匿性高血压、假性顽固性高血压和阵发性高血压。
双肾及肾动脉血流超声	有利于肾性高血压和肾血管性高血压的筛查；并判定肾脏损害情况。
心电图、心脏超声检查	判断高血压靶器官损害的程度；除外有无心脏机械血流障碍及心肌病致继发性高血压。

经初步排查提示继发性高血压的可能性时，可结合患者实际情况进一步追踪继发性高血压的原因，完成高血压病因诊断的专科检查。

【辅助检查结果】

（1）血常规：正常，尿常规：正常，便常规+OB：正常，血沉：2mm/h，凝血功能：正常。

（2）肾功能：肌酐：54μmol/L，尿酸：345mmol/L，血脂：TC：3.18mmol/L，TG：3.11mmol/L，HDL-C：0.74mmol/L，LDL-C：1.24mmol/L，血钾：3.6mmol/L，血钠：140 mmol/L，血氯：104mmol/L，肝功能、心肌酶正常，空腹血糖：6.3mmol/L，葡萄糖耐量试验（OGTT）：空腹血糖：5.77mmol/L，服糖后2h血糖11.44mmol/L。空腹胰岛素：26.39μIU/ml，服糖后2h胰岛素95.68μIU/ml。

（3）心脏彩超：左心略大、室间隔及左心室后壁增厚。

（4）胸部X线片：主动脉型心脏增大、两肺未见明显异常。

（5）心电图：窦性心律。

（6）24h动态血压：全天平均血压152/98mmHg，白天平均血压150/96mmHg，夜间平均血压156/100mmHg。

（7）双肾+肾血流超声：双肾大小及肾血流速度对称。

（8）甲状腺功能、性激素、血MN、NMN、皮质醇节律、ACTH、泌乳素、生长激素正常。

（9）血尿同步钾钠离子：血钾：3.01mmol/L，血钠：142mmol/L，尿钾：32.14mmol/L，尿钠：204.8mmol/L。

（10）坐位肾素、醛固酮测定结果：肾素0.68ng/（ml·h），醛固酮24.18ng/dl，醛固酮/肾素：36。

（11）多导睡眠呼吸监测：重度阻塞性睡眠呼吸暂停综合征、重度夜间低氧血症（呼吸紊乱指数为78.3；最低氧饱和度为69%，平均氧饱和度为85%；夜间4.5h睡眠期间阻塞性睡眠呼吸暂停187次，低通气172次；平均阻塞持续时间为22s，最长41s）。

（12）血气分析结果：pH：7.386，氧分压：66mmHg，二氧化碳分压：46.6mmHg。

（13）肾上腺CT：双侧肾上腺增粗样改变。

（14）盐水负荷试验：纠正低血钾后，给予盐水负荷试验，试验后血浆醛固酮14.33ng/dl。

（四）诊断

【本例诊断】原发性醛固酮增多症——双侧肾上腺增生，重度阻塞性睡眠呼吸暂停综合征，2型糖尿病，高甘油三酯血症，肥胖症。

【分析】该患者病例特点：①病史特点：中年男性，高血压病程 8 年，血压中度升高，以头晕、头痛为首发症状，起初血压能够控制，随着病情进展，逐渐出现困倦、乏力、发作性软瘫、降压困难等表现，呈渐进性加重。②阳性体征：肥胖、精神萎靡、反应迟钝、语速减慢，口唇及甲床明显发绀、心界扩大等表现。③辅助检查阳性发现：低血钾、尿钾高排，醛固酮水平明显升高，双侧肾上腺明显增粗，重度阻塞性睡眠呼吸暂停低通气、重度夜间低氧血症。④高血压家族史阴性。

临床思维及分析过程：

（1）患者为中年男性，血压在 2 级以上水平，有反复低血钾史，属于原发性醛固酮增多症（PA）可疑筛查对象。辅助检查提示醛固酮水平升高，纠正低血钾后，进一步完善盐水负荷试验，血浆醛固酮未被抑制，考虑 PA 定性诊断成立。根据肾上腺 CT 结果提示双侧肾上腺明显增粗，考虑双侧型可能性大，进一步完善肾上腺静脉取血，结果提示双侧肾上腺醛固酮高分泌。

（2）患者在高血压基础上合并有白天嗜睡、乏力，夜间打鼾、呼吸暂停；体格检查见肥胖，精神萎靡，反应迟钝、语速减慢，口唇、甲床明显发绀。颈粗短，腹部膨隆，而多导睡眠图（PSG）确诊患者存在重度阻塞性睡眠呼吸暂停综合征（OSAS）、重度夜间低氧血症。

（3）综上所述，该患者存在原发性醛固酮增多症—双侧肾上腺增生、重度阻塞性睡眠呼吸暂停综合征、重度夜间低氧血症，故继发性高血压诊断成立。继发性高血压是指有某些确定的疾病或病因引起的血压升高。此种高血压存在明确的病因，去除病因后高血压可治愈或有所改善。近年来发现阻塞性睡眠呼吸暂停综合征是继发性高血压中最常见的原因，在高血压患者中 OSAS 占 37% ～ 56%，在顽固性高血压患者中占 64% ～ 83%；而原发性醛固酮增多症（PA）占高血压患者 5% ～ 20%，是最常见的内分泌性高血压。特别是有报道指出，OSAS 伴高血压患者中 PA 的检出率明显升高，二者有密切关系，《2016 原发性醛固酮增多症诊疗指南》已指出高血压合并睡眠呼吸暂停患者应作为 PA 筛查对象。就此患者可积极给予特异性降压治疗并无创呼吸机辅助呼吸观察血压及相关临床表现，进一步从治疗反应证实临床诊断。

（4）患者入院化验见 TG：3.11mmol/L，HDL-C：0.74mmol/L，空腹血糖：6.3mmol/L，葡萄糖耐量试验（OGTT）：空腹血糖 5.77mmol/L，服糖后 2h 血糖 11.44mmol/L。空腹胰岛素：26.39μIU/ml，服糖后 2h 胰岛素 95.68μIU/ml，结合年龄、

体型，可诊断2型糖尿病合并高甘油三酯血症。另外患者BMI为$32kg/m^2$，肥胖体型，未见皮质醇、ACTH等指标异常，可考虑肥胖症诊断。后3个诊断在高血压危险因素评估及心血管危险分层中有重要意义，指导患者综合治疗方案。

二、疾病知识拓展

（一）继发性高血压的流行病学现状

继发性高血压，既往认为在高血压人群中的患病率为4.7%～10.5%，近年的资料显示在住院高血压患者中的检出率为14.0%（2005年）～39.3%（2008年）（表3-2-2、表3-2-3），而在顽固性高血压中可高达65.6%，提示继发性高血压的诊断和鉴别对临床医师来说已经是一个不可忽视的问题。

肾性高血压曾被认为是继发性高血压中最常见的类型，在高血压患者中占5%～10%；肾血管性高血压占高血压人群的1%～5%，其中80%为中青年，常为多发性大动脉炎或肾动脉内膜纤维肌性增生性狭窄，50岁以上的男性、大量吸烟者和糖尿病患者的肾动脉狭窄则多为肾动脉粥样硬化所致。研究显示在怀疑冠心病进行冠状动脉造影的患者中8%合并有管径≥50%的肾动脉狭窄；冠心病患者中有30%合并动脉粥样硬化导致的肾动脉狭窄，在弥漫性动脉粥样硬化患者中有50%合并肾动脉狭窄。随着对继发性高血压病因诊疗技术的提高和对疾病认识的深入，继发性高血压的病因构成也发生了变化。

近年的报道显示阻塞性睡眠呼吸暂停综合征（OSAS）是继发性高血压中最常见的原因，在高血压患者中OSAS占37%～56%，在顽固性高血压患者中占64%～83%，高血压合并打鼾的患者中83.3%诊断为OSAS，其中，中重度OSAS患者占55.0%，男女比例4.4 ：1，男性患者中重度OSAS患者多于女性，女性患者以轻度OSAS为主，高血压合并肥胖患者中OSAS检出率达89.2%，同时随着体重增加OSAS呈现加重的趋势。过去认为原发性醛固酮增多症（PA）是一种少见病，在高血压人群中的患病率不到1%，随着认识的深入和初筛—确诊—分型定侧筛查体系的应用，PA的检出率增加了5～15倍，是内分泌性高血压中最常见的类型。高血压患者伴焦虑的患病率为11.6%～38.5%，在社区高血压人群中焦虑症的患病率为23.3%，在门诊高血压患者中焦虑症的患病率可达38.5%，焦虑症更多见于女性。研究表明继发性高血压在青年人中更常见，OSAS、肾性高血压在青中年患者中的检出率明显高于老年人、PA 在青年人中更多见，焦虑症、嗜铬细胞瘤、库欣综合征、甲状腺疾病、大动脉缩窄在年龄中的分布没有明显差异。

表 3-2-2　我国某三级甲等医院高血压中心报道的住院高血压患者病因构成

	2003	2004	2005	2006	2007	2008
病因	（n=550）	（n=709）	（n=948）	（n=937）	（n=1249）	（n=1692）
原发性高血压（n，%）	452（82.2）	579（81.7）	746（78.7）	727（77.6）	825（66.1）	1027（60.7）
继发性高血压（n，%）	98（17.8）	130（18.3）	202（21.3）	210（22.4）	424（33.9）	665（39.3）

表 3-2-3　高血压专科中 665 例继发性高血压患者病因构成

	OSAS	PA	RH	RVH	焦虑症	PHEO	CS	甲亢	甲减	其他
病例数	343	123	46	33	76	4	3	4	29	4
构成比（%）	51.6	18.5	6.9	5.0	11.4	0.6	0.5	0.6	4.4	0.6

注：OSAS：阻塞性睡眠呼吸暂停综合征；PA：原发性醛固酮增多症；RH：肾实质性高血压；RVH：肾血管性高血压；PHEO：嗜铬细胞瘤；CS：库欣综合征；甲亢：甲状腺功能亢进症；甲减：甲状腺功能减退症；其他：包括大动脉缩窄、多囊卵巢综合征、甲状旁腺功能亢进等少见原因。

越来越多的研究显示阻塞性睡眠呼吸暂停综合征、原发性醛固酮增多症、肾实质性高血压及肾血管性疾病、精神心理疾病是临床常见的继发性高血压原因。

（二）继发性高血压的一般特征及线索

（1）年轻患者的发病年龄＜ 30 岁，但血压水平呈中、重度升高。

（2）老年患者原来血压正常或规律服用降压药物下血压控制平稳，但突然出现了高血压或原有降压药物疗效下降。

（3）血压的波动性大，药物治疗反应差，发作性、难治性或难以控制的高血压。

（4）急进性和恶性高血压，器官损害严重与高血压病程不相符。

（5）合并有如下的症状：①打鼾者，特别是睡眠时反复出现呼吸暂停、多梦、清晨头痛；②腰痛、泡沫尿、肉眼血尿或镜下血尿；③肌无力、夜尿增多、周期性瘫痪；④阵发性高血压伴头痛、心悸、大汗淋漓；⑤失眠、烦躁、易怒、忧郁等精神心理行为异常；⑥明显的怕热、多汗、消瘦；⑦体重增加，月经失调，性功能减退，第二性征发育异常等。

（6）体征方面合并有：①体重异常增加或减少；②皮肤苍白、潮湿或多汗、皮疹、网状青斑；③多血质面容、口唇甲床发绀、舌体大伴有齿痕、咽腔狭小；④颈部或腹部闻及粗糙的血管杂音；⑤腱反射减弱；⑥第二性征发育异常；⑦双侧上肢血压相差＞20mmHg，下肢血压明显低于上肢；⑧肢体脉搏不对称，动脉搏动减弱或消失等。

（7）实验室检查合并有血常规、尿常规、血糖、电解质、肝肾功能，血沉、C-反应蛋白、夜间血氧饱和度、双肾、眼底异常的高血压患者。

（三）几种常见继发性高血压的临床特点

已有的资料显示，常见的继发性高血压有阻塞性睡眠呼吸暂停综合征、肾性高血压、原发性醛固酮增多症、精神心理疾病导致高血压等。下面就上述疾病的临床特点逐一进行阐述。

1. 阻塞性睡眠呼吸暂停综合征（obstructive sleep apnea-hypopnea syndrome，OSAS）

是一种常见的睡眠呼吸障碍性疾病，以睡眠过程中气道完全或部分阻塞和（或）呼吸中枢驱动降低导致呼吸暂停为特征，进而产生慢性间歇性低氧、二氧化碳潴留、反复微觉醒、睡眠结构异常、白天嗜睡及记忆力下降，并可引起自主神经功能紊乱的一组综合征。OSAS 的严重程度与高血压之间存在显著的量效关系，血压升高往往表现为夜间高血压、清晨高血压和难以控制的高血压，因此在高血压患者中筛查 OSAS，是诊治高血压的重要内容。

阻塞性睡眠呼吸暂停综合征的常见症状包括：①白天嗜睡；②晨起头痛，咽干咽痛；③睡眠时打鼾；④呼吸暂停和憋醒；⑤睡眠时异常动作；⑥精神行为异常，老年人表现明显的痴呆；⑦个性变化；⑧多汗；⑨遗尿。体征可见：一般情况：①超重、向心性肥胖；②颈部粗短；③腰围增加；④口唇、舌质和甲床的发绀。上气道结构和功能障碍：如鼻道畸形、扁桃体肥大、悬雍垂粗大、软腭地下、舌根肥厚后置、甲状腺肿大、肢端肥大症、黏液性水肿、上腔静脉阻塞、慢性阻塞性肺疾病及上气道顺应性增高等。颌面结构异常：如上、下颌骨的发育异常，下颌后缩畸形等，这些均可造成上气道狭窄。

阻塞性睡眠呼吸暂停综合征的筛查主要根据患者症状、体征及筛查量表（Epworth 嗜睡量表，ESS 评分）进行，一般常规检查，如血常规检查、动脉血气分析、肺功能检查等可发现重要的支持线索。嗜睡的评价包含主观和客观评价两种，主观评价多采用ESS嗜睡量表和斯坦福嗜睡量表（Stanford sleepiness scale，SSS）现多采用ESS嗜睡量表。嗜睡的客观评价主要通过多导睡眠图（polysomnography，PSG）对可疑患者白天嗜睡进行客观评估。常用多次睡眠潜伏期试验（multiple sleep latency test，MSIX），即通过让患者白天进行一系列的短暂睡眠来客观判断其白天嗜睡程度的一种检查方法。确诊主要依赖于PSG监测结果。可行整夜PSG监测、夜间分段PSG监测以及午后短暂睡眠的PSG监测。临床有典型的夜间睡眠打鼾伴呼吸暂停、日间嗜睡（ESS评分≥9分）等症状，体格检查可见上气道任何部位的狭窄及阻塞，AHI≥5次/小时者可诊断OSAS；对于日间嗜睡不明显（ESS评分＜9分）者，AHI≥10次/小时或AHI≥5次/小时，存在认知功能障碍、高血压、冠心病、脑血管病疾病、糖尿病和失眠等1项或1项以上OSAS合并症也可确立诊断。

2. 原发性醛固酮增多症

原发性醛固酮增多症（Primary Aldosteronism，PA）是一种以肾上腺皮质腺瘤或增生分泌过多的醛固酮所致的以高血压、低血浆肾素活性、高醛固酮为特征的临床综合征。PA是最常见的内分泌性高血压，其发病年龄高峰为30～50岁，女性多于男性。醛固酮作为人体内最重要、作用最强的盐皮质激素，可直接作用于心血管系统，降低动脉弹性，增加血管僵硬度。与原发性高压相比，PA患者心、脑、肾等靶器官损害的发生率更高；同时PA患者代谢综合征患病率高，危害程度更大。

PA的临床表现有：①高血压：是PA患者主要和早期的表现，98%的患者伴有不同程度的高血压，随着病程进展，血压可逐渐增高，呈中度及重度高血压，且对一般降压药物治疗抵抗。②低血钾，高尿钾：近来，随着筛查方法的改进，发现仅1/3左右PA患者表现有低血钾。③周期性肌肉无力或瘫痪。④肾脏表现：由于长期大量失钾，使肾小管浓缩功能减退，引起多尿和夜尿增多。此外可出现蛋白尿，少数发生肾功能减退，常易并发尿路感染。⑤心脏表现：可有心悸、胸闷症状。心电图显示：T波增宽、降低或倒置，U波明显，Q-T间期延长。此外可出现心律失常，较常见者为阵发性室上性心动过速，严重时可出现室性心动过速，甚至发生室颤。⑥糖代谢异常：低K^+可产生细胞外液碱中毒并使游离钙减少，抑制胰岛素分泌，使半数患者出现葡萄糖耐量减少甚至糖尿病。

PA诊断步骤分三步：在有原醛高危因素的高血压患者中筛查可能的PA患者；进行原醛的确诊试验；进行原醛的亚型分型及定位诊断。PA筛查人群如下：

①血压水平相当于2005版《中国高血压防治指南》中2级（血压≥160～179/100mmHg）、3级（血压≥180/110mmHg）的高血压患者；②难治性高血压：包括使用3种以上降压药物，血压未能控制于140/90mmHg以下者，或者使用4种及4种以上降压药物，血压控制在正常范围的高血压患者；③高血压伴有持续性或利尿药引起的低血钾；④高血压伴有肾上腺偶发瘤；⑤有早发高血压或40岁以前发生脑血管意外家族史的高血压患者；⑥一级亲属中有原发性醛固酮增多症患者的所有高血压患者。

3. 肾实质性高血压

（1）肾脏和高血压的关系

由各种肾脏实质疾病引起的高血压统称为肾实质性高血压。肾实质性高血压有不同的分类方法：根据病变部可分为单侧肾实质性和双侧肾实质性高血压，根据原发病性质又有急性、慢性之分。既往研究显示肾实质性高血压的发病率在各种继发性高血压中占首位，约占各种原因所致高血压的5%～10%。肾脏和高血压的关系非常密切，一方面，肾脏疾病可以引起高血压，高血压在肾脏疾病的早期即可出现，并成为慢性肾病持续进展的主要因素之一；另一方面高血压也是引起患者肾功能不全的主要原因之一，肾功能的恶化又可进一步加重高血压，其造成的心血管并发症多，预后差。因此两者之间因果关系的判断有时很困难，尤其是在疾病的晚期。但众多研究均证实，血压的控制可以预防或延续肾功能的进行性减退并减轻肾小球的硬化程度。根据全国肾实质性高血压调查协作组的报道，肾实质性高血压中主要的临床疾病类型为原发性慢性肾小球肾炎、肾病综合征和继发性肾小球疾病；最主要的病理类型为局灶节段性肾小球硬化和膜增生性肾小球肾炎。慢性肾实质性高血压的病理生理变化机制主要是水钠潴留引发的细胞外液容量扩张和外周血管阻力增大，其机制可能涉及钠平衡障碍、升压与降压血管活性物质失衡以及交感神经兴奋性增高。总之，诸多因素导致肾实质性高血压患者一般情况较差，多合并有贫血，眼底病变重，进展为急进性或恶性高血压的可能性为原发性高血压的2倍，更易发生心血管并发症，预后比原发性高血压更差。

（2）肾实质性高血压的临床表现

肾实质性高血压患者临床多表现为急性起病或慢性起病的肾炎综合征和（或）肾病综合征，即不同程度的蛋白尿、血尿、高血压和肾功能损害。极少数患者发病迅速，可在短期内出现少尿、贫血及急性肾衰竭，预后不佳。与原发性高血压比较慢性肾实质性高血压具有以下特点：①临床常呈缓慢进行性进展，治疗困难，易于进展成恶性高血压，IgA 肾病尤其易继发恶性高血压，预后较差。②心血管并发症的发病率和病死率高，高血压性眼底病变和肾功能减退方面也严重得多。患者高血压通常发生于 GFR 有中等程度下降（血清肌酐水平仍为正常）时，并随着肾功能损害的进一步加重其发生率梯次增加，到终末期肾病时高血压的发生率达 85% ～ 90%。③加速肾实质性疾病进展。部分患者在原有高血压基础上发生急进性高血压或恶性高血压，出现血尿和蛋白尿量增加、管型尿、尿量减少和肾功能进行性恶化。

（3）肾实质性高血压的诊断

肾实质性高血压的诊断需结合病史、临床表现和辅助检查综合判断，确切的病史采集和仔细的体格检查既是基础也很关键，需全面和准确。而特殊的辅助检查对确诊往往起着决定作用。不同类型的肾实质性高血压有其自身的特殊性，通常先从临床线索着手，根据初步检查进一步明确，如尿常规检查可出现蛋白尿、红细胞、管型等；生化检查可有血肌酐升高等肾功能不全的表现；泌尿系超声可有肾脏形态、结构、大小等异常发现。除上述常规检查外，双肾 CT、MRI 及 ECT 及血管成像等进一步检查，对肾脏的内部结构、有无结石、炎症或占位、与周围组织器官的毗邻关系、肾小球滤过率、肾血浆流量和肾血管有无狭窄等可做出准确的判断，对不同肾实质性高血压类型的确诊有很大帮助。经过筛查考虑原发性或继发性肾小球病变时，可行肾脏穿刺活检术及病理检查进一步明确肾脏病理类型，对明确病理类型、制定治疗方案和判断预后提供重要依据。

4. 肾血管性高血压

肾血管性高血压（RVH）是一种较为常见的继发性高血压，由肾动脉狭窄（RAS）导致肾脏缺血并引发肾素 - 血管紧张素 - 醛固酮系统（RAAS）激活是其病理生理学基础，由此产生的一系列效应包括：血管收缩、水钠潴留、醛固酮分泌增多、交感神经系统激活、血管重塑以及血压升高等。动物模型证实，单侧肾动脉狭窄可致肾素依赖型高血压，对侧健康肾脏仍能产生压力性排钠反应，这一作用有利于血压下降，但可致 RAAS 系统的持续激活及肾脏血流灌注的进行性下降。当狭窄累及孤立肾或双侧肾动脉时，高肾素的作用不再持续，压力性排钠反应消失，进而引起水钠潴留和血容量扩张，血浆肾素活性降低，表现为容量依赖性高血压，两种机制可同时并存。目前认为引起 RAS 最常见的原因为动脉粥样硬化性肾动脉狭窄（ARAS），其次为肾动脉纤维肌性结构不良（FMD）、大动脉炎。RVH是一种进展性疾病，其危害不仅包括RAS所致的进行性肾缺血加速肾功能不全及终末期肾病的进展，还包括长期难以控制的高血压导致的心、脑等重要脏器损害及功能紊乱，预后不佳。因此，对于可疑的RVH患者进行规范地筛查并早期识别，不仅有利于控制血压、挽救缺血肾脏，而且对积极预防心脑血管事件的发生也具有重要意义。

RVH常具有以下临床线索：①30岁以下发生或50岁以上发生的高血压，特别是年轻而严重的高血压；②恶性高血压，伴有严重的眼底改变；③高血压突然发生或突然升高、发展迅速，而无明显的家族史；④进行性或药物难以控制的高血压；⑤高血压患者对血管紧张素转换酶抑制剂（ACEI）或血管紧张素受体拮抗剂（ARB）异常敏感或治疗后肾功能恶化（血清肌酐水平较基线下降30%以上）；⑥中老年患者，伴有广泛的动脉粥样硬化病变，如冠状动脉病变、外周血管病变，特别是有糖尿病或吸烟史；⑦原因不明、反复发作的肺水肿；⑧上腹部或腰部闻及连续性收缩期或舒张期杂音；⑨严重高血压伴有血肌酐升高、低血钾、高肾素，而蛋白尿不显著；⑩超声检查发现双肾大小不对称，一侧肾萎缩或双侧肾脏大小相差1.5cm以上。对存在以上临床线索的疑似RVH患者，首先推荐无创检查进行筛查，目前常用的方法有：多普勒超声、CTA、MRA和放射性核素肾扫描。

经无创筛选检查提示肾动脉狭窄或仍不能确定的高危患者推荐行肾动脉造影术，是目前诊断RAS的“金标准”，也是肾血管血运重建术的重要依据。目前认为，只有当RAS造成显著血流动力学改变时，肾血管血运重建治疗才能获益。肾动脉狭窄程度达70%以上提示病变严重。进一步的血流动力学评估包括：狭窄两端收缩压峰值梯度（PG）＞20mmHg或静态平均压差＞10mmHg或肾血流储备分数（FFR）≤0.8提示血流动力学显著异常，是目前评估肾血管性高血压最精确的标准。

（四）继发性高血压的筛查流程

继发性高血压病因复杂，并涉及多种学科，一些内分泌性高血压的筛查尤其是定性、定位诊断对实验室条件要求很高，并且步骤繁琐、费时费力，因此需要紧密结合患者的高血压类型和特点，综合病史、体格检查和家族史以及血常规、尿常规、血浆电解质、肾功能、双肾B超等一般性的实验室及辅助检查进行分析和判断，寻找继发性高血压的线索，遵循可疑线索进行有的放矢地专科检查，以明确继发性高血压的病因，既能避免不必要的医疗资源浪费，也能避免漏诊和误诊。针对病因的治疗可以有力地提高高血压的治愈率和控制率，避免靶器官的损害，改善患者的生活质量。

针对临床高度怀疑继发性高血压的可疑患者（详见前述），总结筛查流程如下（图3-2-2）：

发现继发性高血压的线索：

- 病史提示＜30岁或＞60岁起病；中重度高血压；靶器官损害与病程不平行；药物治疗反应差；合并有肌无力、周期性瘫痪、夜尿增多；明显的怕热、多汗、消瘦；阵发性高血压伴头痛、心悸；睡眠时反复出现呼吸暂停、多梦、清晨头痛；血尿、泡沫尿等现象。
- 体格检查可见肥胖和（或）向心性肥胖体型；皮肤苍白；口唇甲床发绀；多汗；皮疹；四肢血压异常；颈部或腹部闻及粗糙的血管杂音；第二性征发育异常等。
- 一般辅助检查发现：血红蛋白增高、红细胞压积增加；贫血、白细胞增多、血尿、蛋白尿；低血钾；双侧肾脏不等大；24h动态血压特点；甲状腺功能异常等。

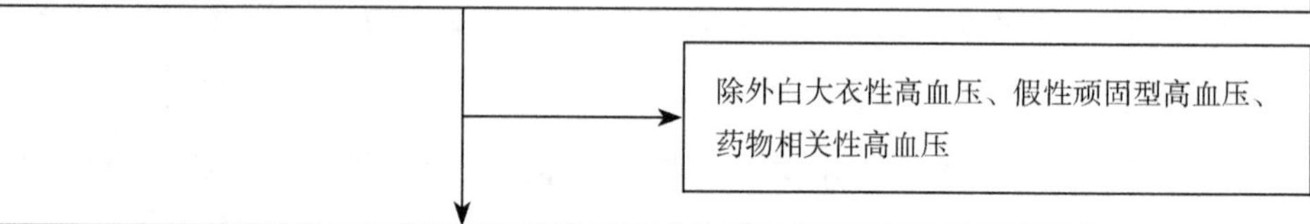

专科检查/确诊试验：

酌情选择血清醛固酮/血浆肾素活性比值（ARR）、血清皮质醇浓度和节律、促肾上腺皮质激素、甲状腺激素、甲状旁腺素、血尿儿茶酚胺及其代谢产物的测定、快速静脉肾盂造影、肾脏ECT、肾上腺CT/MR、多导睡眠监测；内分泌功能负荷试验；必要时通过肾脏穿刺、肾动脉造影和肾静脉肾素测定、肾上腺静脉取血测定醛固酮、^{131}I-间碘苄胍、PET显像等进一步检查。

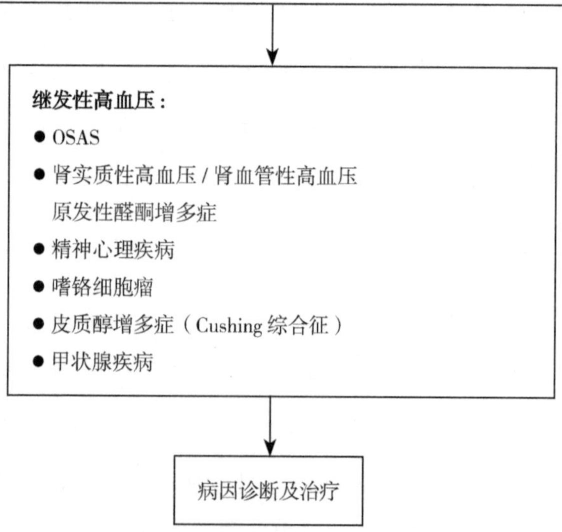

病因诊断及治疗

图3-2-2　继发性高血压筛查流程图

三、基层医师工作要点

直通李南方更新内容

（1）面对高血压尤其是难治性高血压患者时，警惕继发性高血压的可能性。

（2）掌握继发性高血压的基本特征，注意从病史、症状、体征和基本实验室检查中识别继发性高血压的线索。

（3）熟悉各种常见继发性高血压的临床表现。

（李南方　张德莲）

第四章　心律失常

第一节　缓慢性心律失常

病态窦房结综合征

一、案例分析

【主诉】患者，男性，71 岁，因“发现心跳慢 10 年，反复乏力、头晕、黑蒙半年，加重 1 周”来诊。

【提示】患者老年男性，既往查体发现心跳慢，近半年反复乏力、头晕、黑蒙，心电图提示窦性心律，心率 47 次 / 分。从临床上看，应首先考虑是否因心动过缓导致重要脏器及肢体供血不足而产生上述症状。

（一）病史采集

【病史询问思路】主要应围绕乏力、头晕及黑蒙的发作特点和伴随情况。例如，既往有无基础心脏病，有无心电图或动态心电图等检查，有无高血压、糖尿病、冠心病等情况，有无相关药物治疗史，有无甲状腺功能减退、颅脑疾病等病史。

【问诊主要内容】主要询问患者既往心动过缓病史和伴随症状。

1. 患者 10 年来心电图或动态心电图检查情况

了解患者是否有自我心率监测，心动过缓是持续性还是发作性，心动过缓时是否有伴随症状。病态窦房结综合征常由于窦房结及其周围组织退行性病变或纤维化所致，也可常见于冠心病、心肌炎和心肌病。多数患者心率下降是一个逐渐进展的过程，心电图及动态心电图可见整体心率偏慢，临床症状表现轻重不一；但有些患者可出现发作性心动过缓，即患者平时心率在正常范围，间断出现窦性停搏或心率突然显著减慢，此时患者常伴有胸闷、心前区不适、头晕、黑蒙等症状，自扪脉搏常显著减低。

2. 近半年乏力、头晕及黑蒙的发作特点

病态窦房结综合征的病程较长，一般进展缓慢、早期可无明显症状，随着疾病进展，患者可出现乏力、记忆力减退、活动耐量下降等表现。由于患者多为老年人，症状缺乏特异性，因而容易被忽略。大多数患者常在病情进一步加重，出现头晕、黑蒙甚至晕厥等心、脑重要脏器严重灌注不足的症状时才会就诊。头晕、黑蒙可数天发作 1 次，严重时 1 天发作数次。窦性停搏有时发生在夜间或平卧位，患者症状较轻。如果窦性停搏发生在站立位或行走中，患者症状较重；严重时，甚至摔倒摔伤。

3. 发病以来是否做过心电图或动态心电图检查

（1）病态窦房结综合征心电图表现包括：①窦性心律，心率≤ 40 次 / 分，持续≥ 1min；②二度Ⅱ型窦房传导阻滞；③窦性停搏＞ 3.0s；④窦性心动过缓伴有频发房性期前收缩、短阵心房颤动、心房扑动、室上性心动过速等，快速心律失常发作终止恢复窦性心律时，可出现窦性停搏恢复时间＞ 2.0s。

（2）病态窦房结综合征动态心电图表现，包括：① 24h 总窦性心率减少（＜ 8 万次）；② 24h 窦性平均心率减慢（＜ 60 次 / 分）；③反复出现＞ 2.0s 长间歇。

4. 基础心脏疾病病史，既往心血管用药史、抗心律失常药物应用情况

冠心病、心肌病、心肌炎是病态窦房结综合征的重要原因，也是决定治疗策略的重要影响因素，需要围绕这些疾病进行问诊。例如，患者是否存在高血压、高脂血症、糖尿病、吸烟、早发冠心病家族史等冠心病高危因素，近期是否有呼吸道或胃肠道症状合并发热（若继而出现心动过缓症状，则提示存在心肌炎），既往是否有心肌病，既往是否合并有快速心律失常，近期是否有应用影响心率的药物（尤其是抗心律失常药物）及应用剂量，应用指征等，应注意药物原因引起的可逆性心动过缓。

【提示】问诊时，注意了解患者有无高血压、冠心病、糖尿病病史，注意药物治疗依从性和血压控制情况。查体时，注意患者基本生命体征测量。听诊时，注意心率情况。病态窦房结综合征患者听诊时，要耐心计数其心率，以便判断窦性心动

过缓的严重程度；延长听诊时间有助于发现频率和节律异常，如窦性停搏、窦房传导阻滞的长间歇。部分患者合并阵发性心房颤动时，可发现心率绝对不规整，第一心音强弱不等症状，注意通过心电图、心电监测及动态心电图寻找心动过缓的客观证据。

【现病史】患者，男性 71 岁，因“发现心跳慢 10 年，反复乏力、头晕、黑蒙半年，加重 1 周”就诊。患者 10 年前查体时发现心率 50 次 / 分，多次心电图检查，心率均为 50 ～ 55 次 / 分。平素无胸闷、气短，无头晕、黑蒙等不适，未进一步诊治。近半年自觉活动耐力下降，记忆力减退，时有头晕不适，偶有一过性黑蒙，自扪脉搏多在 45 次 / 分左右。近 1 周黑蒙发作较前频繁，有时 1 天发作数次。发病以来，饮食睡眠正常，二便正常，体重无明显改变。

【既往史】有高血压病史 20 年，最高血压 160/90mmHg，平素服用苯磺酸氨氯地平（洛活喜）5mg/d，血压 120/70mmHg。1 年前冠状动脉 CTA 检查提示，可见斑块，无明显狭窄。否认糖尿病病史，无烟酒等不良嗜好。

（二）体格检查

【体格检查结果】体温 36.5 ℃，脉搏 42 次 / 分，呼吸 20 次 / 分，血压 118/76mmHg。精神尚可，无病理性面容，皮肤黏膜无黄染苍白。口唇无发绀，颈静脉无怒张，肝 - 颈静脉回流征阴性。双肺呼吸音清，未闻及干、湿性啰音。心尖搏动点位于第五肋间锁骨中线内 0.5cm，心率 42 次 / 分，心律齐，未闻及病理性杂音。腹软，无压痛、反跳痛，肝脾肋下未触及，双下肢不肿。

（三）辅助检查

【提示】患者心电图提示严重窦性心动过缓，清醒状态下心率不足 50 次 / 分；动态心电图提示 24h 总心率不足 6 万次，同时合并窦性停搏、房性心动过速，结合患者病史、临床症状，病态窦房结综合征诊断明确。

【辅助检查内容及意义】

1. 实验室检查

（1）血常规和凝血功能：有无白细胞、中性粒细胞增高，凝血功能是否在正常范围，对于评估患者下一步能否接受器械植入有重要意义。

（2）生化检查：了解患者肝肾功能、电解质是否正常，初步评估患者血脂、血糖情况。

2. 心电图

（1）常规心电图：根据患者临床表现和体格检查，初步诊断为病态窦房结综合征。为进一步明确诊断，需要行常规心电图检查。常规心电图是最基础、最方便的检查手段，在疾病发作期可记录特征性改变，如窦性停搏、窦房传导阻滞等。心电图检查可了解基本心率和心律，明确心动过缓是否有逸搏或逸搏心律。考虑到心律失常具有间歇性发作的特点，常规心电图记录时间较短，可能会漏诊，心电图正常也不能完全除外患者有发作性心动过缓。因此，只要心电图中曾经记录到心动过缓的客观证据，就可以诊断，无须反复检查。

（2）动态心电图：对于常规心电图正常，但有头晕、黑蒙症状的患者，可以考虑行动态心电图检查。动态心电图能证实是否存在缓慢性心律失常、评价心动过缓严重程度、了解临床症状与心动过缓之间的关系。病态窦房结综合征患者在各种缓慢心律失常的基础上，还可以合并快速心律失常。动态心电图对病态窦房结综合征的诊断有重要意义。

3. 超声心动图

了解心脏各腔室大小、心功能情况和各瓣膜功能情况，判断患者是否合并心肌病、心肌炎等。

【辅助检查结果】

（1）心电图检查：窦性心动过缓，心率 42 次 / 分。

（2）动态心电图：24h 总心率 58 740 次，平均心率 38 次 / 分，最慢心率 30 次 / 分，最快心率 72 次 / 分，＞ 2.0s 间歇 457 次，最长间歇 4.10s（为房性心动过速后窦房结恢复时间）；房性期前收缩 4321 次，短阵房性心动过速 5 阵。

（3）心脏超声心动图：各房室内径正常范围，室间隔及左、右室壁厚度正常，运动协调，收缩厚度正常，各瓣膜形态、结构、启闭运动未见明显异常；大动脉关系、内径正常，心包腔未见异常；静息状态下，心内结构及血流未见明显异常。

（四）诊断

【本例诊断】

（1）心律失常

病态窦房结综合征

窦性心动过缓

窦性停搏

房性心动过速

（2）高血压病

（五）治疗

（1）药物治疗

对于病态窦房结综合征的患者，病程一般较长，大多是不可逆转病变，药物治疗疗效有限。由于临床上缺乏长期有效提高心率的药物，所以药物治疗仅作为应急处理，或是起搏治疗前的过渡。常用药物如下：

（1）阿托品：具有抗胆碱作用，能抑制迷走神经、增加心率。用法和剂量为0.3mg/次，3～4次/日，口服；紧急时可予以0.5～2mg静脉推注。不适宜用于青光眼和前列腺肥大的患者。

（2）异丙肾上腺素：非选择性β肾上腺素受体激动剂，对窦房结本身自律性无影响，可增加交界区或心室等下级起搏点自律性；仅在心动过缓已影响到血流动力学，但又暂时无法行起搏治疗前急救用。用法和剂量为1～2μg/min，静脉泵入。心肌缺血或心功能严重受损患者易导致快速室性心律失常，应谨慎。

2. 心脏起搏器

植入心脏起搏器是病态窦房结综合征患者唯一有效的治疗措施。在判断起搏器植入适应证时，要注意除外生理性心动过缓（常发生于训练有素的运动员）。对于运动员和运动量长期较大的年轻人来说，平时心率就比较慢，可能在40～50次/分，静息和睡眠时心率则更慢，但窦房结功能正常，也无症状，心率慢是由于迷走神经张力增高引起的，一般不考虑起搏治疗。同时还要注意，并非心率低于某一特定水平的患者都需要起搏治疗，而是这种缓慢的心率是否给患者带来不适症状。这是因为导致病态窦房结综合征的病理生理机制无法改变，因此起搏治疗的目的主要是改善患者的症状。对于症状性心动过缓患者，起搏治疗肯定能对患者生活质量能带来益处，也能使部分患者生存时间延长。在考虑是否应行起搏治疗时，应仔细评估上述心律失常与症状的关系，包括使用动态心电图或事件记录器进行多次间断心电监测。此外，窦房结功能障碍也可表现为窦房结变时功能不良，对运动或应激无反应或反应低下，频率适应性起搏器可使这类患者在体力活动时心率提高以适应生理需要。

（六）术后管理及患者随访

起搏器植入术后一般不会因植入手术而长期服用药物，药物治疗常常是针对患者自身基础疾病的。起搏器植入术后有些特殊的注意事项，主要包括：

①术后 7 日拆线。

②术后 1 ～ 2 周，限制植入起搏器一侧的手臂活动；术后三个月内，避免上肢剧烈运动。

③如发现切口处有发热、流液及明显疼痛，应及时复诊。

④术后三个月行起搏器测试，以后每 6 ～ 12 个月定期复查一次。

⑤就医时，请务必告知医生安装有起搏器。

⑥请远离磁场及振动设备。

二、疾病知识拓展

（一）目前心脏起搏治疗建议

（1）Ⅰ类：记录到有症状的窦房结功能障碍，包括经常出现导致症状的窦性停搏（证据水平：C）。有症状的变时性不佳者（证据水平：C）。由于某些疾病必须使用某类药物，而这些药物又可引起窦性心动过缓并产生症状者（证据水平：C）。

（2）Ⅱ a 类：窦房结功能障碍导致心率＜ 40 次 / 分，症状与心动过缓之间存在明确的证据（证据水平：C）。有不明原因晕厥者，临床上发现或电生理检查诱发窦房结功能障碍（证据水平：C）。

（3）Ⅱ b 类：清醒状态下心率低于 40 次 / 分，但症状轻微者（证据水平：C）。

（4）Ⅲ类：无症状的窦房结功能障碍者（证据水平：C）。虽有心动过缓症状，但已经证实并非由窦性心动过缓引起（证据水平：C）。由于服用非必须应用的药物导致的窦性心动过缓（证据水平：C）。

（二）永久起搏器植入术

1. 手术条件及准备

起搏器植入术必须在严格的无菌条件下，在专门的电生理导管室进行。植入手术应由专门从事该项专业工作的技术队伍完成，包括受过专门训练的专科医生、工程技术员和护士。相对固定的人员有利于提高手术成功率，减少并发症。此外，心导管室仪器也是手术成功的关键，主要包括：① X 线机。能通过前、后位和侧面观察心脏影像，带有影像增强、电视屏幕及摄相等功能。②起搏分析仪。用于起搏导线定位时的参数测试。③心电监护记录仪。能了解心脏起搏是否有效，并持续监测手术过程中患者的心律变化，以保证安全。④血压和血氧饱和度监测。监测重要生命体征，有助于及时发现病情变化并处理，保证患者安全。⑤除颤器、麻醉机及急救药品。安装起搏器时，心内插入导线是一项有创性操作，心室颤动发生率尽管甚低，但危害甚大，尤其对心功能差的患者风险更大。

2. 术中患者麻醉方案及药物选择

经静脉插入心内膜电极导线的起搏器植入手术均采用局部麻醉，一般用 0.5% ～ 1% 利多卡因，术前可给予少量镇静剂（如安定）；对于儿童和少数老年人或因其他原因不能配合手术的患者，可加用静脉麻醉。

3. 起搏导线及脉冲发生器植入技术

经静脉植入起搏器技术的要点包括静脉选择、起搏导线固定、电极参数测试、连接并植入起搏器。常用的起搏器电极导线的静脉路径包括锁骨下静脉、头静脉和腋静脉，在这些静脉入路闭塞或其他原因不能应用的情况下，可考虑颈内或颈外静脉路径。采用锁骨下静脉和腋静脉穿刺技术较为方便快捷，头静脉切开技术难度稍大，两种方法各有利弊。对于一位专科医生来说，必须掌握静脉切开和静脉穿刺两套本领，这样在遇到疑难病例时才不会束手无策。

电极导线沿血管内腔顺行进入右心房及右心室，插送的过程应始终在 X 线透视下进行，做到“无阻力送管”，以确保安全。对于合并有先天性心脏病、心脏外科术后和大心脏患者，术前应仔细研究心脏 X 线片、心动超声检查结果。手术时，应在切开或穿刺静脉前，先对患者行X线透视，再次了解其心肺状态，以便在发生并发症时有X线影像相对照。

为保证术后起搏器正常工作，应将起搏导线固定在稳定而且起搏参数满意的部位。除X线影像的指导外，起搏参数测试也是起搏器植入术中的一个重要步骤。由于心腔内各部位起搏参数不同，术者应将电极导线送入理想部位。起搏阈值指能刺激心肌，引起心脏激动(夺获)的最小电量，以一定脉宽下电压高低（临床常用）或一定电压下脉宽大小来表示。阈值过高会引起术后起搏器不夺获，或增加起搏器电池消耗。一般规定，在脉宽0.5ms下，心房起搏阈值应＜1.5V，心室应＜1.0V。另一重要起搏参数是心腔内P波和R波振幅，是保证起搏器同步工作关键。一般心房内P波振幅应＞1mV，心室R波振幅应＞5mV。

脉冲发生器可埋植于胸前左侧或右侧，囊袋应大小适宜。脉冲发生器应置于胸大肌筋膜之上，避免过深或过浅，以防止出血、肌肉刺激或囊袋破溃

房室传导阻滞

一、案例分析

【主诉】患者，女性，43岁，因“胸闷、气短1周，突发晕厥1次”来诊。

【提示】患者中年女性，既往无心脏病史，近1周感胸闷气短，因晕厥摔倒来诊。来诊时心电图显示：三度房室传导阻滞，伴有交替性左右束支传导阻滞，室性逸搏心律，心室率35次/分。从临床看，应首先考虑心源性晕厥。

（一）病史采集

【病史询问思路】主要围绕胸闷、气短发作特点，伴随情况。应询问其胸闷的诱因、部位、性质、程度、有无放射痛、发作时长和频率、缓解趋势、与呼吸运动等的关系；气短与活动的关系、活动耐力情况、有无夜间阵发性呼吸困难等心力衰竭症状；晕厥发作前是否有前驱症状，意识丧失持续时间，是否伴有四肢抽搐、大小便失禁等情况；既往是否有基础心脏病，以往有无心电图或动态心电图等检查；有无高血压、糖尿病、冠心病等情况，有无相关药物治疗史；有无系统性疾病史，如

结节病、淀粉样变性及神经肌肉疾病。

【问诊主要内容】主要询问患者胸闷、气短发作特点和晕厥发作情况。

1. 胸闷、气短发作特点

针对患者近1周胸闷、气短发作特点，询问其发病前是否有呼吸道或消化道感染的症状、是否有剧烈胸痛等不适。一般来说，一些急性和可逆情况下的房室传导阻滞，例如洋地黄中毒、迷走神经张力增高、急性感染、电解质紊乱、急性下壁心肌梗死导致房室传导阻滞，往往是暂时的。当引起房室传导阻滞原发病因被去除后，大多数便逐渐恢复正常的房室传导。另一方面，慢性缺血性心脏病、原发性传导系统退化性改变、扩张型心肌病，以及其他一些慢性器质性心脏病导致的房室传导阻滞常常是持久的或永久性。这是因为房室传导系统已发生不可逆的器质性改变。

2. 患者晕厥发作情况

应询问其是否有前驱症状、晕厥持续时间、是否有抽搐、能否自行转醒、清醒后是否合并肢体活动异常等方面情况。完全性房室传导阻滞患者晕厥发作的常见原因有长时间心脏停搏、心排血量锐减、发生急性脑缺血等，患者立即意识丧失，有时伴有抽搐。此外，快速的室性心动过速，或室性心动过速蜕变为心室颤动，也是导致晕厥发作的原因。

3. 患者心电图或动态心电图检查

房室传导阻滞是指房室交界区不应期延长所引起的房室之间传导缓慢或中断的现象。阻滞部位可在房室结、希氏束及双束支，按阻滞的严重程度可分为一、二、三度。一度传导阻滞表现为每次冲动的传导时间延长，二度传导阻滞表现为部分冲动传导中断；三度传导阻滞表现为全部冲动均不能下传。

（1）一度房室传导阻滞的心电图表现为：① P–R 间期＞ 0.20s。②每个窦性 P 波后均伴随与之相关的 QRS–T 波群。理论上，这一延迟可以在传导系统的任意部位，但实际上多见于房室结或以上的部位，QRS 波无明显增宽。若 QRS 时限明显延长，要考虑阻滞部位位于房室结以下。

（2）二度房室传导阻滞部分心房激动不能传导到心室，房室传导比例为 2 : 1、3 : 2、4 : 3。二度房室传导阻滞又可以分为两型，Ⅰ型为文氏阻滞，或称为莫氏Ⅰ型；Ⅱ型又称为莫氏Ⅱ型。二度Ⅰ型房室传导阻滞心电图表现为：① P 波规律出现，

P–R 间期逐渐延长，直到 1 个 P 波后脱漏 1 个 QRS 波群。②在心室脱漏后的第一个 P–R 间期又恢复至初始的时限，然后再次逐渐延长，周而复始地出现。二度Ⅰ型房室传导阻滞几乎都发生于房室结水平，尤其伴有窄 QRS 波时。二度Ⅱ型房室传导阻滞心电图表现为：① P 波规律出现，P–R 间期相等，但有周期性 P 波不能下传，发生心室脱漏。②发生心室脱漏的长 R–R 间期等于短 R–R 间期的 2 倍或整数倍。二度Ⅱ型房室传导阻滞的水平常常在房室结以下，因此多有 QRS 时限增宽，且 QRS 越宽大畸形。说明逸搏点位置越低，发现猝死的风险越大。

2：1 房室传导阻滞是一种特殊类型，每 2 个 P 波中就有一个 P 波被阻滞不能传导到心室，因此，无法判断 PR 间期是否延长。因而，无法从心电图判断是二度Ⅰ型还是Ⅱ型的传导阻滞。QRS 波时限是否增宽，以及 Holter 中是否记录到二度Ⅰ型或Ⅱ型阻滞的心电图表现，有助于进一步判断阻滞类型。

（3）三度房室传导阻滞又称为完全性房室传导阻滞。心房的冲动完全不能传到心室，心电图表现为：① P–P 间期和 R–R 间期有各自的规律性，P 波与 QRS 波群无关。② P 波频率较 QRS 波群为快。③ QRS 波群为房室交界区逸搏心律或室性逸搏心律。完全性房室传导阻滞的位置可以在房室结，也可以在房室结以下。根据 QRS 波时限和频率有助于判断阻滞部位。高度房室传导阻滞通常是指 P 波和 QRS 波群的传导比例＞ 3：1。

4. 基础疾病及心脏疾病病史、既往心血管药物治疗史

由于成人完全性房室传导阻滞常见于各种原因引起的普遍心肌瘢痕化，尤其是缺血性心脏病、扩张型心肌病、原发性传导系统退化性变（Lenegre–Lev 病）以及高血压。房室传导阻滞预后和治疗取决于许多因素，包括病史、症状、病因、心功能状态、阻滞程度和阻滞部位。

【提示】通过问诊了解患者既往无特殊病史，2 年前心电图曾发现二度房室传导阻滞，但患者未进一步诊治。本次发病前无发热、呼吸道或消化道感染病史，无剧烈持续胸闷痛等症状。查体时，注意患者生命体征；听诊时，注意肺部呼吸音及啰音情况，评估患者是否合并有心功能不全。心脏查体注意心率情况，心音变化等情况。

【现病史】患者，女性 43 岁，因“胸闷、气短 1 周，突发晕厥 1 次”来诊。患者近 1 周无明显诱因出现胸闷，多于活动时出现，伴有气短，无剧烈胸痛，夜间阵发性呼吸困难，无咳嗽、咳痰，无夜间阵发性呼吸困难。曾自扪脉搏 40 次 / 分左右，

未进一步诊治。半天前，在等公共汽车时，无明显诱因突发晕厥、摔倒在地，伴四肢抽搐，持续 1 ～ 2min 后自行转醒。转醒后感乏力，头晕，无肢体活动障碍。为进一步诊治由 120 送入急诊。急诊心电图显示：三度房室传导阻滞，伴有交替性左右束支传导阻滞，室性逸搏心律，心室率 35 次 / 分。头颅 CT 未见异常。发病以来，饮食睡眠正常，活动耐力下降，二便正常，体重无明显改变。

【既往史】既往身体健康，否认高血压、糖尿病、高脂血症等病史，否认其他病史。既往 2 年前体检心电图发现二度房室传导阻滞，患者未进一步诊治。

（二）体格检查

【体格检查结果】体温 36.8℃，脉搏 53 次 / 分，呼吸 20 次 / 分，血压 140/86mmHg。神志清，精神尚可，无病理性面容，面部皮肤可见瘀斑。口唇无发绀，颈静脉无怒张，肝 – 颈静脉回流征阴性。双肺呼吸音粗，未闻及干、湿性啰音。心尖搏动点位于第五肋间锁骨中线内 0.5cm，心率 53 次 / 分，心律不齐。第一心音强弱不等，偶可闻及响亮亢进的第一心音；第二心音正常或反常分裂，未闻及病理性杂音。腹软，无压痛反跳痛，肝脾肋下未触及，双下肢不肿。

（三）辅助检查

【提示】根据患者病史，症状和心电图检查，可以明确诊断为完全性房室传导阻滞。

【辅助检查内容及意义】

1. 实验室检查

（1）血常规和凝血功能：有无白细胞、中性粒细胞增高，凝血功能是否在正常范围，这对判断患者下一步能否接受器械植入有重要意义。

（2）生化检查：了解患者肝肾功能、电解质是否正常，初步评估患者血脂、血糖情况。

2. 心电图

（1）常规心电图：根据患者既往心电图及急诊心电图，初步诊断为完全性房室传导阻滞。常规心电图是最基础、最方便的检查手段。通过心电图检查可了解患者心率和心律、房室传导阻滞的程度和部位、逸搏心律来源部位。逸搏部位越低、心室率越低，越不稳定，越容易发生血流动力学不稳定，更需要引起重视。

（2）动态心电图：对于心律失常为间歇性或阵发性的患者，一次常规心电图可能不足以对病情诊断提供有效的信息。动态心电图对患者进行连续 24h 的记录，会对心律失常诊断提供更有力、更全面的依据。同时，由于心律失常阵发性的特点，因此临床上只要有记录到房室传导阻滞客观证据就可作为诊断依据，无须反复检查验证。

3. 超声心动图

了解心脏各腔室大小、心功能情况和各瓣膜功能情况。

【辅助检查结果】

（1）常规心电图检查提示：完全性房室传导阻滞，交替性左右束支阻滞，室性逸搏心律，心房率 84 次 / 分，心室率 50 次 / 分。

（2）心脏超声心动图：各房室内径属正常范围，室间隔及左、右室壁厚度正常，运动协调，收缩厚度正常；各瓣膜形态、结构、启闭运动未见明显异常；大动脉关系、内径正常；心包腔未见异常；静息状态下心内结构及血流未见明显异常。

（四）诊断

【本例诊断】心律失常、完全性房室传导阻滞、交替性左右束支传导阻滞、室性逸搏心律。

（五）治疗

该患者系完全性房室传导阻滞合并晕厥发作，心电图提示逸搏位点低，同时合并有交替性左右束支阻滞，应尽快完成起搏器植入。因患者入院后再次因长时间心室停搏再次出现黑蒙，晕厥前兆等症状，考虑立即行临时起搏器植入术。

1. 临时起搏器植入术

（1）心脏临时起搏的适应证

临时心脏起搏模式包括经静脉心内膜起搏、心外膜起搏、经食管心脏起搏和经胸心脏起搏，绝大多数临时心脏起搏采用经静脉心内膜起搏模式。心脏临时起搏系统包括起搏电极导线和临时起搏脉冲发生器。临时起搏电极导线头端有两个电极用于心脏电信号的感知和夺获，尾端带有两个针式插头与临时起搏脉冲发生器相连。常见的心脏临时起搏适应证如下：

①急性心肌梗死期发生的窦性心动过缓（包括窦性停搏或窦房阻滞），Ⅱ度或Ⅲ

度房室传导阻滞。

②心脏外科围手术期的房室传导阻滞、窦性心动过缓、房颤时的长R–R间期等。

③药物（主要有β受体阻滞剂、洋地黄、Ⅰ类和Ⅲ类抗心律失常药物、钙拮抗药等）所致的心动过缓。

④心动过缓，或虽无心动过缓但心电图有双束支阻滞、不完全性三分支阻滞，将要接受全身麻醉及大手术者。

⑤电解质紊乱引起的心动过缓。

⑥具有永久起搏指征，但因感染、身体条件或其他原因而暂不能实施者。

⑦需要更换永久性起搏器时发现患者有起搏依赖的情况。

⑧无法通过导管消融根除，药物治疗无效并且不宜用药或电复律的室上性心动过速或室性心动过速，需要临时采用猝发脉冲刺激终止心动过速者。

（2）临时心脏起搏器的植入方法

一般尽可能在X线透视指导下进行操作。如果为客观条件或患者病情所限而无法在X线透视下施行，就应该尽量选用带飘浮球囊的临时起搏电极。

①静脉穿刺。一般选用股静脉、锁骨下静脉或右颈内静脉途径进行穿刺，将鞘管插入静脉并将临时起搏电极导线送至右心室。如果在没有X线透视的情况下进行床旁盲插，应首选锁骨下或右颈内静脉途径。

②放置电极。穿刺成功并插入鞘管之后，通过鞘管将临时起搏电极送至右室心尖部或其附近。放置过程中，应注意操作轻柔，以免诱发恶性室性心律失常。放置妥当后，即将电极远端与临时起搏的脉冲发生器负极相连接，近端电极与正极相连。

③起搏阈值测定。在测定起搏阈值后，为保证起搏安全，起搏输出应设置为阈值的2.5倍以上。

④电极的固定。留置鞘管，用针线固定鞘管以防脱出静脉。起搏电极出鞘管外的部分盘绕后，以酒精纱布覆盖，然后以无菌贴膜或胶布固定。电极导线与临时起搏器的联结头部分最好也粘贴到体表，以免因牵拉而脱位。

结束操作之前，应常规透视胸部，检查是否有气胸或血胸。同时确认电极位置情况。

二、疾病知识拓展

（一）永久性起搏器

植入心脏起搏器肯定能改善三度房宦阻滞患者的生存率，尤其是发生过晕厥的患者。对于三度房室传导阻滞的患者，即使心室率＞40次/分也应该强烈建议进行永久性起搏治疗，因为实际上决定安全性的关键因素不是逸搏心律的频率，而是逸搏心律的起源部位（是在房室结、希氏束内还是希氏束下）。对一度房室传导阻滞的患者起搏治疗的必要性难以定论。二度Ⅰ型房室传导阻滞的部位通常是在房室结内，进展为三度房室阻滞并不常见，除非患者伴有症状，一般不需起搏治疗。二度Ⅱ型房室传导阻滞多为结下阻滞（希氏束及以下部位），特别是宽QRS时限者，易进展为三度房室传导阻滞，预后较差，起搏治疗是必需的。

植入起搏器前还需考虑房室传导阻滞是否是永久性的。可逆性的原因（例如电解质紊乱）需先予以纠正。有些疾病可能经过其自然病程而缓解（例如Lyme病），有些房室传导阻滞有望恢复（例如因可识别的、可避免的生理性因素引起的迷走神经张力过高；围术期低温所致房室传导阻滞；房室传导系统附近手术后局部炎症所致房室传导阻滞）。相反，有的情况下（例如结节病、淀粉样变、神经肌肉疾病），即使房室传导阻滞暂时恢复，但考虑到疾病能不断进展，仍需安装起搏器。

（二）目前房室传导阻滞的起搏建议

1. Ⅰ类

任何阻滞部位的Ⅲ度房室传导阻滞和高度房室传导阻滞，并发有症状的心动过缓（包括心力衰竭）或有继发于房室传导阻滞的室性心律失常（证据水平：C）。

长期服用治疗其他心律失常或其他疾病的药物，而该药物又可导致Ⅲ度房室传导阻滞和高度房室传导阻滞（无论阻滞部位），并发有症状的心动过缓者（证据水平：C）。

清醒状态下任何阻滞部位的Ⅲ度房室传导阻滞和高度房室传导阻滞且无症状的患者，被记录到有3s或更长的心脏停搏，或逸搏心率＜40次/分，或逸搏心律起搏点在窦房结以下者（证据水平：C）。

清醒状态下任何阻滞部位的Ⅲ度房室传导阻滞和高度房室传导阻滞，无症状的心房颤动和心动过缓者有一个或更多至少5s的长间歇（证据水平：C）。

导管消融房室结后出现的任何阻滞部位的Ⅲ度房室传导阻滞和高度房室传导阻滞（证据水平：C）。

心脏外科手术后没有可能恢复的任何阻滞部位的Ⅲ度房室传导阻滞和高度房室传导阻滞（证据水平：C）。

神经肌肉疾病导致的任何阻滞部位的Ⅲ度房室传导阻滞和高度房室传导阻滞，如强直性肌营养不良、卡恩斯－塞尔综合征（Kearn–Sayre 综合征）、假肥大性肌营养障碍、腓侧肌萎缩患者，有或没有心动过缓的症状（证据水平：B）。

伴有心动过缓症状的Ⅱ度房室传导阻滞，无论分型或阻滞部位（证据水平：B）。

任何阻滞部位的无症状Ⅲ度房室传导阻滞平均心室率＜ 40 次 / 分或＞ 40 次 / 分伴有心脏增大或左室功能异常或阻滞在房室结以下者（证据水平：B）。

无心肌缺血下运动时的Ⅱ度或Ⅲ度房室传导阻滞（证据水平：C）。

2. Ⅱ a 类

成人无症状的持续性Ⅲ度房室传导阻滞，逸搏心率低于 40 次 / 分不伴有心脏增大（证据水平：C）。

电生理检查发现在 His 束内或以下水平的无症状性Ⅱ度房室传导阻滞（证据水平：B）。

Ⅰ度或Ⅱ度房室传导阻滞伴有类似起搏器综合征的血流动力学表现（证据水平：B）。

无症状的Ⅱ度Ⅱ型房室传导阻滞，且为窄 QRS 波者。但当Ⅱ度Ⅱ型房室传导阻滞伴有宽 QRS 波者，包括右束支阻滞，则适应证升级为Ⅰ类（证据水平：B）。

3. Ⅱ b 类

神经肌肉病，如肌强直性肌营养不良、假肥大性肌营养障碍、腓侧肌萎缩患者，导致的任何程度房室传导阻滞（包括Ⅰ度房室传导阻滞）有或没有相关症状，不能确定房室传导阻滞会进一步进展者（证据水平：B）。

某种药物或药物中毒导致的房室传导阻滞，但停药后可改善者（证据水平：B）。

4. Ⅲ类

无症状的Ⅰ度房室传导阻滞。（证据水平：B）

发生于 His 束以上或未确定阻滞部位是在 His 束内或以下的Ⅱ度Ⅰ型房室传导阻滞（证据水平：C）。

可以自行恢复且不会再发生的房室传导阻滞［如药物中毒性、莱姆病(Lyme disease)、一过性迷走神经亢进或有/无症状的睡眠呼吸暂停综合征导致的低氧］（证据水平：B）。

三、基层医师工作要点

（1）缓慢性心律失常上临床上比较常见，因起病缓，进展慢，症状轻长，常未引起重视，要学会认识，尤其对非特异性症状加以排查。

（2）要了解某些缓慢心律失常的发作突然症状很严重产生晕厥，甚至致命，要及时认识，及时抢救。

（3）心电图是诊断缓慢心律失常重要手段，有时需要 Holter 和长程心电监测。注意排查一过性迷走神经亢进，电解质紊乱，药物等引起的心动过缓。

（4）药物治疗缓慢心律失常的作用有限，有症状和危重的缓慢心律失常需要起搏器治疗。

（5）掌握临时起搏器植入术。了解永久起搏器植入适应证。危重症患者及时转诊。

直通张澍更新内容

（张澍）

第二节　期前收缩

一、案例分析

【主诉】患者男性，36 岁，主因“间断心悸、胸闷 2 年”入院。

【提示】心悸症状鉴别：心悸症状包括各种类型及原因引起的心脏搏动不适的感觉，多与心律失常性疾病相关。患者常描述为“心跳得厉害”、“跳得很乱”、“心跳提到嗓子眼”等不同不适症状，有时与胸闷症状伴随或难以鉴别。问诊时需注意了解心悸症状是否为持续性，或为频发表现，或为单个出现，是否可感觉到心脏或脉搏跳动的节律，间歇、显著加快、显著减慢或明显紊乱，是否当时数过脉搏或测过血压，常可通过症状细节判断心律失常类型。间断出现的“落空感”是期前收缩的典型症状，其他典型症状包括间断出现的“停跳”症状、“突然忽悠一下”，甚至是间断的咳嗽症状。“落空感”或“停跳”症状是由于期前收缩发生后的代偿间歇引起，由于代偿间歇内心室充盈时间延长，形成过度充盈，心排血量增加，引起一次心脏搏动显著增强的症状，所以如果听诊或触诊脉搏时可发现该症状紧随期前收缩之后出现。

（一）病史采集

【病史询问思路】心悸症状若表现为间断“落空感”，一瞬即逝，应怀疑由期前收缩后代偿间歇或其他原因引起的长间歇造成。期前收缩可能为房性期前收缩或室性期前收缩，频发期前收缩的患者亦可能出现非持续性房性或室性心动过速；其他原因的长间歇可能由窦房结功能异常、房室传导阻滞或房性引起，房性期前收缩有时可引起心电图上称之为“房早未下传”的现象，期前收缩下传在交界区遇到不应期引起心室未被激动。期前收缩与其他长间歇在症状上常常难以区分，需要进一步问诊其他心律失常现象，严重者包括头晕、黑蒙、晕厥甚至猝死后生还。心电学证据尤为重要，既往的各种心电图、动态心电图等资料，都是诊断最重要的依据。如确定存在频发期前收缩或心动过速，应进一步寻找可能导致心律失常的原因，需要鉴别的主要病因及危险因素，包括高血压、各种器质性心脏疾病、陈旧性心肌梗死、急性心肌炎、各种心肌病等。本例患者 2 年前出现心悸症状时有呼吸道感染表现，应注意鉴别急性心肌炎，但心悸最初出现后已经过 2 年，慢性心肌炎较少见，除关注心肌损伤标志物外，条件允许下还应查心脏磁共振（CMR）寻找可能的心肌瘢痕组织，问诊时应注意有无活动耐量下降、慢性下肢水肿等心功能不全表现。

【现病史】患者 2 年前咽部不适、咳嗽 2 周，诊断为上呼吸道感染，期间出现心悸、胸闷，心悸症状表现为间断出现的“落空感”，无胸痛、头晕、黑蒙、晕厥，每次发作经 5 ～ 60min 可缓解，每 4 ～ 5 日发作 1 次至每日发作 1 ～ 2 次。于当地医院查胸部 X 线片、心电图未见明显异常，给予酒石酸美托洛尔 12.5mg，bid，tid 口服，2 周后基本无发作，停用上述药物。半年前再次上呼吸道感染并出现心悸、胸闷症状，较前基本相同，再次服用酒石酸美托洛尔，查 Holter 提示全天心搏数 133 705 个，室性期前收缩 37 172 个，其中 2876 次成对室早和 2 阵非持续性室速，停用酒石酸美托洛尔、辅酶 Q10，为进一步诊治来我院。患者自发病以来，饮食、二便正常，活动耐量无明显受限。

【既往史】 患者既往体健，否认高血压、糖尿病、心肌炎等病史。否认家族心肌病病史。

（二）体格检查

【提示】

1. 期前收缩常见体征及体格检查重点

期前收缩患者如非期前收缩密集时，常难以发现异常体征。诊断主要依靠患者症状及心电图证据诊断。如期前收缩较多者，心脏听诊可能闻及提前的心音，相应脉搏短绌，之后为一个较长的间歇，脉搏上表现为一次“漏搏”，如为连续二联律或三联律，可表现为脉率过缓。听诊和脉搏触诊如果发现上述情况，且与患者症状相伴随，在初诊时对诊断非常有价值，需要注意鉴别的是窦房结功能异常或房室传导阻滞造成的长间歇，虽然脉搏表现上相近，但因无实际心室收缩故相应“漏搏”时不可闻及心音。另外，体格检查时需注意有无器质性心脏病表现或可能继发期前收缩的体征，如心界是否扩大，或甲状腺是否肿大等。

2. 期前收缩的病因与诱发因素

室性期前收缩与其他类型心律失常机理类似，由局灶兴奋与折返两种机制引起，目前认为以局灶兴奋及微折返机制为主。少数类型如分支和乳头肌相关及心肌梗死后瘢痕相关室早 / 室速被认为以局部折返机制为主。室性期前收缩的密集发生有时可与交感神经兴奋相关，如紧张、疲劳等，此类患者 Holter 检查常可发现夜间期前收缩较少；另一部分患者期前收缩频率与心动过缓相关，夜间及心率较慢时反而室早较多，与情绪等相关不明显。有明显诱因的室性期前收缩患者，如无诱因时期前收缩较少，应以避免诱因为主，常不需要更积极地治疗措施。与交感兴奋相关的室性期前收缩患者，应用 β 受体阻滞剂可能有效，而与心动过缓相关者反而不适合应用 β 受体阻滞剂。

【体格检查结果】 血压 134/76mmHg，心率 105 次 / 分，呼吸 14 次 / 份，体温 36.3℃，双肺呼吸音清，双肺未闻及干、湿性啰音，叩诊心界不大，心律不齐，可闻及提前出现的心音，伴相应脉搏短绌，未闻及杂音，双下肢不肿，余无明显异常。

（三）辅助检查

【提示】 室性期前收缩心电图表现为宽大畸形的 QRS 波群，与 P 波无关，期前收缩后一般为完全性代偿间歇。读图时首先应注意 P 波与 QRS 波群的关系，以鉴别房性期前收缩伴室内差异性传导，其次应注意期前收缩的 QRS 波群形态是否一致，如不一致亦可能为融合波（其前必有相关的 P 波）或多源性室性期前收缩，最好多次做心电图或进行动态心电图检查，如为单一形态的期前收缩可进一步判断该期前收缩起源部位。由该心电图可判断为右心室流出道部位起源的室性期前收缩。

【辅助检查结果】

（1）血液检查：常规检查血、尿、便常规，血生化、心肌损伤标志物、凝血、感染筛查均无异常。

（2）超声心动图：左心室舒张末内径 5.1cm（BSA：2.3m^2），LVEF：60.0%，二尖瓣、三尖瓣轻度反流。

（3）动态心电图：心率 55 ～ 124 次 / 分（平均 86 次 / 分），总心搏数 109 608 次，室性期前收缩 16 329 次，室早负荷 14.9%，室性期前收缩呈单一形态（图 4-2-1）。

（4）电生理检查：经电生理标测证实最早激动点位于右心室流出道区域，遂进行射频消融。

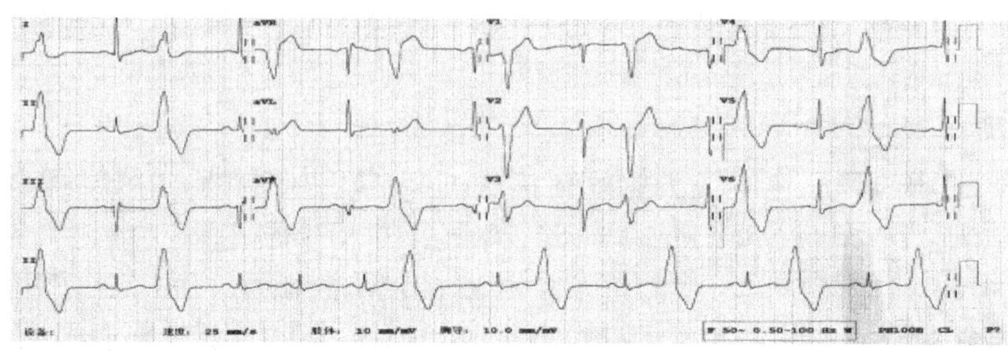

图 4-2-1　标准 12 导心电图（入院时）

注：室性期前收缩，部分呈二联律。

【分析】室性期前收缩起源部位对于判断室性期前收缩的性质和预后有较大意义。如流出道部位室性期前收缩以特发性为多，而特发性室性期前收缩较少出现于心尖部及游离壁；特发性发生室性心动过速时演变为室颤的风险相对较小，有时持续性室速对血流动力学影响较小；如果需要射频消融，特发性流出道期前收缩的成功率较高，而如乳头肌来源室性期前收缩、心外膜来源的室性期前收缩等则往往消融效果不很理想。由于胸前导联尤其是 V_1 ～ V_3 导联对判断室性期前收缩起源部位极为重要，需特别注意严格按照心电图操作规范定位、放置。由于心脏在胸腔内位置的变异和心脏本身结构的变异，体表心电图定位室早起源一般在一定区域内较准确，而难以精确定位到起源局部，如主动脉窦来源室性期前收缩与左心室流出道来源室性期前收缩，虽有心电图表现上的差异，但很难做到单纯通过心电图准确区分。

（四）诊断

【提示】室性期前收缩患者在评估症状程度和发生频率的同时，必须对其进行定性诊断，确定为器质性室性期前收缩或特发性室性期前收缩。定性诊断主要依据病史，是否存在陈旧性心肌梗死、心功能不全、风湿性心脏病等常见器质性心脏疾病。除病史以外，一般需筛查电解质、甲状腺功能除外可逆性的继发因素，查超声心动图（有条件可行心脏核磁）以除外心功能不全、心脏瓣膜病或心肌病，如有可疑的冠心病症状或病史，应考虑进行冠状动脉 CTA 或冠状动脉造影检查。

【诊断】频发室性期前收缩、非持续性室性心动过速

【分析】流出道来源室性期前收缩（包括左心室和右心室）绝大多数为无器质性心脏病的特发性室性期前收缩，预后相对较好，药物及射频消融治疗效果好，尤其是右心室流出道来源的室性期前收缩消融成功率可达90%或以上；而左心室游离壁、右心室游离壁、心尖部等部位起源，或图形提示为心外膜起源的室性期前收缩则多见器质性心脏病引起，易发生室速、室颤。

（五）治疗

【提示】根据 2015ESC 指南《室性心律失常和心脏性猝死管理》，该患者属于有症状的右心室流出道室性期前收缩，期前收缩高度频发，且曾服用药物治疗效果不佳，可考虑行射频消融治疗（为 I 类适应证，证据级别 B）。

1. 药物治疗

入院后停用酒石酸美托洛尔、辅酶 Q10，暂避免应用抗心律失常药物，从入院至出院未予任何口服或静脉药物。

【分析】期前收缩患者如有明显症状影响生活，或期前收缩发作非常频繁（负荷 ＞ 10%）时，一般需要药物或手术治疗。药物治疗常用药物包括美托洛尔或维拉帕米、美西律、普罗帕酮、索他洛尔及胺碘酮也有效果，但出于不良反应的顾虑，对于预后较好的室性期前收缩患者一般很少使用后四种药物。室性期前收缩治疗有效

的标准，一般认为是全天室早负荷减少 70% 以上。其对血流动力学影响极小，如无症状可不予处理，注意纠正病因或诱因即可。该患者使用辅酶 Q10 无适应证，属于过度用药。

2. 射频消融治疗

【**射频消融术**】入院第 3 日行电生理检查，经静脉三维标测证实最早激动点位于右心室流出道区域，遂进行射频消融，图 4-2-2 为右心房、右心室及部分肺动脉解剖建模，圆点为室早起源点，位于右心室流出道区域。

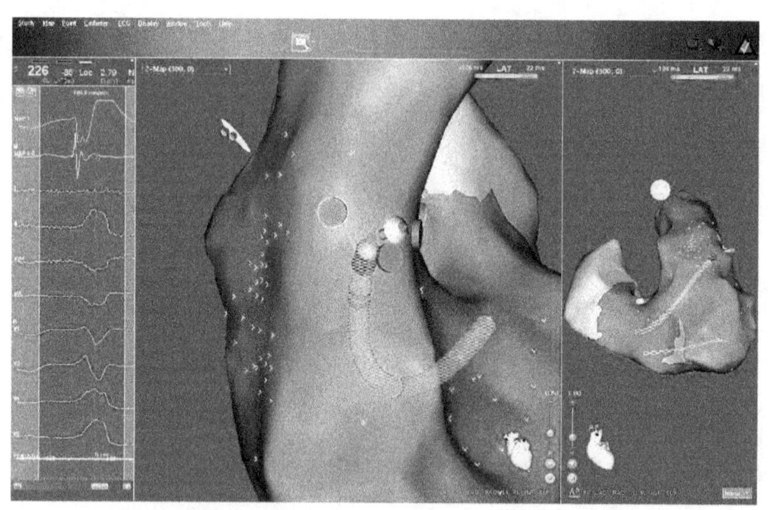

图 4-2-2　右心房、右心室及部分肺动脉解剖建模

射频消融是通过频发生器将交流电能转变为射频能释放放于消融电极顶端，造成电极接触部位的局部组织损伤，发生凝固坏死，继而瘢痕化失去电生理功能的一种微创手术。在室性期前收缩治疗中，主要是应用三维空间建模与标测技术，在磁场和电场定位下，重建出相关心内膜及血管空间机构，并参照体表或心内固定位置电极，标记兴趣区域激动的相对时间，将最早激动的位置认为是室性期前收缩的起源局灶或折返传出点，一般以此为靶点进行治疗。对于特殊类型的室性心律失常则据其机制略有不同，如分支相关室性期前收缩常以浦肯野纤维电位（P 电位）为靶点，而瘢痕相关室早 / 室速则需标记瘢痕区并寻找可能的折返或通道位置。此类手术并发症包括血管穿刺部位血肿、动静脉瘘，心脏穿孔，心脏压塞，各种不同部位、不同程度的传导阻滞等。

【**术后观察及随访**】术后患者未服用抗心律失常药物，术后心电图如图 4-2-3 所示，术后半年随访未再出现心悸、胸闷症状。

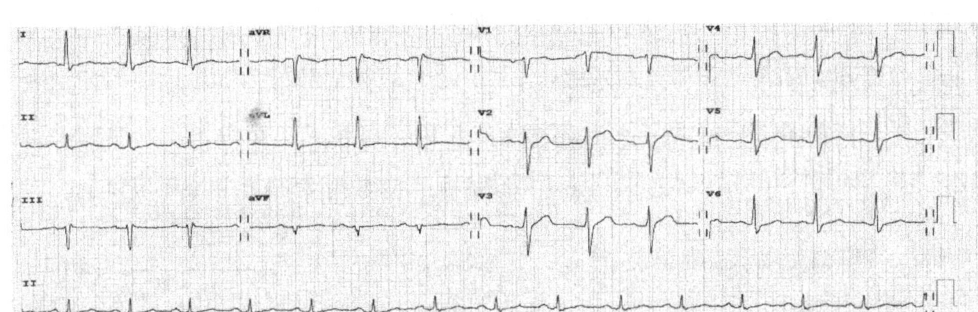

图 4-2-3 患者术后心电图

【本例分析】患者以间断心悸、胸闷为症状，表现为密集的“落空感”，符合典型的单个期前收缩症状，既往日常生活中未出现过持续心悸、黑蒙、晕厥病史，无器质性心脏疾病病史，不符合室性心动过速表现，Holter 结果亦以单个和部分成对期前收缩为主，首先诊断为高度频发的室性期前收缩。进一步对室性期前收缩原因进行筛查，由于右心室流出道室性期前收缩多为特发性，结合病史无冠心病病史、EF 值正常，也无右心室心肌病证据考虑为特发性室性期前收缩（如需进一步除外病因可考虑冠状动脉 CTA 或心脏磁共振等检查，磁共振检查是发现心肌水肿、瘢痕与纤维化等异常的常用手段）。症状性高度频发的特发性室早，β 受体阻滞剂效果不佳，应考虑射频消融治疗。射频消融后需门诊随访，在无抗心律失常药物情况下，1 ～ 3 个月后复查 ECG、Holter 及 UCG，评价治疗效果。

二、疾病知识拓展

（一）室性期前收缩相关心肌病

对于特发性室性期前收缩，如发作非常频繁，可能引起左心室扩大、射血分数下降的表现，进而出现临床心功能不全的症状、体征，为扩张型心肌病表现。如无其他引起扩张型心肌病的明确病因，如缺血性心肌病、长期未控制的高血压等，可考虑为室性期前收缩相关心肌病（曾与其他心律失常引起的扩张型心肌病统称为“心动过速性心肌病”）。室早相关心肌病的发生机制，有别于其他类型心动过速性心肌病，总心搏次数常无显著增加，推测与室性期前收缩发生过程中心室异常的收缩顺序，及其引起的神经体液调节异常有关。室性期前收缩的全天负荷，即室性期前收缩占全部心搏的百分比，是预测是否会出现室性期前收缩相关心肌病的关键。多数报道中的患者室早负荷在15%或20%以上，最少的室早负荷为10%，然而并没有观察到室早负荷的多少与室早相关心肌病发生率的直接相关。室早相关心肌病患者如经过射频消融治疗，室性期前收缩显著减少，其心脏结构及功能常常可以恢复。

（二）室性心动过速危险分层

室性心动过速目前主要以持续时间分类，心电图、Holter等发现的＞3个连续的室性快速心搏，至持续时间＜30s的称为“非持续性室性心动过速”，持续30s以上的称为“持续性室性心动过速”。以室性心搏的心电图形态是否一致分为单形性室性心动过速与多形性室性心动过速，多形性室性心动过速中还包括一种特殊类型的尖端扭转型室性心动过速，表现为电轴方向正负交替逐渐变化。持续性、多形性均为室性心动过速的高危表现，易导致血流动力学障碍，可引起黑蒙、晕厥、猝死，也易恶化为室颤。持续的多形性室性心动过速一经发现应立即进行电复律（是否同步需要根据波形紊乱情况而定）。持续的单形性室性心动过速应立即判断血流动力学是否稳定，如存在血压偏低或直立性不耐受等表现应尽快给予同步电复律。室性心动过速发生前短时间内，有时可观察到某些心电“预警”现象，如室早R波出现在T波上（“R on T”现象），如T波振幅的隔位交替变化（T波电交替），在临床上如见到需特别警惕。

三、基层医师工作要点

（1）期前收缩是临床上非常常见的一种心律失常现象，少量期前收缩属于生理现象，可不予处理。期前收缩频发（＞1000次/日）可能引起临床症状，但房性期前收缩和一般的频发室性期前收缩预后一般较好。

（2）对于一般患者，如因体检发现频发期前收缩，应结合病史、体格检查，进行合理的检查，如Holter、超声心动，除外器质性心脏病并评估频发程度，如有器质性心脏疾病应进一步对因治疗。

（3）对于室性期前收缩高度频发，且为症状性特发性室性期前收缩患者，应考虑采用药物控制或射频消融方式减少期前收缩的负荷，以避免出现心动过速性心肌病。当患者频发多形性期前收缩，或期前收缩高度频发时，可考虑转诊至上级医院或心脏专科医院进行诊治。

（4）如房性期前收缩或室性期前收缩无症状，或发生频率不高，一般无须处理。如期前收缩症状严重影响患者生活，可试用β受体阻滞剂类药物如酒石酸美托洛尔，维拉帕米或中药治疗。

直通周菁更新内容

（周菁　陈尔冬）

第三节　预激综合征与室上性心动过速

一、案例分析

【主诉】患者男性，27 岁，发作性心悸 10 年。

【提示】患者为青年男性，间断心悸。按常见的思路应当考虑心律失常可能。要进一步鉴别心律失常的原因。心悸作为首诊症状时的鉴别要点见图 4-3-1。

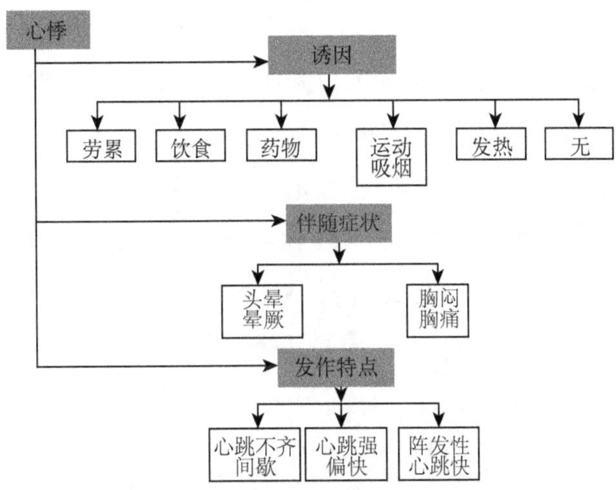

图 4-3-1　心悸作为首诊症状时的鉴别要点

（一）病史采集

【病史询问思路】

（1）注意询问发病年龄，诱发因素，发作频率。

（2）询问心悸有无突发突止特点。

（3）注意询问伴随症状，有无血流动力学紊乱。

（4）注意询问终止方式。

【现病史】患者10年前无明显诱因出现心悸，自数脉率极快，伴出汗及轻微恶心，无呕吐及黑蒙、晕厥，症状持续10余分钟突然终止。患者未进一步就诊。此后患者上述症状间断发作，均无明显诱因。1年前患者症状再发，持续1小时不缓解，就诊当地医院，诊断“预激综合征”。给予按压颈动脉窦后症状消失。此后患者症状发作时自行刺激咽部或按摩颈动脉窦可终止。3个月前患者发作症状时上述方法不能缓解，再次就诊当地医院，予以静脉推注普罗帕酮后发作终止。患者今日为求进一步治疗来我院。患者自发病以来饮食、睡眠、大、小便正常，体重增加。

【既往史】患者既往体健，否认食物、药物过敏史。

【分析】根据患者症状特点，考虑阵发性室上性心动过速可能性大。

（二）体格检查

【体格检查结果】体温36.4℃，脉搏70次/分，呼吸16次/分，血压110/74mmHg。心前区无明显隆起及凹陷，心尖搏动点位于左锁骨中线内1cm，无抬举样搏动。各瓣膜区触诊未及震颤，未及心包摩擦感。心律齐整，心脏各听诊区未闻及杂音及附加心音。叩诊心界不大。双肺呼吸音清，未闻及明显干、湿性啰音。腹部平坦，腹软，无压痛，肝、脾未触及。双下肢无水肿。

【分析】患者体格检查无明显阳性发现。实际上阵发性室上性心动过速（Paroxysmal supraventricular tachycardia，PSVT）患者在症状发作间期很难通过体格检查发现明显阳性体征。但是我们可以通过体格检查排除一些问题，如是否合并甲状腺疾病和是否存在其他的心脏基础病。在心动过速发作期，我们通过体格检查可以发现患者心率增快，且节律齐整。若节律不齐整，S_1强弱不等，需要考虑心房颤动可能。部分房室折返性心动过速的患者由于心房和心室同时收缩，可见颈静脉搏动，如“大炮波，canon wave”。

（三）辅助检查

1. 血液检查

（1）血常规：WBC：4.78×10^9/L，Hb：154g/L，PLT：203×10^9/L。

（2）血生化：SCr：84μmol/L，K^+：3.53mmol/L，ALT:23IU/L，AST：46IU/L，心肌肌钙蛋白（cTnI）：0.02ng/ml，BNP：81pg/ml。

（3）凝血功能：PT：10.2s，APTT：29.3s，D-dimer：0.02mg/L。

（4）心肌损伤标志物：入院后完善cTnI、CK-MB等心肌损伤标记物结果均为阴性。

2. 影像学检查

（1）心电图：①患者窦性心率下可见delta波，考虑为预激综合征可能。同时心电图可见 V_1 导联主波及预激波方向均为正向，应诊断为A型预激综合征（图4-3-2）。②患者发作时心电图上可见窄QRS波心动过速，考虑为房室结前传，旁道逆传的顺传型（图4-3-3）。

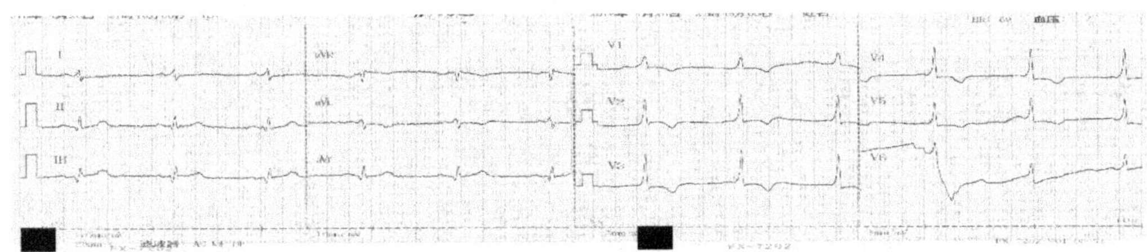

图4-3-2　窦性心率下心电图示

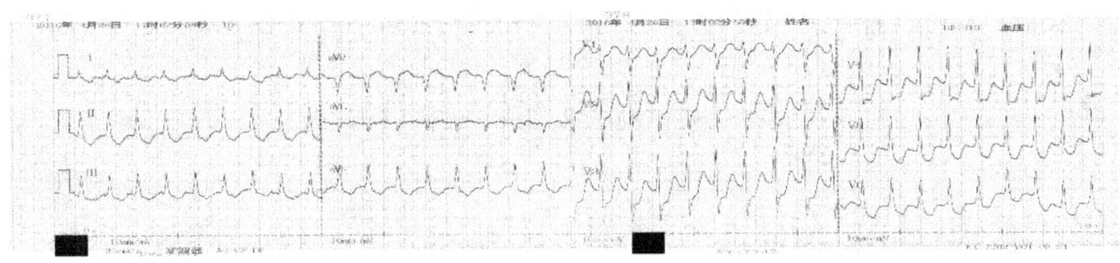

图4-3-3　心动过速发作时心电图示

（2）超声心动图：心内结构及功能未见异常。

【分析】本例患者青年发病，心悸症状突发突止，可通过刺激迷走神经方式终止心动过速，ECG可见预激波，考虑符合预激综合征（WPW综合征，A型）及PSVT诊断。

（四）诊断

【本例诊断】阵发性室上性心动过速、A 型预激综合征

【鉴别诊断】PSVT 的鉴别诊断主要考虑：①是否为 PSVT，是否存在窦性心动过速、室速、房颤等其他快速型心律失常可能。②考虑为何种 PSVT。通常意义的 PSVT 包括 3 种类型：房室结折返性心动过速（AVNRT）、房室折返性心动过速（AVRT）及房性心动过速（AT）。准确鉴别三种心动过速的方式有赖于心腔内电生理检查的结果。

（五）治疗

该患者接受射频消融术，术中证实为左侧旁道。消融后心电图可见预激波消失，随访无心动过速发作（图 4-3-4）。

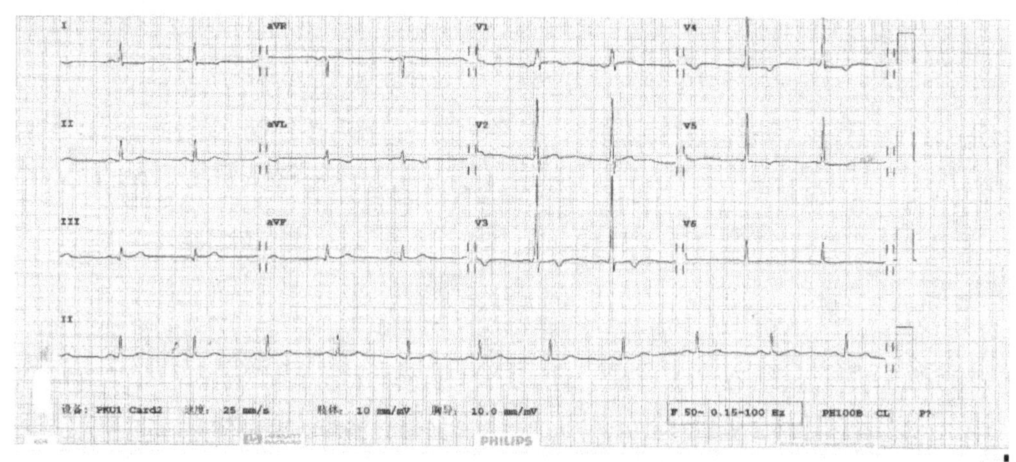

图 4-3-4　术后心电图示：预激波消失

二、疾病知识拓展

（一）预激综合征治疗方式

预激综合征作为一种传导束解剖学变异的疾病，药物治疗在很大程度上只能起到终止急性发作。长期维持效果不佳。可以选择的主要药物包括 β 受体阻滞剂、普罗帕酮、维拉帕米等。

（二）预激综合征发作时终止方式

部分患者因心动过速发作就诊。终止方式可考虑刺激迷走神经终止。常用的方法包括刺激咽部，Valsalva 动作（目前还提出了改良 Valsalva 动作，即快速下蹲并双手抱拳紧压胸骨中下段处做 Valsalva 动作），压迫眼球（注意避免双侧同时压迫）。以前曾用过的按压颈动脉窦方法现在不推荐应用。

1. Valsalva 动作

Valsalva 动作分为 4 个时相，phase1 是深吸气过程，肺迅速膨胀，可以压迫主动脉导致主动脉内压有一过性升高。phase2 即 valsalva 动作，即紧闭声门做呼气动作，这时候胸膜腔内压显著升高甚至达到正值，导致回右心血量显著降低，虽然此时肺循环被有所压缩能相应的向左心室挤压一部分血液，但是仍然不能代偿减少的回右心血量减少，所以这个时相回左心血量也是降低的，主动脉内压也因此相应降低，反射性兴奋交感神经引起心动过速。phase3 是紧闭的声门突然松开的一个短暂时相，由于此时胸膜腔内压骤降，肺回缩，对主动脉的压迫突然撤除，所以这个时相主动脉内压有一个短暂的降低，引起心率有个短暂升高。phase4 才是重点，由于之前紧闭声门引起的胸膜腔内压升高撤除了，所以大量的血液被抽吸进入右心，相应的回左心血量快速增加，主动脉内压也相应增高，反射性兴奋迷走神经，导致了心脏受抑制。这个时相也正是 Valsalva 动作兴奋迷走神经的关键。

2. 药物终止

1）腺苷：10mg 快速静脉推注，起效快，半衰期短。但可造成一过性传导阻滞，窦性停搏，患者可能出现黑蒙，晕厥，需要有所防范，高龄患者应避免应用。另外，腺苷可能造成患者面色潮红，呼吸困难，但多可迅速恢复。值得提出的是，如果 AVRT 为逆向性，即激动向上传导经房室结，向下传导经房室旁路，如应用腺苷可完全阻断房室结传导，这样来之于心房的快速激动全经旁路下传，导致室速或室颤，其后果可想而知。

2）盐酸普罗帕酮：为Ⅰ C 类抗心律失常药物，用于终止 PSVT 时可给予 70mg 缓慢静脉推注，推注时注意心律监测。若不能终止，可于 20 ～ 30min 后再次静脉推注，一般不超过 210mg。若患者存在严重冠心病、陈旧心肌梗死、或心功能不全应禁用。

3）维拉帕米：CCB 类药物，可给予 5mg 静脉推注，推注时间 5 ～ 10min。

4）β 受体阻滞剂：可减慢心动过速时心室率，但终止发作效果差。与腺苷相同，

维拉帕米和 β 受体阻滞剂也不适用于逆向性 AVRT，因为其可阻断房室结传导，但并不能影响旁路的传导。

5）胺碘酮：一般不用做终止 PSVT 发作的一线用药。

3. 电复律

PSVT 一般不引起血流动力学变化。但对于高龄、心功能不佳的患者，长时间持续发作或发作时心室率过快，还是可以引起血压下降，严重时可导致循环衰竭。所以，必要时要考虑紧急电复律。电复律时一般选择 50 ～ 100 焦耳的同步电复律，复律后警惕窦性停搏的风险。

4. 射频消融

由于 PSVT 是一类先天性传导束解剖变异的疾病，所以根治只能通过射频消融的方式。该技术的原理为通过射频能量损毁慢径或旁道。目前 PSVT 一类推荐的治疗方式为射频消融术。该手术治疗 PSVT 的成功率高达 97% 以上，且并发症低。术后一般不需要服用药物维持疗效。

三、基层医师工作要点

（1）通过典型发作症状，心电图，可以识别典型 PSVT 的患者。

（2）可以处理 PSVT 急性发作，掌握一般的终止方式。

（3）可以向患者提出进一步进行射频消融术的治疗建议。

直通周菁更新内容

（周菁　贺鹏康）

第四节　心房颤动和心房扑动

【主诉】患者男性，73 岁，主因“间断心悸 1 年余，加重伴头晕 40min”入院。

【提示】心悸是指患者自觉心脏跳动的不适感或心慌感。作为心内科最常见的症状之一，心悸的可能病因范围极其广泛，如：

（1）心律失常，尤其是期前收缩、心房颤动（房颤）、心房扑动（房扑）、房性或室性心动过速（房速、室速）或阵发性室上性心动过速（阵发性室上速）等快速性心律失常，除此之外，缓慢性心律失常可因长 R–R 间期后的心搏可更为有力而导致心悸。

（2）器质性心脏病：冠心病、心脏瓣膜病、先天性心脏病、心功能不全等各种器质性心脏病均可有心悸表现。

（3）引起心率增快的病理情形：较常见者如发热、甲状腺功能亢进症、贫血及低血糖等。

（4）剧烈运动，精神紧张，饮用酒、浓茶、咖啡等饮料或服用致心率增快的药物后。

（5）心脏神经症及其他心身疾病：需除外器质性疾病。

（一）病史采集

【疾病问诊思路】对于以心悸为主诉的患者，问诊时应包括：病程、发作频率；每次发作有无诱因、持续时间、起始和终止特点、程度轻重、有无颈部搏动感、多尿等表现；是否曾合并血流动力学障碍或黑蒙、晕厥等表现及是否有胸痛、呼吸困难、出汗、发热、头痛等伴随症状；是否有焦虑、抑郁、精神紧张等表现；近期有无腹泻、呕吐、感染等情形；既往有无器质性心脏病、心血管病危险因素以及甲状腺、贫血相关病史等。

【现病史】患者老年男性，1 年来间断发作心悸，伴胸闷、乏力、出汗，无胸痛，无恶心、呕吐，无黑蒙、晕厥。平时活动耐量不受限。每月发作 1 ～ 3 次，无明显诱因，偶于夜间睡眠时发作，曾于发作时行心电图诊断为“心房颤动”，并服用普罗帕酮 150mg，tid 治疗。40min 前进食后再发心悸，程度较前剧烈，并伴头晕，尤以站立时明显，遂来院就诊。自起病以来患者精神、饮食、二便正常，睡眠欠佳，体重无明显下降。

【既往史】高血压病史 10 余年，最高 200/100mmHg，平时服用氨氯地平 5mg/d，血压控制在 130/80mmHg 左右，余无特殊。

（二）体格检查

【提示】心悸、乏力、头晕、呼吸困难、活动耐量下降等是快速心律失常共同的症状。确切诊断有赖于心电图等检查，但仔细的病史和体格检查不仅能提供一些诊断线索，更重要的是有助于迅速评估患者病情、是否存在可纠正的诱因、是否需要紧急处理，还能对可能的并发症进行风险评估、对既往治疗效果进行评价，为长期治疗方案的制定提供重要依据。除此之外，在问诊、体格检查时应注意寻找可能导致心律失常的基础疾病证据，如心功能不全、心脏瓣膜病、先天性心脏病、呼吸系统疾病、甲状腺功能异常以及其他内分泌系统疾病的相关体征。

【体格检查结果】体温 36.2℃，呼吸 18 次 / 分，血压 100/50mmHg。神智清楚，可平卧，无颈静脉充盈或怒张。双肺呼吸音清，未闻及干、湿啰音。心界不大，心率 150 次 / 分，律齐，未闻及病理性杂音。双下肢无水肿。

【分析】就本例患者而言，心律绝对不齐、第一心音强弱不等、脉搏短绌是房颤的标志性体征。房颤发作时 R–R 间期不规则，当 R–R 间期缩短时心室舒张期充盈不足，故下一跳搏出量不足，外周动脉搏动减弱或消失，从而发生第一心音强弱不等、脉搏短绌等现象。另外，患者发作时的多尿症状也是房性心律失常的特征之一，可能与心房利钠肽分泌增多有关。突发突止一般认为是阵发性室上性心动过速的特征之一，但很多快速性心律失常发作时均为一跳期前收缩触发，表现为突然发作。黑蒙、晕厥既可为快速心率（尤其合并器质性心脏病者）也可为长 R–R 间期所致，如为后者应用抗心律失常药时应谨慎。而血流动力学状况是心律失常临床评估的最重要方面，无论是室上性还是室性心律失常，当血压稳定时可以从容评估、检查或处理，而当血压下降明显时则应立即复律。

（三）辅助检查

1. 实验室检查

血常规、尿常规、大、小便常规、甲状腺功能均无明显异常。

2. 心电图

体表心电图是诊断心律失常最基本的方法。

（1）入院前心电图如图 4–4–1 所示。

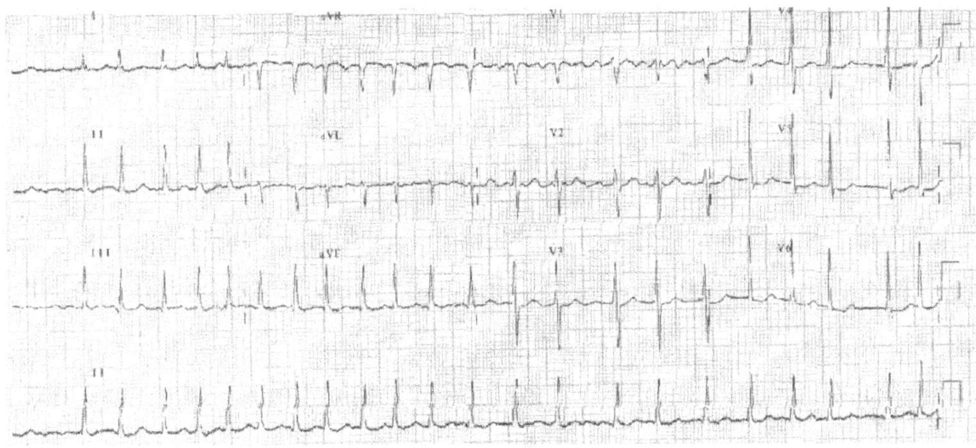

图 4-4-1　入院前心电图

（2）入院心电图如图 4-4-2 所示。

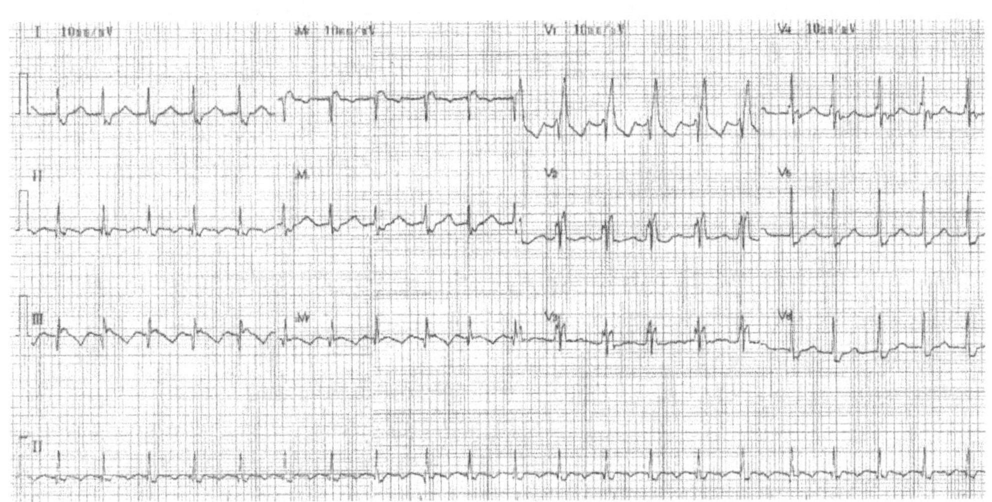

图 4-4-2　入院心电图

3. 经胸超声心动图（B 类）

左心房 38mm，左心室射血分数 62%。胸部 X 线片无明显异常。

【分析】快速性心律失常的心电图诊断要点包括发作时 QRS 波宽窄、节律、P 波和 QRS 波关系、P 波和 QRS 波形态等以及与静息心电图对比等。

（1）房颤的体表心电图特点包括：①心律绝对不规则，即 R-R 间期不等且找不到等倍数规律；② P 波消失；③心房激动显示大小不等、节律不齐的 F 波支配，其频率＞ 300 次 / 分。一般来说，无论 QRS 波宽窄，当心律绝对不规则时首先应考虑房颤可能。如房颤患者出现心律规则且心率较慢的情况，应考虑是否合并Ⅲ度房室传导阻滞，心室由交界区自主节律支配。另外，F 波在某些导联可较大且近于规则，例如左上肺静脉驱动或围绕二尖瓣环大折返主导的房颤 V_1 导联 F 波可呈宽大、规则的“锯齿波”形态，但在其他导联仍为不规则的“颤动波”表现。

（2）房扑为心房内大折返导致的心律失常，其心房由规则的折返激动支配，表现为体表规则的 F 波。房扑可分为两类：①典型房扑：即三尖瓣环峡部依赖的房扑，最多见者为围绕三尖瓣环的逆钟向大折返，在体表心电图上表现为 F 波在下壁导联呈负向锯齿波、在 V_1 导联为窄小正向波的经典房扑图形。也偶见围绕三尖瓣环的顺钟向大折返，其 F 波方向、形态与前者相反，在下壁导联为正向、在 V_1 导联为负向，称为反向典型房扑。②不典型房扑：即非三尖瓣环峡部依赖的房扑，其折返环可能在右心房其他部位或左心房，根据折返环部位和机制 F 波可表现为不同的形态，多见于合并器质性心脏病或曾接受过导管消融或心脏手术的患者。

房扑患病率约为房颤的 1/10，但经常见于房颤患者。典型房扑的 F 波频率多为 300 次 / 分左右，而房室下传比例以 2：1 ～ 4：1 为多，故心室率多为 150 次 / 分、100 次 / 分或 75 次 / 分，偶见房室 1：1 下传而心室率高达 300 次 / 分者。当心率为 300 次 / 分或 150 次 / 分左右时 F 波可能与 QRS 波或 T 波重叠、不易辨认而难与 PSVT 等鉴别。在分析接近两种心率的心动过速心电图时应考虑是否存在房扑可能，并仔细与窦性心律心电图对比观察是否存在隐藏的 F 波，尤其是合并房颤者。Valsalva 动作和按摩颈动脉窦等刺激迷走神经的手法或腺苷等药物有助于一过性降低房室传导比例、显露 F 波。除此之外，在判读房颤、房扑患者体表心电图时，还应注意有无其他心肺疾病征象，如冠心病、肥厚型心肌病和肺栓塞等，并应注意房室传导、Q-T 间期等与房颤诱因及药物治疗密切相关的指标。

（3）房颤、房扑根据体表心电图即可确定诊断，欧美指南均将体表心电图作为房颤的确诊手段。其他辅助检查的目的在于发现房颤、房扑诱因和基础病因，对房颤、房扑进行分类并评估和治疗相关的临床情况等，主要包括：

1）实验室检查血常规、血生化、甲状腺功能、凝血功能等。重点在于注意有无与房颤、房扑有关的可纠正因素，如感染、贫血、电解质异常、甲状腺功能异常等，以及与抗栓、抗心律失常药物治疗有关的指标，如肝肾功能、电解质、甲状腺功能和凝血功能等。脑钠肽（BNP）有助于心功能不全的鉴别和评估，但房颤本身也可导致 BNP 升高。

2）胸部 X 线片评估心肺基础疾病，服用胺碘酮者用于动态监测是否存在肺间质病变。

3）超声心动图确定是否存在器质性心脏病，评估心房、心室大小、瓣膜状况及是否存在心功能不全等。《2016 年欧洲心脏病学会心房颤动管理指南》建议所有房颤患者均应行经胸超声心动图检查（IC 类）。经食道超声心动图用于复律前除外心房血栓。

4）动态心电图用于评估心率控制状况及明确症状与房颤、房扑发作的相关性等。

（四）诊断

【诊断】心律失常、阵发性心房颤动、阵发性心房扑动、高血压病 3 级极高危。

【分析】《2016 年欧洲心脏病学会心房颤动管理指南》将房颤分为 5 类：

（1）初次诊断房颤：以前从未诊断过房颤，不论房颤持续时间及症状轻重。

（2）阵发性房颤：能自行终止，一般每次发作不超过 48h，但也可持续达 7 天，7 天内经药物或电复律转复者也视为阵发性房颤。

（3）持续性房颤：持续 7 天以上，包括持续 7 天以上后经药物或电复律者。

（4）长程持续性房颤：持续 1 年以上并准备采用节律控制策略者。

（5）永久性房颤：患者和医师决定接受房颤心律，放弃节律控制尝试。永久性房颤和长程持续性房颤的界定在于是否准备采用节律控制策略。

（五）治疗

1. 紧急治疗方案及理由

【方案】予吸氧、心电监护，开放静脉通路，给予胺碘酮 150mg 缓慢静脉推注后以 600mg 加入 5%GS 500ml 泵入，泵速 50ml/h（胺碘酮 1mg/min），6h 后减为 25ml/h（胺碘酮 0.5mg/min）。转复为窦性心律。

【理由】房颤、房扑发作时的急诊处理原则包括：

（1）处理可能的可逆诱因，例如饮酒、腹泻、电解质紊乱、感染、肺栓塞以及内分泌因素等。

（2）心室率控制：房颤、房扑发作时如有血流动力学不稳定时则应立即复律，如血流动力学稳定则既可选择心率控制或选择转复窦律。急诊控制心室率一般选择起效较快的β受体阻滞剂、维拉帕米或地尔硫䓬等药物。在合并左心室收缩功能不全者可静脉应用西地兰，病情较重者也可持续泵入胺碘酮控制心室率，而维拉帕米和地尔硫䓬等非二氢吡啶类钙拮抗药因其负性肌力作用可加重心功能不全。

（3）转复窦性心律：房颤、房扑的窦律转复包括电复律和药物复律两种方式，血流动力学不稳定时应立即予电复律，血流动力学稳定时既可选择药物复律也可选择电复律。对于无器质性心脏病的房颤、房扑患者，药物复律首选伊布利特或普罗帕酮等转复成功率较高、心外不良反应较少的药物。其中伊布利特为Ⅲ类抗心律失常药，通过增加慢钠内向电流、阻滞快速延迟整流钾通道而延长复极，其作用具有“频率依赖性”，即心率越快、抗心律失常作用和延长Q-T间期作用越明显。伊布利特转复窦性心律成功率高、起效快，但可导致尖端扭转性室速，因此用药前后应密切心电监护，并避免使用其他延长Q-T间期的药物。普罗帕酮为IC类抗心律失常药，通过阻滞钠通道延长动作电位时程、减慢心房肌自律性和传导速度而达到抗心律失常效果，其抗心律失常作用也具有频率依赖性。和伊布利特相比，普罗帕酮起效较慢，转复过程中可能因心房率减慢反而加速房室结前传而导致心室率加快甚至发生室性心律失常。另外，对于反复发作的阵发性房颤患者，有人推荐发作时给予普罗帕酮450～600mg顿服，但首次使用必须在院内监护条件下进行。

对于有心肌肥厚、心功能不全或心肌缺血等器质性心脏病的患者，可予胺碘酮转复。胺碘酮兼具四类抗心律失常药物作用，是目前房颤药物转复和窦性心律维持有效的，但其心外不良反应较多，尤其是甲状腺功能异常等发生率较高，还可能出现间质性肺损伤，在用药前应行甲状腺功能、胸部X线片等检查。应用胺碘酮转复房颤时，如给予负荷量及维持量24h后仍未转复可予电复律，此时胺碘酮可起到易化复律的作用。同样，在一次电复律不成功的患者，也可予静脉胺碘酮易化后再次电复律。

电复律转复房颤、房扑较药物复律更为迅速，在心房不大、持续时间较短者成功率较高。在转复房颤时一般予以同步、双相200J或单相360J复律，而转复房扑时往往以较小能量即可奏效。电复律前应予地西泮或咪达唑仑等药物镇静，并严密监测生命体征，注意是否有急性肺水肿、心动过缓等并发症发生。一次复律不成功者可将电极片位置由心尖 – 胸骨旁移至前胸 – 后背、改用电极板并加大下压力度、换用双相或高能除颤器、给予药物易化复律等。多次电复律者应注意皮肤灼伤。

房颤、房扑患者转复窦律时可使心房血栓脱落，转复后心房钝抑也易于产生血栓并引发栓塞。对于持续时间 ≥ 48h 的房颤或房扑，应在转复前 3 周到转复后 4 周给予口服抗凝药物治疗，并于转复前行 TEE 检查以除外左心房血栓。对于持续时间 ＜ 48h 者，在复律前可不予口服抗凝药物，可给予普通肝素或低分子肝素后再予转复。对于血流动力学不稳定需要立即电复律者，应予普通肝素或低分子肝素后再行复律，不要因抗凝问题延误复律抢救。复律后是否长期口服抗凝治疗应根据卒中风险而非心律失常是否复发决定。

2. 维持治疗方案及理由

【方案】华法林 3mg，qn，根据 INR 调整剂量；胺碘酮 200mg，tid，1 周后减为 200mg，bid，2 周后减为 200mg，qd。

【理由】

（1）血栓栓塞预防

房颤和房扑的维持治疗包括血栓栓塞预防、心率控制和节律控制三大方面。其中，血栓栓塞预防是唯一有明确证据能降低死亡和卒中风险的治疗策略，因此在房颤治疗中居于首要地位。房颤与房扑、阵发性房颤与持续性房颤血栓栓塞预防的原则相同。传统上应用 CHADS2 评分对房颤患者进行血栓栓塞风险评估并指导抗凝治疗。CHADS2 风险评估根据以下危险因素评分：心力衰竭（congestive heart failure，C）、高血压（hypertension，H）、年龄（age，A）、糖尿病（diabetes，D）、脑卒中（stroke，S）。（合并脑）卒中或 TIA 发作史计 2 分，年龄 ≥ 75 岁、高血压病史、糖尿病和近期心力衰竭史各计 1 分，总分 6 分。2012 年《心房颤动抗凝治疗中国专家共识》推荐，如 CHADS2 评分 ≥ 2 分，卒中风险等级为高危，应长期口服抗凝治疗，如为 1 分，风险等级为中危，可长期口服抗凝药或阿司匹林，如为 0 分，则风险等级为低危，无须抗凝治疗。

CHADS2 评分的缺点在于对中、低危患者的风险评估不够精细。CHADS2 评分 0 分者卒中发生率仍达 1.9%/ 年，而 1 分者达 2.8%/ 年，在这些患者中如仅给予阿司匹林甚至不予抗凝治疗，其卒中风险仍不容忽视。CHADS2 评分为 1 分被分入中危组比例很大，而中危患者并未给出明确的抗栓选择。因此，近年来欧美指南建议使用更细致的 CHA2DS2-VASC 评分。CHA2DS2-VASC 评分在 CHADS2 积分基础上将年龄≥ 75 岁由 1 分改为了 2 分，增加了血管疾病、年龄 65 ～ 74 岁、性别（女性）三个危险因素，最高积分为 9 分。CHA2DS2-VASC 积分≥ 2 分者应口服抗凝药，积分 1 分者则根据患者个体情况决定。CHA2DS2-VASC 评分主要基于欧美的研究结果，能否应用于亚洲人群尚缺乏足够证据。结合我国现状，近年来仍根据 CHADS2 评分指导国人抗凝治疗决策，而将 CHA2DS2-VASC 评分体系目前也逐渐被接受。

华法林是用于房颤血栓栓塞预防的最经典的口服抗凝药物。华法林为维生素 K 拮抗剂，可抑制凝血因子Ⅱ、Ⅶ、Ⅸ、Ⅹ合成，用于非瓣膜病性房颤可使脑卒中风险下降 2/3、病死率下降 1/4。华法林抗凝强度通过血液国际标准化比值（INR）来测定，非瓣膜病性房颤 INR 目标为 2.0 ～ 3.0。我们通常于服药后第 3 天、第 7 天和第 10 天化验 INR，一般于第 2 次或第 3 次化验时达标者不须调整剂量。如第 3 天 INR 已升至 1.5 以上则应注意密切观察，否则 INR 过高而增加出血风险。INR 稳定者可每月复查 1 次。华法林经肝酶 P450 系统代谢，受食物和药物影响很大，因此食物和药物变动时应复查 INR。阿司匹林也是传统上用于房颤抗凝治疗的药物，但实际上阿司匹林用于房颤血栓栓塞预防的证据十分有限，《2016 年欧洲心脏病学会心房颤动管理指南》不建议将阿司匹林单用作为房颤抗栓治疗方案（Ⅲ A 类）。而阿司匹林 + 氯吡格雷双联抗血小板治疗的房颤卒中预防效果不及华法林，出血率则较华法林高。

根据我们对北京 32 家医院 11496 例房颤患者的研究，在 CHADS2 评分≥ 2 分的患者中仅 31.3% 服用华法林。对出血风险的顾虑是华法林应用不足的重要原因。华法林治疗中出血常常和 INR 波动有关，尤其是服药早期发生率最高。同时，应注意控制各项出血高危因素，如高血压、既往出血史、饮酒以及外伤等。HAS-BLED 评分有助于出血高危患者的识别，包括高血压、肝肾功能损害、卒中、出血史、INR 波动、老年（年龄＞ 65 岁）、药物（如二联抗血小板药物或非甾体类抗炎药）或酗酒等因素，HAS-BLED 评分≥ 3 时服用口服抗凝药应谨慎。

（2）控制心室率

房颤药物治疗策略分为心率控制和节律控制两类，其目标均为改善症状。既往比较两种策略的大规模随机对照实验（RCT）均提示节律控制在死亡、卒中等硬终点并不优于心率控制，而药物不良反应等反而更多，多数患者以予控制心率即可达到控制症状的目的。但也有证据提示节律控制策略的生存获益受限于现有抗心律失常药的窦律维持率和不良反应。在临床实践中，应根据年龄、房颤持续时间、左心房大小、症状、心功能状况、是否合并器质性心脏病或可能影响药物治疗的其他疾病、是否适宜于导管消融或其他非药物治疗等综合评估房颤患者长期维持窦性心律的可能性和可能获益，并与治疗的不良反应进行权衡，选择合适的治疗策略。

心室率控制的一线药物为β受体阻滞剂和非二氢吡啶类钙拮抗药。地高辛口服对静息心室率控制效果较好，而对活动后心室率增快者效果较差，且起效较慢、需监测地高辛浓度，多用于合并心功能不全患者。对于心室率未达标者可联合应用地高辛和β受体阻滞剂/非二氢吡啶类钙拮抗药中的一种，仍未达标者可以口服胺碘酮控制心室率。关于心室率控制的目标是采用严格的心率控制（静息心率≤ 80 次/分）还是宽松的心率控制（静息心率≤ 110 次/分）存在争议。《2014 年心房颤动患者管理指南》建议，对于症状明显的房颤患者采取严格的心率控制，而对于无症状且左心室功能正常者可考虑宽松的心率控制，如果活动时症状明显可行运动试验据以调整心率控制目标。而《2016 年欧洲心脏病学会心房颤动管理指南》建议以宽松的心率控制作为初始治疗方案。

（3）维持窦性心律

以抗心律失常药物维持窦性心律的目的在于控制房颤症状。现有抗心律失常药的长期窦性心律维持率均较低，药物节律控制的目标在于降低房颤发作次数而非完全维持窦性心律。同时，应注意抗心律失常药的致心律失常作用和其他不良反应。为了尽量降低不良反应发生风险，在应用抗心律失常药物治疗房颤时可采用短期、间断的使用策略，例如在药物或电复律后或导管消融后数周至数月内应用抗心律失常药物，或在房颤发作较频繁时短期应用一段时间后停用。

在选择抗心律失常药物时，应将安全性放在首要位置来考虑，而不是有效性。对于无器质性心脏病的房颤患者，一线用药为普罗帕酮、索他洛尔或盐酸决奈达隆，胺碘酮则作为二线选择；对于合并心肌缺血、心脏瓣膜病或心肌肥厚的患者，可考虑索他洛尔、胺碘酮或盐酸决奈达隆；对于合并心功能不全的患者，可选择胺碘酮。所有抗心律失常药物均应于用药前和用药数天内行心电图检查，尤其注意 P–R 间期、QRS 波和 Q–T 间期等指标，用药过程中也应定期复查并避免其他导致 Q–T 间期延长的因素。服用胺碘酮者还应注意监测甲状腺功能、胸部 X 线片以及其他与其不良反应相关的症状、体征。

3. 出院治疗方案和转诊

【方案】患者服用胺碘酮仍有房颤发作，遂行导管消融治疗，目前术后1年，无房性心律失常复发。

【理由】房颤是一种慢性疾病，往往需要长期、终身治疗和随诊。但近年来导管消融技术的进展已可使相当一部分房颤患者得到根治。其原理在于房颤的发生机制与肺静脉触发等驱动机制和心房基质的维持机制有关，而导管消融则通过隔离肺静脉以及心房线性消融或电位消融等基质改良消除房颤的驱动机制和维持机制。对于已经一种抗心律失常药治疗无效的有症状的阵发性房颤，已有很多RCT证实导管消融成功率明显优于药物治疗，目前已被公认为房颤导管消融的指征，而在有经验的中心导管消融也可作为阵发性房颤的一线治疗方案。就持续性房颤和长程持续性房颤而言，虽然导管消融成功率相对较低，但也优于药物治疗。一些观察性研究提示房颤导管消融可能改善卒中、死亡等长期预后，但目前尚无RCT证据。导管消融治疗阵发性房颤成功率约70%、持续性房颤约50%，主要并发症包括心房食管瘘（≤0.5%）、围手术期卒中（≤1%）、心脏压塞（1%～2%）和肺静脉狭窄等，围手术期死亡率＜0.2%。《2016年欧洲心脏病学会心房颤动管理指南》将药物治疗无效的阵发性房颤列为导管消融的Ⅰ类指征，而将有症状持续性房颤或长程持续性房颤列为其Ⅱa类指征。

导管消融是典型房扑的常规根治手段。典型房扑为围绕三尖瓣环的大折返，以导管消融阻滞三尖瓣环峡部线即可阻断其折返环。如以三尖瓣环峡部阻滞线双向阻滞为消融终点，复发率可达5%以下。房扑消融前后应注意术前3周至术后4周规范口服抗凝药物治疗。术后复发房性心律失常者短期内多为三尖瓣环峡部阻滞线传导恢复所致，而远期则多为房颤发作所致。

二、疾病知识拓展

新型口服抗凝药（NOAC）是近年来房颤治疗领域显著进展之一。华法林受食物、药物影响大，需定期抽血监测INR且常常需要调整剂量，因此应用率和INR达标率均不满意。而达比加群、利伐沙班、阿哌沙班和依度沙班等NOAC可以固定剂量使用、起效快、无须监测 INR、受药物和食物影响小，目前达比加群和利伐沙班已在国内常规应用。达比加群为直接凝血酶（Ⅱa 因子）抑制剂，利伐沙班为直接 Xa 因子抑制剂。在相关大规模 RCT 中，达比加群 110mg，bid 和利伐沙班 20mg，qd 在预防卒中或体循环栓塞的有效性方面，以及严重出血等安全性方面均不劣于华法林，而出血性卒中发生率低于华法林。达比加群 80% 经肾排泄，利伐沙班 35% 经肾排泄，在应用于合并肾功能不全房颤患者时均应减量。在血肌酐清除率（CrCl）≤ 50ml/min 者应将利伐沙班减为 15mg，qd，而在 CrCl ≤ 30ml/min 者应将达比加群减为 75mg，bid。在 CrCl ≤ 15ml/min 的终末期肾脏病患者，两者均无明确证据，而华法林的安全性尚可接受，需口服抗凝治疗时应选择华法林。而目前认为植入机械瓣和中度与重度二尖瓣狭窄的房颤患者只能应用华法林抗凝。

左心耳封堵术是房颤抗凝治疗的另一种方法。非瓣膜病性房颤左心房血栓 90% 来自于左心耳，因而可通过介入方式以封堵器堵闭左心耳达到预防血栓栓塞的目的。目前关于左心耳封堵术的两项 RCT 提示其对房颤卒中预防效果和华法林类似，而远期出血风险可能较低。其即刻成功率达 98%，30 天内并发症发生率约 4%。《2016 年欧洲心脏病学会心房颤动管理指南》建议左心耳封堵术适用于长期口服抗凝药物存在禁忌的房颤患者（Ⅱb 类）。

就房颤消融治疗而言，除了经典的经导管射频消融之外，还可以通过其他方式实现肺静脉隔离乃至心房基质改良。例如，外科微创手术也是房颤消融的选择之一，尤其以胸腔镜下双极射频或冷冻消融隔离肺静脉最为常用。一些学者开始探索在单次手术中联合应用介入和外科手段治疗房颤的“杂交”术式。冷冻球囊隔离肺静脉有效性和导管消融相近，虽然 X 线曝光较多，但操作更为简单，已得到了越来越多的认可。

三、基层医师工作要点

（1）和其他快速心律失常一样，房颤、房扑的急诊处理时首先应注意血流动力学是否稳定。

（2）房颤、房扑治疗中应注意原发疾病和合并情况的识别和处理，如心肌炎、心功能不全、电解质紊乱、内分泌疾病尤其是甲状腺功能异常等。

（3）房颤的长期治疗中抗凝是重点，根据患者情况通过共同决策可选择导管消融等节律控制或抗凝＋心率控制等方案。

直通蒋晨曦更新内容

（马长生　蒋晨曦）

第五节　室性心动过速

一、案例分析

【主诉】患者男，25岁，工人。主因“反复发作性心慌心悸2年，再发4天”入院。

（一）病史采集

【病史询问思路】患者年轻男性，反复发作心慌心悸2年，近4天来再次发作，按照常规临床思路（图4-5-1），病史询问应注意如下几点：

（1）明确患者不适感为临床所描述的“心悸”：心悸（palpitation）是人们主观上感觉对心脏跳动的一种不适或心慌感。心率缓慢时常感到心脏搏动有力，心率较快时常感到心跳不适。心悸发生时，心率可快可慢，也可以心律不齐，心率和心律正常时也可以发生心悸。患者常常主诉“能感觉到自己的心跳”、“心跳的很重”、“心跳的打鼓一样”、“心跳到嗓子眼”、“心慌的好像做了亏心事一样”等等。

（2）追问发作诱因：比如劳累，精神因素，饮酒等。发作诱因可以用于鉴别心悸为生理性或病理性。①生理性原因所致心悸多见于剧烈运动或精神过度紧张状态，以及饮酒、浓茶、咖啡、某些药物后；②病理性原因所致心悸诱因多不明确，多和原发病关系明显。比如阵发性室上性心动过速所致心悸多为突发突止，无明显诱因；部分期前收缩患者的心悸可表现在交感神经兴奋性增加时。

（3）详细询问病程：应详细询问患者心悸病程长短、每次发作持续时间、疾病进展情况，如何终止等。器质性病因所致心悸多病程较长，病程逐渐进展等。

（4）伴随症状：根据伴随症状不同，多提示不同病因及不同严重程度。

①伴心前区疼痛者，常见于冠状动脉粥样硬化性心脏病，比如心绞痛、心肌梗死，或心肌炎、心包炎、心脏神经官能症等。

②伴发绀者，常见于先天性心脏病、右心功能不全、休克等。

③伴呼吸困难者，见于急性心肌梗死、心肌炎、心包炎、心力衰竭、重症贫血等。

④伴发热者，见于急性传染病、风湿热、心肌炎、心包炎、感染性心内膜炎等。

⑤伴晕厥、黑蒙、抽搐者，见于高度房室传导阻滞、心室颤动、阵发性心动过速、病态窦房结综合征等。患者一旦有晕厥病史，则提示病情危险程度相对较高，因此问诊时必须询问患者是否有黑蒙和晕厥的相关症状。

⑥伴贫血者，见于各种原因引起的急性失血，此时常有虚汗、脉搏微弱、血压下降或休克，且慢性贫血时心悸多在劳力后明显。

⑦伴消瘦、出汗、食欲亢进者，见于甲状腺功能亢进症。

⑧伴阵发性高血压者，见于嗜铬细胞瘤。

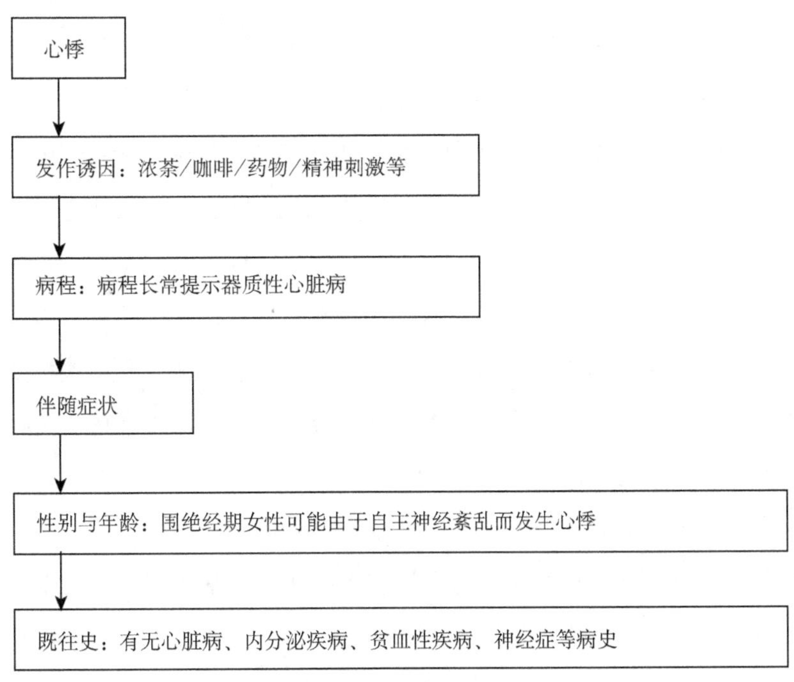

图 4-5-1　问诊思路图

【现病史】患者 2 年前起，反复无明显诱因下出现心慌，无法自行终止，无胸闷胸痛，无头晕头痛，无呼吸困难，无黑蒙晕厥，每次发作时至当地医院查心电图示：室上性心动过速可能，给予药物治疗后好转（具体不详），症状反复。患者 4 天前再次出现心慌症状，与之前类似，遂于我院门诊查心电图示：室性心动过速（室速），今来我院就诊，为进一步诊治，拟室性心动过速收住入院。病程中患者精神尚可，无畏寒发热，无咳嗽咳痰，无恶心呕吐，无腹痛腹泻，饮食尚可，睡眠欠佳，大小便正常，近期体重无明显变化。

【分析】患者年轻男性，反复发作性心慌，发作时症状不重，无黑蒙晕厥，外院心电图提示室上性心动过速（室上速）可能，但我院心电图提示室性心动过速可能。分析患者现病史时，应注意考虑如下几点：

（1）根据患者症状及就诊经历，考虑患者快速性心律失常可能性较大，但具体是哪一种心律失常，还需进一步探究。

（2）患者外院心电图提示室上性心动过速，但我院心电图提示室速，按照一元论，患者同时患有上述两种疾病可能性极低，很有可能是室性心动过速的特殊类型（比如窄 QRS 波的分支型室速），或者是室上速伴差异传导。这还需要发作时心电图的进一步分析和电生理检查的确诊。在还未确诊之前，一定要按照其中严重者处理，因此入院后应首先考虑患者室速可能。

（3）患者虽然室速可能性大，但是根据对患者症状的评估，无黑蒙晕厥等症状，提示患者虽然心动过速反复发作，但尚不影响血流动力学。因此目前初步评估患者病情尚稳定。

【既往史】否认高血压、糖尿病、冠心病等慢性病史；否认结核、乙肝等传染性疾病史；否认食物药物过敏史，否认手术史、外伤史及输血史。预防接种随社会。

【个人史】生于原籍，久居当地，否认疫水接触史，否认有毒物质接触史。否认吸烟史，否认酗酒等不良嗜好。未婚未育。

【家族史】自诉其祖父及母亲有肥厚型心肌病病史。

【分析】根据患者现病史分析，患者快速性心律失常基本明确，高度怀疑室速，根据患者既往史、个人史和家族史，主要应分析患者心律失常所合并的器质性疾病类型、室速的诱发因素等。

（1）患者既往史中，没有高血压、糖尿病、冠心病等慢性病史，提示患者合并器质性心脏病可能性较小。

（2）但患者家族史中，提示其家族有肥厚型心肌病遗传倾向，且肥厚型心肌病患者较常合并各类室性心律失常，因此应予以鉴别。

（二）体格检查

【提示】①室速患者体格检查可为阴性；②室速患者体格检查中最重要的部分，是观察评估患者在室速发作状态下，患者生命体征情况，如血流动力学不稳，则应紧急处理。

【体格检查结果】体温 37.2 ℃，脉搏 158 次 / 分，呼吸 14 次 / 分，血压 96/54mmHg。患者神志清，精神可，两肺呼吸音清，未闻及干、湿性啰音。心前区无隆起，心界无扩大，心率 62 次 / 分，律齐，余各瓣膜听诊区未闻及杂音及额外心音，未闻及心包摩擦音。腹平软，无压痛反跳痛，移动性浊音阴性，无双下肢水肿，生理反射存在，病理反射未引出。

（三）辅助检查

（1）血、尿、便三大常规、肝肾功能电解质、凝血功能、甲状腺功能、输血前八项无异常，脑钠肽 394.00ng/L。

（2）心电图检查（图 4-5-2）：异位心律，阵发性左心室特发性室性心动过速（左后分支来源）。

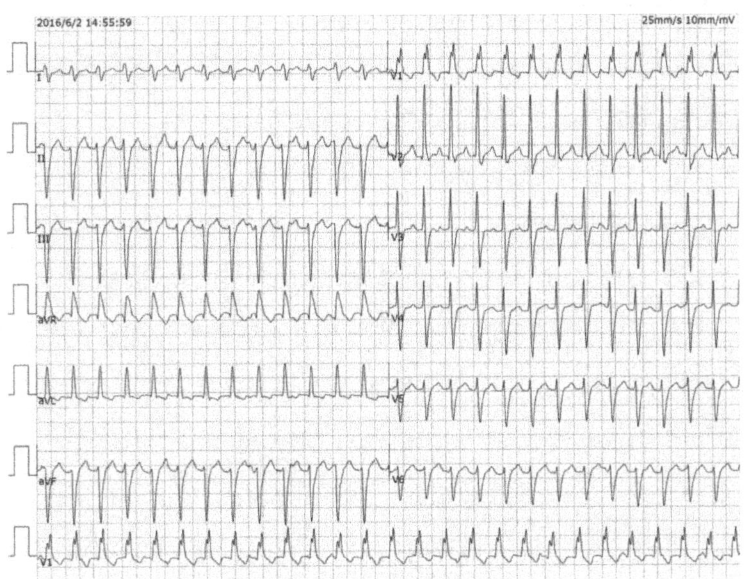

图 4-5-2　心电图结果

（3）心脏超声检查：各室腔大小正常范围（LAD：31mm，LVDd：49mm，IVS：10mm，LVPW：10mm，EF：69.0%）；各瓣膜回声及开放尚可；室间隔与左心室后壁厚度正常，呈异向运动，搏动尚可；主肺动脉内径未见异常。心脏超声提示心内结构未见明显异常。

【分析】患者心律失常发作时的心电图，是室速患者诊断治疗的重要依据。根据患者心电图检查，可以得到如下信息：

（1）患者发作时心电图并非典型宽 QRS 波心动过速，因此可以解释为何患者早期发病时当地医院会误诊为“室上性心动过速”。

（2）虽然 QRS 波较窄，但从心电图上可以明显看出，下壁导联Ⅱ、Ⅲ、aVF 上，P 波与 QRS 波无关，房室分离明显，因此可考虑为室性心动过速。

（3）但患者心电图并非常见室速所表现出的宽 QRS 波，因此考虑室速来源部位较高（如心室间隔的高位）或传导束支之上（如房室束支的分支）。

（4）患者血液化验结果及心脏超声结果均正常，未见明显器质性心脏病，此患者可考虑为特发性室性心动过速。即指发生在心脏结构和功能正常者的室速。该类室速发作时均为单形性，血流动力学稳定，患者预后良好。

（四）诊断与鉴别诊断

【诊断】心律失常、阵发性左心室特发性室性心动过速，左后分支来源。

【分析】室性心动过速的诊断主要考虑如下几方面：

1. 临床特征

室性心动过速的临床特征取决于以下个几方面：基础心脏疾病的存在及其严重程度、室速的频率和持续时间、房室收缩顺序的丧失和心室激动顺序改变对收缩功能的影响等。其常见的临床表现包括：①少数室速患者可无症状，尤其是特发性室速和心室率较慢的器质性心脏病室速患者，其常于体检或者心电图检查时偶然发现。②多数室速可引起心排出量减少和低血压等，患者多主诉心悸、头晕、视觉障碍和焦虑等精神改变。③根据患者基础疾病不同，临床症状可有所不同。如缺血性心脏病患者室速可诱发心绞痛，持续时间较长的室速则可诱发和加重心功能不全。④快室率或发作持续时间长的室速可致血压降低，甚至导致循环衰竭和休克，严重者可引起晕厥或心脏性猝死。

2. 心电图与动态心电图诊断

体表同步 12 导联心电图和动态心电图是诊断室速最重要的方法之一，特点为：①3 个或 3 个以上的室性期前收缩连续出现；②除少数束支来源室速外，大多数室性心动过速的 QRS 波形态畸形的时限＞0.12s，ST–T 波方向与 QRS 波主波方向相反；③心室率 100～250 次 / 分，心律规则，但亦可略不规则；④室性心动过速时发生房室分离现象；⑤出现室性融合波。

【鉴别诊断】虽然室性心动速的 QRS 波宽大畸形，但必须与其他的宽 QRS 波心动过速相鉴别，包括室上性心动过速伴差异传导、经房室旁路前传的逆向型房室折返性心动过速、经房室旁路前传的房性心动过速以及起搏器介导的心动过速等。少数左心室特发性室速的 QRS 波宽大畸形不明显，须注意鉴别。鉴别诊断时需注意以下几点：

（1）临床资料的采集：包括基础心脏病的病史和特征、心动过速发作时的血流动力学变化如黑蒙或晕厥等、药物或迷走神经刺激能否终止心动过速和有无起搏器植入史等。

（2）仔细阅读患者窦性心律时的心电图特征：窦性心律下心电图是否有预激波表现，是否出现束支传导阻滞现象，是否有异常 q 波，以及窦性心律时的心电图是否记录到与宽 QRS 波心动过速形态相同的室性期前收缩等。

（3）仔细分析宽 QRS 波心动过速发作时的心电图特征。

（4）心腔内电生理检查：如上述鉴别诊断方法仍不明确，可考虑行心内电生理检查以确定诊断。

对于宽 QRS 波心动过速的鉴别诊断，目前临床上较常采用的为 Brugada 四步诊断法（图 4–5–3）。

【有助于室速诊断的其他辅助检查】对于室速的诊断，下列这些检查虽然不能给予直接的证据，但可以起到辅助诊断或鉴别诊断的作用。

（1）心脏超声：提示患者是否存在心瓣膜病和心肌肥厚，准确测定心腔大小，了解心功能状态。

（2）影像学检查：心脏磁共振（MRI）检查能较明确识别心脏脂肪组织和纤维化的瘢痕组织，对有些心脏疾病如致心律失常性右心室心肌病等有重要诊断价值。

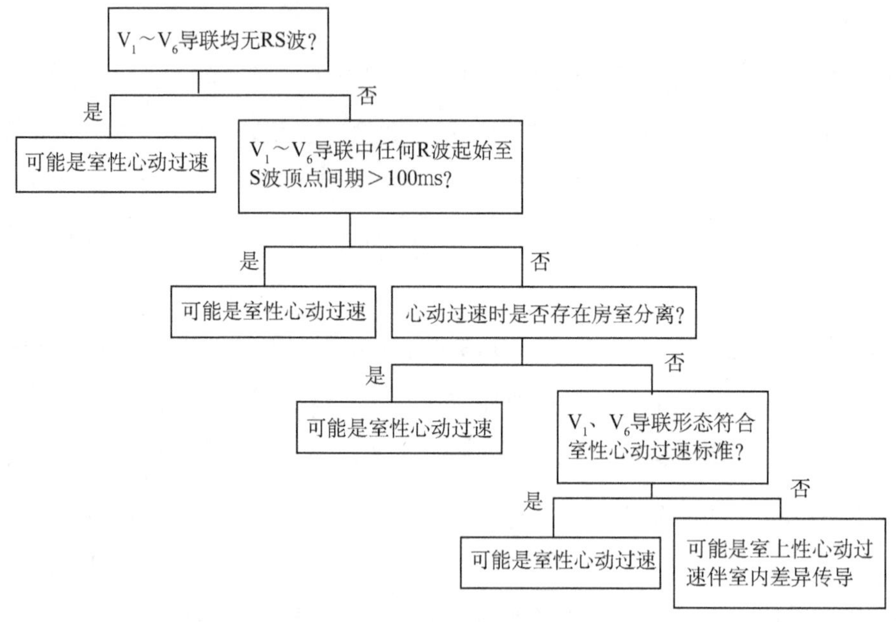

图 4-5-3 Brugada 四步诊断法

（3）冠状动脉 CT 和冠状动脉造影：了解冠状动脉有无病变及其程度，对室性心动过速的病因诊断、鉴别诊断和治疗有重要价值。

（4）电生理检查：对于体表心电图不能明确诊断的室性心动过速，心腔内电生理检查是极其重要的诊断方法。可以明确室性心动过速的发生机制，有助于指导制定导管射频消融治疗方案。

（五）治疗

患者入院后完善检查排除禁忌后，行导管射频消融术。手术过程为：常规消毒、铺巾，穿刺左、右侧股静脉，经左股静脉置入 CS、HIS 导管，经右股静脉置入 RVA 导管，基础心律为窦性心律，测 HV 间期为 58ms，心室 S_1S_1；400ms 刺激房室分离，心室程序刺激未诱发心动过速，静脉滴注异丙肾上腺素后，右心室 $S_1S_2S_3S_4$ 400/250/250/240ms 刺激诱发心动过速（QRS 波形态为右束支 + 左前分支阻滞型），房室分离，测量心动过速下 HV 间期为 -30ms，诊断左心室特发性室速。遂予局麻下穿刺右侧股动脉送入 20 极标测导管，EnSite-Velocity 三维标测系统指导下构建左心室间隔模型，激动标测提示最早心室激动位于左后分支远端，送入消融导管至靶点区域，窦性心律下局部标测到 V 波前碎裂的前向 P 电位，诱发心动过速后靶点区 V 波前有 P 电位，局部 30W 55℃放电 10s 心动过速终止，继续放电 240s 巩固。消融后静脉滴注异丙肾上腺素 2 次，静脉推注阿托品后行心室 Burst、程序刺激，未诱发室性心动过速，心房程序刺激诱发出短阵的长 RP 窄 QRS 波心动过速，自行终止，再次刺激无法再诱发上述心动过速。手术成功。

二、疾病知识拓展

室性心动过速（室速），是指激动起源于希氏束以下水平的左或右心室肌或心脏特殊传导系统，至少连续 3 个或 3 个以上的快速性室性异位激动。多见于各种器质性心脏病和心功能不全患者，但近年来在无器质性心脏病的青少年患者也并不少见。室性心动过速发作时，尤其是心室率快的室性心动过速，一方面可明显增加心脏负担，对于心脏有严重病变或心脏功能严重损害时可致血流动力学障碍；另一方面快室率室速可致电学异常使其蜕变为心室颤动，从而导致患者死亡。因此，及时诊断和治疗室性心动过速至关重要。

（一）室性心动过速的分类

1. 根据临床表现分类，室性心动过速分为以下两类

（1）血流动力学稳定性室速：此类多为心室率较慢的室速，发作时患者可无症状或症状轻微，多诉心悸、心跳过重、心动过速等，此时患者血压在正常范围，意识清。

（2）血流动力学不稳定性室速：此类室速多为快室率室速，发作时，轻者患者可出现一过性头晕、乏力或黑蒙；重者可发生晕厥与意识丧失，甚至可导致心脏性猝死，尤其是有严重的器质性心脏病或心功能不全的患者。此病例中，患者属于前者。

2. 根据心电图形态，室性心动过速分以下几种类型

（1）非持续性室速：室速发作持续时间＜ 30s 者为非持续性室速。非持续性室速可为单形性，也可为多形性。其常见于起源右心室流出道的特发性室速和致心律失常性右心室心肌病室速。急性心肌梗死期间的多形性室速常为非持续性室速。

（2）持续性室速：室速发作持续时间≥ 30s 或室速发作持续时间虽＜ 30s 但伴有明显的血流动力学障碍须行紧急干预者，均为持续性室速。同样其形态学可为单形性，也可为多形性室速。多数器质性心脏病室速为持续性室速。

（3）无休止性室速：无休止性室速的定义为室速持续时间超过 24h，应用的所有抗心律失常药物及电复律均不能有效终止其发作者。

（4）单形性室速：室速发作时，心电图同一个导联上的室性 QRS 波形态均相同者称为单形性室速。特发性室速几乎均为单形性室速，在器质性心脏病室速中单形性室速也是十分常见的。

（5）多形性室速：室速发作时，心电图同一个导联上的室性 QRS 波形态呈现 2 种或 2 种以上的形态称为多形性室速。多形性室速稳定性较差，容易发展为室颤。发生在长 QT 综合征患者的尖端扭转型室速是多形性室速的一种。

（6）双向性室速：这种室速较为少见，其实也属于多形性室速。主要表现为心动过速时心电图同一导联上的室性 QRS 波主波方向正负双向交替出现。这种室速往往和洋地黄中毒相关。

（7）束支折返性室速：束支折返性室速是一种单形性室速，其通常发生在扩张性心肌病患者，也可见于冠心病患者。心动过速时其折返环涉及希普系统，即激动沿希氏束的右束支向下传导，跨过室间隔，激动再经左束支向上逆传，因此心动过速通常在心电图上显示为左束支传导阻滞（LBBB）图形。极少数束支折返性室速的折返环与上述完全相反，其心动过速则表现为右束支传导阻滞（RBBB）图形。

3. 根据室速的病因分类，可分为如下几种

（1）特发性室速：临床上经体格检查、心电图、超声心动图、甚至心脏磁共振和冠状动脉造影等检查均未能发现心脏结构和功能异常证据者，发生在这种患者的室速称为特发性室速。此类室速约占所有室速的 10% 左右，多发生在青少年患者。

（2）器质性心脏病室速：器质性心脏病室速，也称之为病理性室速，常见的病因包括：冠心病尤其是心肌梗死后、致心律失常性右心室心肌病、急性心肌炎、扩张型心肌病、肥厚型心肌病、先天性心脏病及心脏外科手术后等。

（3）遗传性室性心律失常：遗传性室性心律失常离子通道疾病所致的遗传性室性心律失常，近年来越来越受到人们的关注。遗传性室性心律失常包括：①先天性长 QT 综合征（LQTS）；② Brugada 综合征；③短 QT 综合征（SQTS）；④儿茶酚胺敏感性多形性室速（CPVT）等。这其中 LQTS 和 CPVT 的主要表现形式为多形性室速，而 Brugada 综合征和 SQTS 所致的室性心律失常的表现形式以室速少见，而以心室颤动较常见。

（4）电解质紊乱及抗心律失常药物：电解质紊乱如低钾血症和低镁血症等常常可诱发包括室速在内的室性心律失常，尤其对有器质性心脏病和心功能不全的患者。由于电解质紊乱如低钾血症等可导致细胞膜电位改变，影响细胞膜的电除极和复极，因此在心脏结构正常和心功能正常的患者也可导致室性心律失常。

绝大多数抗心律失常药物都可以作用于离子流，不同程度地影响动作电位。其中致动作电位明显延长的Ⅲ类和Ⅰ A类抗心律失常药物更易导致室速等室性心律失常，如索他洛尔，依布利特，奎尼丁和普鲁卡因胺等。此外，IC类抗心律失常药物普罗帕酮以及洋地黄中毒等也可引起室速等室性心律失常。

4. 根据室速合并的基础疾病分类，可分为如下几种

（1）冠心病室速：冠心病室速是最常见的器质性心脏病室速。心绞痛、急性心肌梗死、陈旧性心肌梗死瘢痕以及心肌血运再灌注治疗措施都可引起室性心律失常。冠心病室速可为单形性、多形性、尖端扭转性或加速性室性自主节律。陈旧性心肌梗死致瘢痕形成时，其室速可为单形性；急性心肌梗死期间，其室速可为多形性，心肌血运时，会出现加速性室性自主节律，后者常是再灌注有效的指标之一。

（2）先天性心脏病室速：先天性心脏病室速多发生在心脏外科矫正术后，这与外科手术疤痕或修补缺损的塑料补片有关，因手术疤痕与塑料补片是室速折返机制的基础。较常见者为法洛四联症和室间隔缺损矫正术后所发生的单形性室速。

（3）心肌病室速：

①肥厚型心肌病室速：肥厚性型心肌病是一种常染色体显性遗传性疾病，其疾病特点为广泛或局部的心肌细胞肥厚、畸形、排列紊乱、间质胶原增生和纤维化。上述的组织学变化，形成了电不稳定的基础。由于兴奋传导的各异向性及传导速度和不应期的不一致性，使得折返形成，从而导致非持续性或持续性室速。室速是肥厚型心肌病患者心脏性猝死的主要原因之一，必须重视并及时治疗。

②扩张型心肌病室速：扩张型心肌病常与心功能不全并存，由于其心肌细胞代偿性肥大，心肌纤维排列紊乱、扭曲、间质组织分隔，导致心肌离子通道水平重构，形成激动的不均一性传导，从而引起室速。扩张型心肌病室速可为单形性，也可为多形性，可为持续性，也可为非持续性。持续性快室率室速易导致血流动力学障碍，血压下降，甚至猝死。

③右心室心肌病室速：过去称为的致心律失常性右心室发育不良，世界卫生组

织现命名为致心律失常性右心室心肌病。该病多为进展性疾病，其特异性病理改变为右心室流出道或右心室被累及的其他部位的心肌被脂肪或纤维组织所替代。由于室速或其他室性心律失常多为患者的首发症状，且病变主要累及右心室，故而得名。绝大多数室速起源于右心室流出道，少数起源于流入道或右心室其他部位，因此室速心电图 QRS 波常呈现 LBBB 型。右心室心肌病室速可为单形性，但更多为多形性。快室率室速可致血流动力学紊乱，甚至猝死。

（4）心力衰竭室速：心力衰竭是一种综合征，室性心律失常在慢性心力衰竭患者中非常常见，多个研究证实，大约 50% 的患者均有非持续性室速和其他室性心律失常。其发病机制较为复杂，基础器质性心脏病如心肌缺血，神经激素的参与、电解质紊乱和酸碱平衡失调等均可与室性心律失常有关。反复发生的非持续性和持续性室速可诱发和加重心力衰竭，甚至心脏性猝死。

（5）特发性室速：特发性室速指发生在心脏结构和功能正常者的室速。该类室速发作时均为单形性，血流动力学稳定，患者预后良好。

（二）室速的治疗要点

1. 室速治疗原则

对于血流动力学稳定的室速，临床上常静脉给予抗心律失常药物以终止室速的发作。对于血流动力学不稳定的室速，首选电复律治疗，目的是尽快终止室速，维持稳定有效的血液循环，防止循环衰竭、心脏停搏或猝死。无休止性室速对抗心律失常药物和电复律治疗均无效，急诊行导管射频消融治疗可能是唯一的治疗措施。对于器质性心脏病合并持续性室性心动过速的患者，应建议植入型心脏转复除颤器（ICD）治疗，预防心脏性猝死。

2. 急症处理

（1）药物治疗

①器质性心脏病室速：如果患者血流动力学稳定，可首先选用药物治疗。冠心病室速、心力衰竭室速和右心室心肌病室速等，首选胺碘酮，也可应用利多卡因治疗。

胺碘酮的静脉使用方法：静脉负荷剂量 + 静脉维持。首剂负荷量：首先给予 100 ~ 150mg，溶液稀释后缓慢注入（约 10min 左右），必要时可在 10 ~ 15min 后重复给予

100 ～ 150mg。静脉维持：1 ～ 2mg/min，维持 6h，随后以 0.5 ～ 1.0mg/min 维持 18 小时，第 1 个 24h 内总量一般为 1200mg，最高不超过 2000mg/d。普罗帕酮可应用于先天性心脏病室速等，对于冠心病室速和心力衰竭室速等不建议使用。

②特发性室速：应根据室速的心电图确定其起源部位，右束支阻滞伴电轴左偏，可能对维拉帕米敏感，电轴不偏或右偏伴左束支阻滞图形，可选用 β 受体阻滞剂或非二氢吡啶类钙拮抗剂，如无效则可考虑应用普罗帕酮，必要时选择胺碘酮治疗。

③尖端扭转型室速：这类室速应努力寻找和去除导致 QT 间期延长的病因，停用或可能诱发的药物。治疗上首选给予静脉应用镁盐。对心动过缓和明显长间歇依赖者可考虑心房或者心室临时起搏治疗，也可短时使用提高心率的药物，如阿托品、异丙肾上腺素以等待临时起搏安置。先天性长 QT 间期综合征治疗应选用 β 受体阻滞剂，对于基础心室率明显缓慢者，可考虑起搏联合 β 受体拮抗剂治疗。

（2）非药物治疗

①电复律：如室速时患者血流动力学不稳定或为无脉搏室速，应尽早行电复律，双向 200J，单向 360J，单次复律不成功者可重复多次；如患者血流动力学虽有改变，但心电监护显示室速波形振幅较大，尚未发展至室颤，可行同步电复律治疗。先从 50J 开始，如无效可考虑逐渐递增至 100 ～ 200J。对于复律失败者可尝试给予抗心律失常药物后再行复律。

②心肺复苏：对于无脉搏室速，应立即启动基础心肺复苏，在电复律或电除颤的同时给予胸外按压、开放气道和给氧等其他心肺复苏治疗。

3. 预防室速复发

抗心律失常药物和电复律可终止室速发作，但并不能根治室速。因此，室速发作终止后必须给予有效的抗心律失常药物维持治疗，以预防室速复发。但长期应用抗心律失常药物可能会带来不良反应，应该严密观察。导管消融可能是目前唯一的根治性治疗措施，尤其是对于特发性室速患者。特发性室速的消融成功率高，器质性心脏病室速的成功率较低，消融后复发率也较高。此外，病因与诱因治疗如改善心肌供血，纠正低血钾、积极治疗心力衰竭等也十分重要。

三、基层医师工作要点

室性心动过速的基层医师处理原则：

（1）及时识别和诊断室性心动过速：了解室速发生时的常见症状，同时懂得识别基本的室速心电图。

（2）及时发现和纠正室速的诱因：了解室速的常见病因和诱因，如冠心病、心肌病、电解质紊乱等。

（3）准确评估室速的危险程度：室速严重时可影响血流动力学，应注意监测并评估患者生命体征，发现室速的潜在病因，评估室速的危险程度。

（4）掌握室速的基本治疗原则，可紧急处理部分室速：了解室速复律的常用药物，同时熟练掌握电复律操作，能在血流动力学不稳定的室速患者中及时电复律治疗。

直通曹克将更新内容

（5）及时转诊：绝大多数室速的治疗仍然建议射频消融手术治疗，室速急性发作稳定后，应及时转诊，评估 ICD 治疗和导管消融治疗的指征。

（曹克将　王子盾）

第六节　心室扑动与心室颤动

一、案例分析

【**主诉**】患者，女，62 岁。主因“活动后心悸胸闷 5 年余，晕厥 1 次”入我院。

（一）病史采集

【**病史询问思路**】患者本次入院的目的主要是因为晕厥 1 次，因此，病史询问的主要思路应按照晕厥来处理。晕厥患者病史询问包括：

（1）关于晕厥前患者所处环境的询问：①体位：平卧位、端坐位或者站立位；②活动情况：休息、改变体位、运动中或运动后、排尿中或排尿后即刻、咳嗽或者吞咽、颈部转动；③易感因素：如拥挤或闷热的环境、持续站立等；④预知发生的事件：如恐惧、疼痛等。

（2）关于有无晕厥前症状的询问：恶心、呕吐、腹部不适、发冷、出汗、颈部或肩部疼痛、视物模糊、眩晕、心悸。

（3）关于发作情况的询问（目击者）：摔倒的方式、皮肤的颜色（苍白、青紫）、意识丧失的持续时间、呼吸方式（鼾声）、肢体运动（强直、阵挛）和持续时间、有无摔伤和咬伤。

（4）关于发作结束后的询问：恶心、呕吐、出汗、发冷、模糊、肌肉疼痛、皮肤颜色、受伤情况、心悸、尿便失禁。

（5）关于背景资料的询问：①有无猝死、先天性致心律失常的心脏病或者晕厥的家族史；②既往心脏病史；③神经系统病史，如帕金森病、癫痫等；④代谢失调，如糖尿病等；⑤治疗用药：如高血压药、心绞痛药、抗抑郁药、抗心律失常药、利尿药和 QT 间期延长药或其他药物，包括酒精；⑥对于晕厥复发的患者，需了解复发的次数及距首次发作的时间。

（6）同时在询问的过程中，应注意鉴别“真性晕厥”和一些症状与晕厥类似的“假性晕厥”。

【现病史】患者 5 年前于活动后出现心悸、胸闷不适，无胸痛，休息后可缓解，因患者有肥厚型心肌病病史十余年，长期口服酒石酸美托洛尔治疗，未予其他特殊治疗。半年前患者自觉心悸胸闷较前加重，上一层楼即出现明显胸闷不适。昨日晨 8：30 左右患者因反复心悸至我院急诊科就诊，急诊查心电图提示心房颤动（房颤），心率 120 ～ 130 次 / 分，监测血压 94/68mmHg 左右，随后心率进行性增快，最快 180 次 / 分，血压下降至 69/54mmHg，后给予多巴胺静脉维持、给予西地兰静脉推注好转。后心电监护提示心室扑动（室扑）、心室颤动（室颤），心率 216 次 / 分，患者出现意识丧失，小便失禁，立即予以胸外按压、200J 非同步电复律，患者心律恢复窦性心律后醒转。既往有高血压病史，无其他特殊情况。

【既往史】既往多年肥厚型心肌病病史，曾外院就医，后长期服用酒石酸美托洛尔治疗，未能规律随诊。无其他特殊病史，无烟酒史，无家族猝死病史。

【分析】患者老年女性，既往多年肥厚型心肌病病史，近半年患者活动后胸闷症状加重，提示患者病情进展；同时患者出现心悸症状时心电图显示房颤心律，同样提示患者心肌病病情进展，且预后不良。其后患者出现晕厥，晕厥时心电监护提示室扑、室颤，诊断明确。根据患者病史可以分析得出，患者的肥厚型心肌病是患者本次发生室扑、室颤的基础和病因。

（二）体格检查

【体格检查结果】

（1）生命体征（未发作室扑、室颤之前）：患者体温 37℃，呼吸 28 次 / 分，脉搏 101 次 / 分，血压 102/70mmHg。

（2）一般状况：神志清楚，面色萎黄，无贫血貌，口唇苍白。

（3）头颈部：颈部无强直，无颈静脉怒张，肝 – 颈静脉回流征阴性，浅表淋巴结未触及。

（4）胸部：双肺听诊呼吸音清晰，未及明显干、湿性啰音，心左界在左锁骨中线内 0.5cm，搏动范围 1.5cm，心前区无震颤和摩擦感。心界相对浊音界不大，心率 101 次 / 分，心律绝对不齐，第一心音强弱不等，各瓣膜区听诊区未闻及病理性杂音。

（5）腹部：平软，无压痛，无反跳痛，肝脾肋下无触及。

（6）四肢和神经反射：两下肢可凹性水肿（+），神经系统无异常。

【分析】室扑、室颤多为突然发生，因此患者未发作前体格检查所示体征多为原发病体征。而室扑、室颤发作时，患者多发生意识丧失、血压下降、大小便失禁等情况。

（三）辅助检查

【提示】患者晕厥发作时心电监护所记录图形，是室扑、室颤的确诊依据。而患者窦性心率下心电图、心脏超声等结果，均与患者原发病（肥厚型心肌病）相关。

【辅助检查结果】

1. 实验室检查

（1）血常规、尿常规、粪便常规、心肌损伤标志物、凝血功能、血糖、电解质、甲状腺功能及肿瘤指标正常，NT–proBNP ＞ 9000ng/L。

（2）生化：肌酐：83.2μmol/L，尿素：6.77mmol/L，尿酸：617.3μmol/L，总蛋白：64.5g/L，白蛋白：35.5g/L，三酰甘油：1.34mmol/L，谷丙转氨酶：50.4U/L，谷草转氨酶：56.6U/L，乳酸脱氢酶：188.9U/L，γ – 谷氨酰转肽酶：253.0U/L，碱性磷酸酶：166.6U/L。肝酶稍高于正常值。

2. 心电图

（1）晕厥后窦性心率，心电图如图 4–6–1。

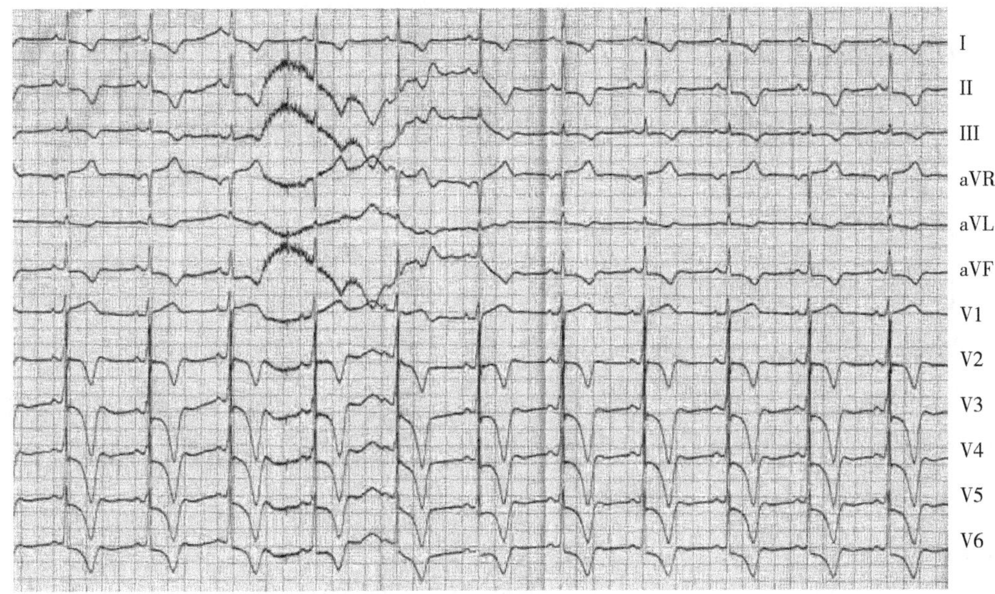

图 4-6-1 患者晕厥后窦性心律心电图示

（2）晕厥发作时心电监护记录如图 4-6-2。

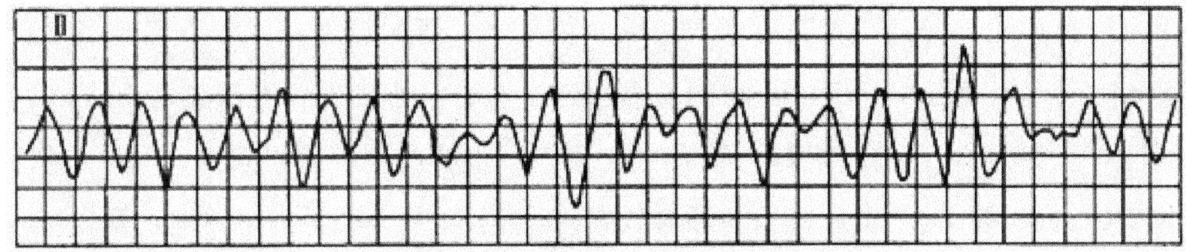

图 4-6-2 患者晕厥发作时心电监护记录图

3. 心脏超声

LAD：46mm；LVDd：47mm；IVS：17mm；LVPW：9mm。左心房增大，余房室腔大小正常范围；二尖瓣前叶收缩期前向运动，致二尖瓣关闭时前后叶对合稍错位，二尖瓣后叶瓣环回声增强，开放尚可，余各瓣膜回声及开放尚可；室间隔增厚，最厚处约为 17mm，左心室后壁不厚，呈异向运动；主肺动脉内径未见异常。

4. 多普勒超声

CDFI 及 PDE 示轻微三尖瓣、二尖瓣反流征象。CW 估测肺动脉收缩压约 28mmHg。PW 估测静息状态下左心室流出道压力阶差约为 38mmHg。Simpson 法估测

LVEF 为 45%。

（四）诊断

（1）肥厚型心肌病（梗阻性）①猝死生还；②室扑、室颤；③阵发性心房颤动；④心功能Ⅱ～Ⅲ级

（2）高血压病

【心室扑动、心室颤动的诊断分析】心电图、动态心电图或心电监测是诊断室颤的最重要依据，但由于多数室扑与室颤发生在院外，难以在发作时捕获到室扑与室颤心电图。值得提出的是，即使室扑与室颤发生在院内，也应争分夺秒立足于抢救，不能过于依赖心电图诊断。因室扑与室颤占心脏骤停的绝大多数，故对于心脏骤停的患者应优先考虑室扑与室颤。对于意识丧失的无反应者，触摸大动脉波动有助于判定循环状态，在不影响抢救的前提下，可以通过心电图记录了解心律失常的性质，以便采用更具有针对性的治疗方法。

（五）治疗

考虑患者肥厚型心肌病诊断明确，既往有室扑、室颤发作，植入 ICD 指征明确，相关检查排除禁忌，于入院后行双腔 ICD 植入术，两次穿刺左锁骨下静脉成功，植入除颤电极及心房电极，将除颤电极固定于右心室心尖部，测试感知 10.8mV，阈值 0.9V@0.4ms，阻抗 545Ω，将心房电极固定于右心耳，测得感知 3.0mv，阈值 0.6V@0.4ms，阻抗 634Ω，测得各项参数满意。连接电极与脉冲发生器埋入囊袋。逐层缝合，加压包扎，安返病区。考虑患者为肥厚型心肌病合并心房颤动，给予华法林抗凝治疗。

二、疾病知识拓展

心室扑动与心室颤动（简称室扑与室颤）是最严重的心律失常。室扑为心室极快的、规则的搏动；室颤是心室快速、不规则和不同步的收缩。室扑与室颤均可造成心室机械收缩消失，失去泵血功能，从而导致严重的血流动力学障碍和组织低灌注。心、脑、肾等重要器官对缺血缺氧最敏感，如若不立即终止室扑与室颤的发作，最终会造成上述重要器官的不可逆性损害，甚至死亡。

（一）室扑与室颤的病因与诱因

室扑与室颤常见于心脏疾病的终末期，其他一些疾病的严重状态也可能会发生。其常见病因和诱因如下：

（1）器质性心脏病：室扑和室颤可见于任意一种器质性心脏病，较常见的有以下几种：

①冠心病：尤其易发生于急性心肌梗死，不稳定型心绞痛，室壁瘤以及再灌注损伤时。

②心肌病：包括扩张型心肌病、肥厚型心肌病以及致心律失常性右心室心肌病。

③心肌炎：可能与感染和炎症浸润有关。

④复杂先天性心脏病和严重心脏瓣膜病。

（2）遗传性原因：

①长 QT 综合征（LQTS）。

② Brugada 综合征。

③短 QT 综合征（SQTS）。

④儿茶酚胺敏感性室速（CPVT）。

⑤原发性室颤。

（3）电解质紊乱：临床上较为常见的是低钾血症患者。

（4）药物因素：洋地黄中毒、Ⅰa 类和Ⅲ类抗心律失常药物及抗精神病药物等的致心律失常作用可能引起室扑或室颤。

（5）其他心律失常的退变：心室率快的室速和尖端扭转性室速可退变为室扑或室颤。心房颤动伴显性预激经旁路前传时可产生室扑或室颤。

（6）原发性室颤：通常指排除了其他病因后的不明原因的室颤为原发性室颤。

（二）室扑与室颤的临床表现

（1)病史：患者可有冠心病、心肌病、心脏瓣膜病、心功能不全或糖尿病等病史。

（2）前驱症状：包括原有的心血管症状的加重或出现新的病症，如胸痛、心悸、呼吸困难等，多发生在事件的前数天、数周或甚至数月。但多数患者的前驱症状既不明显，也缺乏特异性。

（3）临床特征：室扑与室颤的主要表现特征为意识丧失，抽搐，呼吸快而表浅，继后迅速转为呼吸停止，严重低血压或心源性休克，大血管搏动不能扪及，心音消失，如果救治时间不及时，最终导致患者死亡。

（三）室扑与室颤的心电图特征

室扑的心电图典型表现为规则的、振幅相等的连续波动波，在心电图各导联上无法明确区分 QRS 波、ST 段和 T 波。室扑的扑动波由圆钝的上升支与下降支组成，形态类似于正弦波。室扑的扑动波振幅与心室肌的状态有关，急性心肌梗死或重症心肌炎所致的广泛心肌损害时扑动波的振幅可能非常低，相反，则扑动波的振幅可能较高。室扑易蜕变为室颤，有时两者可同时存在，这种心电图称为不纯心室扑动或心室扑动 - 颤动。室扑的频率一般为 180 ～ 250 次 / 分。

室颤的心电图表现为代表心室激动的 QRS 波、ST 段和 T 波完全消失，代之以形态不同、振幅大小各异、频率不等的极不规则的颤动波。根据颤动波振幅的不同可分为粗波型室颤和细波型室颤。前者的振幅＞ 0.5mV，对电复律的反应较好；后者的振幅＜ 0.5mV，对电复律的反应差。室颤的频率为 150 ～ 500 次 / 分，临终前的频率可能很低。

（四）室扑与室颤的治疗方法

1. 急症处理

室扑与室颤一旦确诊，应立即行体外电击复律。如果在患者发生室颤的现场，当时无体外除颤仪，则应立即行心肺复苏抢救。传统的心肺复苏程序为开发气道（A）→人工呼吸（B）→心脏按压（C），即 A–B–C 模式；2010 年美国心脏病协会制定的心肺复苏指南将复苏程序修正为心脏按压（C）→开放气道（B）→救生呼吸（A），即 C–B–A 模式。心肺复苏的同时应给氧及行心电监护。

（1）直流电除颤：在心肺复苏中，直流电除颤是最有效的复律方法。通过心电图或心电监护诊断为室扑或室颤后，应立即给予电除颤（非同步除颤），单相波除颤功率为 360J，双相波除颤 120J。对于一次电除颤未成功者，可行连续电复律治疗。电复律间隙可行心脏按压等心肺复苏治疗，对于多次电击不能成功者，有时静脉给予抗心律失常药物可提高除颤的成功率。

（2）抗心律失常药物的应用：室扑与室颤是致命性恶性心律失常，转复的时间越短，预后就越好。因此，电击复律应首选，抗心律失常药物为次选，或为辅助治疗措施。相关研究表明，胺碘酮的疗效可能优于利多卡因，尤其是对严重心肌缺血或急性心肌梗死患者。对于 LQT 综合征患者，应选用 β 阻滞剂治疗。

2. 预防室扑与室颤复发

（1）病因治疗：根据不同的病因进行相关原发病的治疗，如针对冠心病患者急性心肌缺血的血运重建治疗，心力衰竭患者改善心功能的治疗，电解质紊乱患者维持电解质平衡治疗等，这些对于预防室扑与室颤的复发具有重要意义。

（2）室扑与室颤成功转复后的抗心律失常药物的选用：电击或药物成功转复室扑与室颤并非根治性治疗，由于其病因的持续存在，室扑与室颤还会再度发生。抗心律失常药物的选用应根据不同的病因决定，如病因为冠心病和心功能不全者应选用胺碘酮和 β 受体阻滞剂，LQTS 和 CPVT 患者选用 β 受体阻滞剂，Brugada 综合征选用奎尼丁，心房颤动伴经旁道前传者可选用 IC 类抗心律失常药物。

（3）心内转复除颤器（ICD）和带有除颤功能的心脏再同步化治疗（CRT–D）：近年来的大量临床试验证明，ICD 是目前室扑与室颤最有效的治疗方法，能明显降低室扑与室颤导致的死亡率。因此，欧洲、美国和中国关于室扑与室颤的相关指南均将 ICD 作为首选治疗措施推荐。CRT–D 不仅具有 ICD 的除颤功能，而且能改善心功能，降低心力衰竭患者的病死率。根据相关指南，对于心功能不全合并室扑与室颤患者或虽无恶性室性心律失常但左心室射血分数 $\leq 35\%$ 的患者，均应植入 CRT–D 治疗。

（4）导管消融：尽管近年来心律失常的导管消融技术大有改进，但室扑与室颤的导管消融目前仅处于探索阶段。应用射频导管消融治疗室颤的一些尝试包括：原发性室颤、Brugada 综合征、LQTS 以及冠心病室颤等。

导管消融治疗室扑与室颤的靶目标主要为以下两个：①消融触发室扑与室颤的触发灶——室性期前收缩；②在器质性心脏病患者中，通过导管消融消除或改良与室扑和室颤相关的心律失常基质，从而达到消除或减少室颤发生的目的。

（五）室扑与室颤的预后判断

室扑与室颤如未能及时终止，多在数分钟内因脑及全身重要器官组织严重缺氧而导致生命器官致命性损害或死亡。如果室扑与室颤的发作能被迅速终止，其最终预后决定于基础心脏病和心功能状态。对于遗传性室扑与室颤患者，如果能及时终止恶性心律失常，且能有效预防其再次发作，预后还是较好的。

三、基层医师工作要点

基层医师对室扑与室颤的处理原则：

（1）及时识别心脏骤停、室扑、室颤等高危病情。

（2）一旦发现室扑、室颤病情，立即库动急救程序，进行电除颤和心肺复苏治疗。

直通曹克将更新内容

（3）对于猝死生还的患者，一方面要积极治疗基础心脏疾病，另一方面，应建议行 ICD 植入治疗。

（曹克将　王子盾）

第五章　心肌与心包疾病

第一节　心肌炎

一、案例分析

【主诉】男性，38 岁，主因“发热 6 天、憋气不能平卧 3 天”来诊。

【提示】对于中青年发热伴有上呼吸道症状的患者，突发出现心功能不全临床表现，首先需要除外重症心肌炎，因为此年龄段为感染后易患心肌炎的人群。需详细询问前驱感染病史，既往劳动耐力，以及导致心功能不全的其他病因的危险因素，如高血压、糖尿病、吸烟、饮酒，心血管病的家族史等，再结合体格检查确定进一步选择哪些必需的辅助检查来帮助诊断和鉴别诊断。

（一）病史采集

【现病史】患者 6 天前着凉后出现发热，体温最高 39℃，无咳嗽、咳痰、尿频、尿急、腹泻等症状，自行应用小柴胡、藿香正气等中药治疗，体温下降不明显。3 天前患者突发平卧位憋气，程度较重，坐起后可以缓解。白天轻度体力活动后出现喘憋。2 天前就诊于外院，查血常规：WBC：9.76×10^9/L，NE：81.3%，HGB：143g/L，PLT：104×10^9/L，生化 ALT：65U/L ↑，AST：96U/L ↑，Crea：110μmol/L，Urea：9.04mmol/L，K^+：3.97mmol/L，BNP：1489pg/ml ↑，给予吸氧、利尿、抗感染等对症治疗，患者症状有所改善，夜间可平卧入睡。1 天前体温恢复正常，为进一步诊治收入院。患者自发病以来，饮食差，睡眠差，二便正常，体重无明显改变。

【既往史】既往体检、否认有关节炎、皮疹、脱发、肝炎、结核等病史，否认高血压、糖尿病及家族遗传病史。

【个人史】无烟、酒嗜好。

（二）体格检查

【提示】既要注意检查患者的一般情况，也要注意有无系统性疾病的体征，以助鉴别诊断，更需重视心血管专科体检。

【体格检查结果】体温 36.2 ℃，脉搏 72 次 / 分，呼吸 18 次 / 分，血压 90/50mmHg。发育正常，营养中等，平卧位。皮肤黏膜无黄染、出血、皮疹，毛发正常，全身浅表淋巴结未触及。颈静脉无充盈，双侧颈动脉未闻及血管杂音。双下肺少量湿啰音，心界不大，心律齐，心音低钝，各瓣膜听诊区未闻及杂音及心包摩擦音。腹软，肝、脾肋下未及，肝 – 颈静脉回流征阴性，腹部未闻及血管杂音。双下肢不肿。四肢关节无红肿畸形。

（三）辅助检查

1. 实验室检查

（1）血常规：WBC：8.6×10^9/L，NE：79.9%，HGB：138g/L，PLT：128×10^9/L。

（2）血沉：35mm/h ↑，超敏 CRP：39.12mg/L ↑。

（3）生化检查：ALT：11U/L，AST：29U/L，Crea：89μmol/L，Urea：6.9mmol/L，K^+：3.79mmol/L，BNP：1756pg/ml ↑。

（4）心肌酶：CK：102U/L，CK–MB：2.2ng/ml，LDH：304U/L ↑，HBDH：275U/L ↑，CTNI：0.815ng/ml ↑。

（5）巨细胞病毒抗体 IgM 阴性，IgG：72.8U/ml ↑，EB 病毒抗体 IgM 阴性，IgG：322U/ml ↑。

（6）单纯疱疹病毒抗体：HSV–1–IgM 阴性，HSV–1–IgG 阴性，HSV–2–IgM 阴性，HSV–2–IgG 阴性。

（7）甲状腺功能正常，ANA 普均阴性。

2. 影像学检查

胸部 X 线片：肺门影增多，双侧少量胸腔积液（图 5–1–1）。

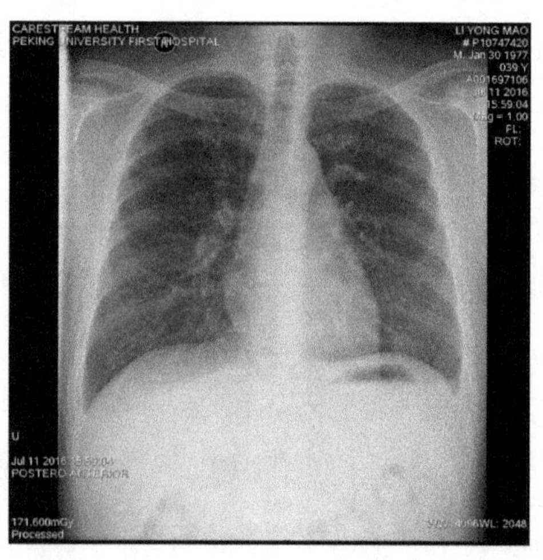

图 5–1–1　肺门影增多，双侧少量胸腔积液

3. 心电图

（1）ECG 示 V_4 ～ V_6 导联 ST 段压低 0.2mV 伴 T 波倒置，Ⅱ、Ⅲ、aVF 导联 T 波低平倒置（图 5-1-2）。

（2）动态心电图：窦性心律（41 ～ 93 次 / 分），平均 57 次 / 分，房性期前收缩 7 次 / 全天，室性期前收缩 2 次 / 全天，ST 段未见明显动态改变，T 波部分时间Ⅱ、Ⅲ、aVF、V_4 ～ V_6 低平。

（3）超声心动：心腔大小正常，左心室壁弥漫运动减弱，左心室射血分数减低 40.4%，二尖瓣轻度反流，三尖瓣轻度反流。

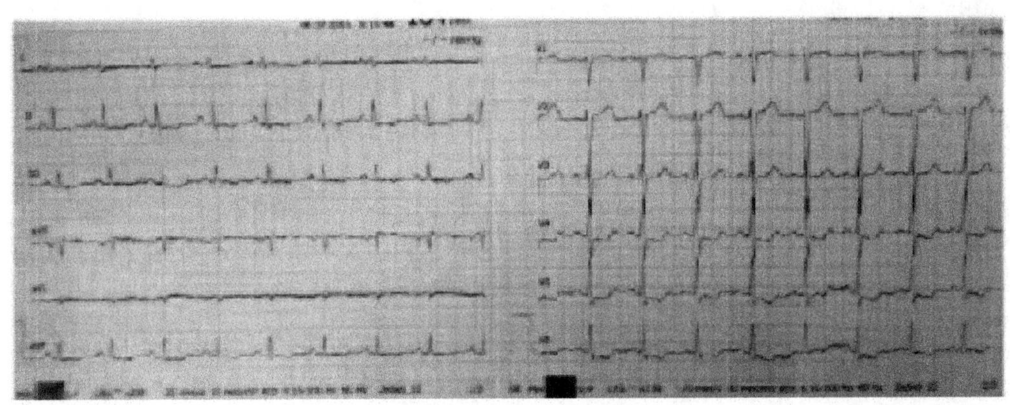

图 5-1-2　患者心电图示

注：V_4 ～ V_6 导联 ST 段压低 0.2 mV 伴 T 波倒置，Ⅱ、Ⅲ、aVF T 波低平倒置。

（四）诊断

【诊断和鉴别诊断思路】①急性心肌炎？②急性冠状动脉综合征？③心肌病？根据本病例的特点、既往史、体格检查等结果，首先需考虑心肌炎。而心肌炎的临床表现具有多样性，诊断“金标准”为心内膜心肌活检（EMB），实际上在临床并不常用，因此心肌炎的诊断具有一定挑战性。

【心肌炎的临床表现】

（1）临床表现：从乏力、活动耐量降低、轻微胸痛，不能解释的心悸，到重症 / 爆发性心肌炎，表现为急性心力衰竭及心源性休克、心律失常、甚至猝死（常由于室性心律失常或室颤所致）。最常见的心律失常为窦性心动过速，房性期前收缩或室性期前收缩，心脏传导阻滞引起的缓慢性心律失常和晕厥多见于感染（如莱姆病）或免疫介导的心肌炎（如结节病、巨细胞心肌炎）。在病毒性心肌炎早期阶段，可有发热、肌痛（尤其是嗜心肌的柯萨奇病毒 A 感染）。心肌炎虽然好发于年轻患者，但任何年龄均可发病。

（2）心肌炎的体征：无特异性阳性体征，有症状的患者，听诊可闻及 S3 及 S4 奔马律。如双侧心室受累会出现体循环及肺循环淤血；如心室明显扩大，可闻及功能性二尖瓣或三尖瓣反流的收缩期杂音；出现心包摩擦音或心包积液，提示心肌心包炎。

上述这些症状的多样性使得临床医师需要有非常高度得警惕性，对于怀疑心肌炎患者需要采用一些检查方法进行鉴别。包括：冠心病（尤其酷似心肌梗死心电图改变的心肌炎），高血压心脏病，心肌病，或能够解释临床症状的心脏外非炎症性疾病如甲亢性心脏病等。

【临床怀疑心肌炎的一线检查】

（1）炎症标志物：所有患者均应检测：ESR、CRP、cTn。

（2）心肌损伤标志物：cTnT 或 cTnI 升高较 CK-MB 升高更常见。但并非所有心肌炎患者均升高。如心肌酶持续升高常提示进行性心肌坏死。

（3）BNP 或 NT-proBNP：合并心力衰竭患者 BNP 或 NT-proBNP 增高。

（4）病毒血清学检查（不推荐常规检测）：病毒血清学阳性并不意味存在心肌感染，单纯依靠多克隆抗体（IgM 和 IgG）不能诊断，因为病毒 IgG 抗体在普通人群中也同样会升高。

（5）标准 12 导联 ECG：缺乏特异性和敏感性，如Ⅰ～Ⅲ度房室传导阻滞或束支传导阻滞，ST/T 改变，窦性停搏、室速或室颤、心脏停搏，房颤；R 波高度降低，室内传导阻滞，异常 Q 波，低电压，频发期前收缩。有些异常可提示心肌炎如 ST-T 广泛弓背向下抬高但没有镜向改变，或表现为节段性 ST 段抬高和 Q 波形成，如年轻患者 ECG 有类似表现但冠状动脉造影正常，应考虑心肌炎诊断。有些也可表现心电图正常。

（6）经胸超声心动图：异常表现包括：左心室扩大、弥漫性或节段性室壁运动异常，收缩和舒张功能降低，暴发性心肌炎常表现为左心室不扩大，但肥厚、收缩、舒张功能降低。如果患者住院期间血流动力学出现恶化，应复查超声心动动态观察。

【分析】本患者为中年男性，有发热的前驱感染病史，3 天后出现左心功能不全症状和体征，且 BNP：1756pg/ml 明显增高；血沉增快、超敏 C- 反应蛋白（H-CRP）及病毒抗体滴定度增高；心电图出现非特异性 ST-T 改变，cTNI 增高；胸部 X 线片显示：肺门影增多，双侧少量胸腔积液；超声心动图显示心脏虽无增大，但左心室壁弥漫运动减弱，LVEF40.4% 降低；患者既往体健，无任何病史及特殊家族史。根据以上特点和辅助检查提示急性心肌炎可能性最大，但需进一步除外急性冠状动脉综合征。

【临床怀疑心肌炎的二线检查】

（1）冠状动脉造影（CAG）：由于心肌炎临床表现和常规实验室检查不特异，且由于冠心病发病率增加并年轻化，尤其 cTNI 增高患者，首先应除外急性冠状动脉综合征。

（2）核成像技术：检测心肌炎敏感性很差，不常规推荐；心脏结节病例外（镓 67 核素显像及 F18 脱氧葡萄糖正电子发射扫描敏感性很高）。

（3）心脏核磁扫描（CMR）：能为心肌的组织特点提供一种无创性手段，帮助诊断心肌炎。对临床稳定的心肌炎来说优于心内膜心肌活检（EMB）但并不能取代 EMB。心肌炎 CMR 表现包括：① T1、T2 像高信号反映心肌水肿；②早期对比剂摄取反映心肌充血；③钆延迟强化反映心肌坏死或纤维化。以上三种核磁序列中 2 项阳性才能诊断心肌炎。心肌炎患者，钆延迟强化首先出现在心外膜、心肌层及少数心内膜。而缺血性心肌病，钆延迟强化主要分布于心内膜，并可以不同程度分布于心肌中层和心外膜（图 5-1-3）。据此些特点可以鉴别心肌炎和缺血性心肌病。另外，当临床怀疑急性心肌炎时，钆延迟强化不如整体高信号或水肿指数敏感性高，因此缺乏钆延迟强化不能 排除急性心肌炎。

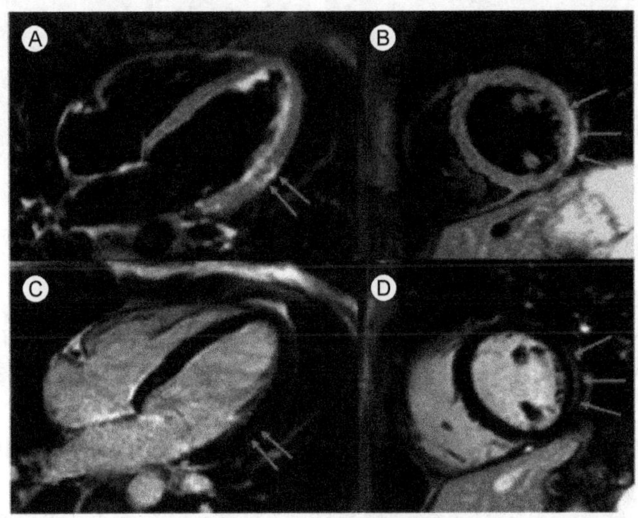

图 5-1-3　年轻急性心肌炎患者心脏增强核磁（彩图见彩插 2）

注：年轻急性心肌炎患者心脏增强核磁显示：在 A 长轴和 B 短轴 T2 加权像显示左心室侧壁心外膜心肌局灶性水肿（箭头所指处）。相应的部位，C 长轴和 D 短轴 T1 加权延迟钆增强显示左心室侧壁和基底间隔部心外膜心肌局灶性延迟强化（箭头所指处）。

（4）核素心室造影：由于心室功能通常可用超声心动来评估，常不需要核素心室造影检查。核素检查适用于经胸超声图像不理想、且不能进行经食道超声或 CMR 的患者。相比二维心脏超声，核素心室造影测量射血分数变异度小。

（5）心导管检查：常常不需要。仅适用于临床表现类似急性冠状动脉综合征及缺血性心肌病高危人群通过无创手段不能鉴别的患者；或经过积极治疗仍出现血流动力学不稳定表现时，心导管检查有助于指导进一步的治疗。

【本例患者进一步检查】

（1）冠状动脉 CT：显示冠状动脉未见异常，除外了冠心病。

（2）心脏核磁：左心室心尖部前壁及心尖心肌水肿伴心外膜延迟强化（图 5-1-4）进一步除外了急性冠状动脉综合征，证实了心肌炎的诊断。

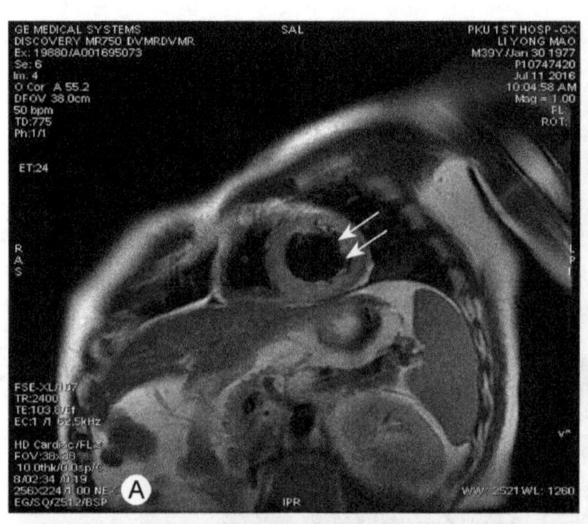

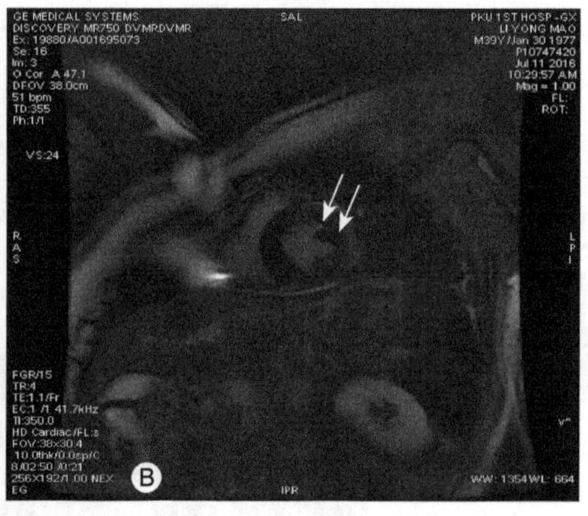

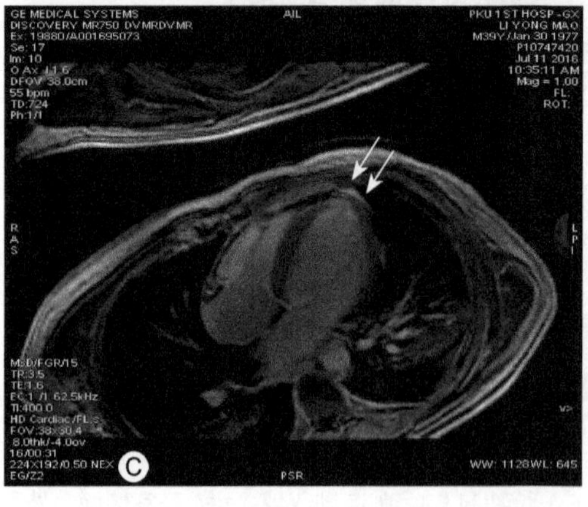

图 5-1-4 **心脏增强核磁检查结果**

（彩图见彩插 3）

注：心脏增强核磁显示：图 A 短轴 T2 加权像显示左心室前壁及心尖心肌中层局灶性水肿（箭头所指处）。图 B 短轴和图 C 长轴 T1 加权延迟钆增强显示左心室前壁及心尖心肌中层局灶延迟强化（箭头所指处）。

【心肌炎的诊断】

1. 心肌炎的诊断标准

临床表现：①急性胸痛；②新出现（几天至 3 个月以内）或加重的静息或活动后呼吸困难或乏力，伴或不伴左侧和（或）右侧心力衰竭的体征；③亚急性或慢性（3 个月以上）或加重的静息或活动后呼吸困难或乏力，伴或不伴左侧和（或）右侧心力衰竭的体征；④心悸和（或）不能解释的心律失常症状，和（或）晕厥，和（或）猝死生还；⑤不能解释的心源性休克。

2. 实验室辅助检查

（1）ECG/Holter/ 运动试验：新出现的以下任何异常：Ⅰ～Ⅲ度传导阻滞或束支传导阻滞、ST/T 改变，窦性停搏、室性心动过速或室颤、心脏停搏，心房颤动，R 波高度下降，室内传导阻滞，异常 Q 波，低电压，频发期前收缩，室上性心动过速。

（2）心肌损伤标志物 TnT 或 TnI 升高。

（3）影像学功能或结构异常（超声 / 造影 / 核磁）：新出现的、不能解释的左心室和（或）右心室结构和功能异常，节段运动或整体收缩或舒张功能异常，伴或不伴心室扩张、室壁增厚、心包积液或心腔内血栓。

（4）CMR 的组织学特征：水肿和（或）心肌钆延迟强化。

临床表现≥ 1 条以及≥ 1 条辅助检查标准应怀疑心肌炎，需除外：①造影证实冠心病；②已知既往存在的心脏疾病或心外疾病可以解释临床症状，如瓣膜病、先天性心脏病、甲状腺功能亢进等。满足条件越多越支持诊断。如无症状，≥ 2 条诊断标准应怀疑心肌炎。

3. 支持怀疑心肌炎的其他表现

①体温≥ 38.0℃；30 天以内有或没有呼吸道感染（寒战、头痛、肌肉疼痛、全身不适）或胃肠道感染（食欲缺乏、恶心、呕吐、腹泻）；②围产期；③曾经临床怀疑或确诊心肌炎；④个人或家族性过敏性哮喘，其他形式的过敏，心脏外自身免疫性疾病，接触有毒物质；⑤扩张型心肌病或心肌炎的家族史。

4. 心肌炎病因诊断大多需要心内膜心肌活检（EMB）

（1）何时活检

当除外了其他疾病引起的心力衰竭（如缺血性心肌病、瓣膜病、限制性心肌病等），是否进行活检取决于诊断结果是否改变治疗方案。

① EMB 强烈推荐用于：暴发性型心肌炎（表现为新发的心力衰竭、持续时间不到 2 周伴有血流动力学不稳定）或新发的心力衰竭、持续 2 周至 3 个月伴有心室扩张、新发的室性心律失常、Ⅱ度或Ⅲ度房室传导阻滞或常规治疗 2 ～ 3 周无效。

② EMB 还建议用于进行性房室传导阻滞、室性心律失常或难治性心力衰竭及扩张型心肌病伴有嗜酸细胞增多。

③ EMB 还用于那些诊断不确定、而心肌炎的诊断涉及患者进一步的治疗和预后的判断。

（2）心肌炎的组织学特点

心肌炎特异的病理改变包括嗜酸细胞增多、肉芽肿及巨细胞心肌炎。而浸润程度轻重不同，常伴有心肌细胞坏死及心肌骨架结构破坏。随着亚急性或慢性心肌炎，间质纤维增生，替代心肌细胞，并可见心肌纤维肥大。

组织学诊断心肌炎包括标准组织学染色的达拉斯标准及其他一些应用组化染色的标准。组织学检查有助于一些特殊病因学的诊断，如弓形虫病、锥虫病、莱姆病、巨细胞病毒心肌炎及旋毛虫感染等。

电镜检查偶尔有助于排除抗肿瘤的蒽环类药物中毒，但其他形式的蒽环类药物相关的心功能不全没有特异性的心肌表现。

【分析】本例患者并未行心内膜心肌活检，不能明确病因，但综合其实验室检查已除外了冠心病、瓣膜病及其他心外脏器受累表现，结合心脏核磁显示心肌水肿、纤维化损害的影像学特征，且有前期感染病史，巨细胞病毒抗体 IgG：72.8U/ml ↑，EB 病毒抗体 IgG：322U/ml ↑，考虑病毒性心肌炎的诊断成立。

【心肌炎的鉴别诊断】

当患者出现心力衰竭表现，怀疑心肌炎引起的心肌病时，鉴别诊断应包括：

（1）缺血性心肌病、瓣膜病、先天性心脏病、肺心病以及其他原因引起的心肌病。超声心动图有助于鉴别上述疾病。

（2）心肌炎患者可有胸痛、心电图异常、心肌酶升高，类似冠心病表现。室壁运动异常可以为弥漫性也可为节段性，室壁运动异常是由于心肌微血管功能异常所致。需与冠心病鉴别，冠状动脉造影有助于鉴别。

（3）部分心肌炎需与致心律失常性右心室心肌病鉴别。此两种疾病都有可能出现左束支传导阻滞形态的室性心动过速以及右心室超声和核磁表现异常（包括钆延迟强化显像）。心内膜活检有助于二者的鉴别。

（五）治疗

【心肌炎的治疗】

由于缺乏大型随机对照临床研究，治疗建议均来自专家工作组的共识意见。治疗的核心是抗心律失常和心力衰竭。有证据支持针对病因治疗有效。

1. 血流动力学不稳定患者的治疗

（1）应根据最新的心力衰竭指南尽快收住监护室。

（2）应用呼吸和机械心 – 肺支持设施。

（3）对伴有心源性休克或严重心室功能障碍的急性重症 / 暴发性心肌炎患者，必要时需应用心室辅助装置或体外循环膜人工氧合法（ECMO）支持，作为心脏移植或疾病恢复的过度。由于其简单、有效，ECMO 往往能挽救这些患者的生命。对于采用最优化药物及机械支持治疗、血流动力学仍不能稳定的心肌炎患者可以考虑心脏移植。

2. 血流动力学稳定患者的治疗

（1）对于无症状或轻微症状怀疑心肌炎患者，应收入院并进行临床检查直至明确诊断，因为心肌炎患者即使早期收缩功能正常，疾病仍可迅速进展甚至发生紧急心肺事件（如严重房室传导阻滞或致命性心律失常）。由于急性期运动试验可诱发心律失常，因此为禁忌证。

（2）血流动力学稳定的心力衰竭患者应给予利尿药、ACEI/ARB 及 β–B。治疗后仍持续心力衰竭不缓解者应给予醛固酮拮抗剂。不推荐应用洋地黄类药物。随着心功能恢复，何时停用抗心力衰竭治疗目前尚无定论。

（3）非甾体抗炎药（特别是阿司匹林）是治疗心包炎的基石，但在动物实验中增加了心肌炎的病死率，值得临床医师注意。

（4）对于合并心律失常的治疗，推荐应参照最近的心律失常指南。

① 完全性房室传导阻滞需要植入临时起搏治疗。

② 对伴有严重室性心律失常（室速或室颤）的心肌炎患者心脏自动复律除颤器（ICD）植入的指征暂时存在争议，因为心肌炎为自限性疾病，有可能完全治愈。使用救生背心可帮助渡过危险期。

③ 在心脏结节病或巨细胞性心肌炎患者中，如发生Ⅱ度或Ⅲ度房室传导阻滞或室性心律失常，应尽早考虑起搏器或 ICD。窦性心动过缓、ORS 增宽、超声心动图显示左心室进行性运动减弱及肌钙蛋白持续升高预示可能发生致命性心律失常。需严密监测及时处理。

3. 免疫抑制治疗

（1）抗病毒治疗：抗病毒治疗并非为心肌炎的标准治疗，疗效也尚未得到证实。①肠道病毒感染没有有效的抗病毒治疗。疫苗可能是未来的一个选择。②疱疹病毒感染的患者可考虑使用阿昔洛韦、更昔洛韦和伐昔洛韦治疗，但对心肌炎的疗效尚未证实。③初步研究显示干扰素治疗可以清除左心室功能障碍患者的肠道病毒和腺病毒染色体，从而改善患者的 NYHA 心功能分级。特别是肠道病毒感染的患者，还可以改善 10 年的预后。总之在决定进行特异的抗病毒治疗的时，应参考感染疾病专科医师的意见。

（2）大剂量静脉免疫球蛋白治疗：高剂量的静脉免疫球蛋白可以用于难治性心肌炎的治疗，但没有被推荐作为常规治疗。

（3）大剂量静脉免疫球蛋白（IVIG）未被推荐作为常规治疗，因为没有循证医学证据。但是由于 IVIG 并无严重副作用，且免疫球蛋白可中和抗体，减轻炎症，改善感染后免疫损伤，可用于重症 / 难治性病毒心肌炎和自身免疫性心肌炎，特别是有自身抗体介导的心肌炎。儿童中推荐免疫球蛋白治疗总量为 2g/kg，24h 静脉滴注。

（4）免疫吸附：心肌炎和 DCM 患者可检测到多种自身抗体，一些被认为是致病因子。因此，一些用于其他自身免疫疾病治疗的策略，如中和或免疫吸附（IA）致病抗体可能成为自身免疫性心肌炎 /DCM 的一种治疗手段。针对 DCM 患者的小的随机试验显示ⅠA 可以改善左心室功能、减少心肌炎症。一个大的随机对照临床试验正在欧洲进行中。直到能够获得有效的数据前，不推荐应用免疫吸附的方法治疗心肌炎和 DCM。

（5）免疫抑制治疗：大多数基于免疫抑制治疗心肌炎安全性和有效性研究的数据均是通过单纯使用激素、激素 + 硫唑硫嘌呤、环孢素 A+ 激素 + 硫唑硫嘌呤治疗获得。免疫抑制治疗应该在心内膜活检排除急性病毒感染后方可应用。可用于自身免疫性心肌炎，对免疫抑制剂治疗有反应的主要是慢性病毒阴性的巨细胞心肌炎、心脏结节病及已知的心脏外自身免疫性疾病及活动性自身免疫性心肌炎（如病毒阴性、自身抗体阳性)。激素可用于有心室功能障碍和(或)心律失常表现的感染阴性的嗜酸细胞心肌炎或中毒性心肌炎患者。

4. 心肌炎患者应避免运动

(1)心肌炎急性期应该限制体力活动直至患者完全恢复。

(2)运动员不论年龄、性别、症状严重程度以及治疗方法,都应该暂时停止参加竞赛或者业余休闲运动。

(3)在临床表现消失后(起病以后至少 6 个月),运动员参加竞赛运动之前应该进行临床评估。随访期每 6 个月筛查一次。

(4)尽管对非运动员限制体力活动的时间没有明确规定,专家建议参考对运动员的推荐。

【本例患者的治疗】

(1)休息、给氧等对症处理。

(2)监测出入量,每日给予静脉应用呋塞米利尿治疗,症状减轻后改为口服呋塞米。

(3)心力衰竭控制后给予福辛普利、美托洛尔。

(4)出院前复查 BNP 由 1756pg/ml 降至 307pg/ml,CTNI 由 0.815ng/ml 降至 0.044ng/ml,HCRP 由 39.12mg/L 降至 6.44mg/L,超声心动图检查左心室功能显著改善。

(5)由于针对心肌炎目前尚缺乏有循证医学证据的有效治疗,因此未用特异性药物,建议患者全休 6 个月,长期随访观察。

(六)随访及预后

【心肌炎患者的随访】

(1)心肌炎患者可部分或完全恢复。

(2)一些患者可能在首次发病多年之后复发,再次复发者治疗同首次发病。

(3)一些患者心肌炎可能持续无症状并导致 DCM。

(4)表现为酷似心肌梗死、冠状动脉正常且心室功能正常的心肌炎患者在心肌酶恢复正常时可以出院,并进行长期的无创的心脏随诊。

(5)如出现长时间(数周或数月)心肌酶升高和(或)进行性左心室和(或)右心室功能下降,应该重新入院接受心内膜心肌活检。

【心肌炎患者的预后】

预后决定其病因、临床表现和疾病阶段。约 50% 的急性心肌炎患者在 2 ～ 4 周恢复，约 25% 发展为持续性心功能障碍，12% ～ 25% 的病例会急剧恶化或死亡或进展至需要心脏移植的扩张型心肌病。双心室功能障碍是死亡或心脏移植的主要预测因子。

二、疾病知识拓展

1. 关于心肌炎的病因

心肌炎的病因尚未完全明确，但许多感染性因素如病毒、细菌、霉菌等；系统性疾病如 SLE、节结病、硬皮病等；药物尤其抗肿瘤药物和毒素均可引起。分子技术，特别是 RT-PCR 技术显示病毒感染是心肌炎的重要病因。在北美和欧洲基因组学研究中，心肌炎和扩张性心肌病患者心肌中可检测到肠道病毒、腺病毒、流感病毒、人类疱疹病毒 -6（HHV-6）、EB 病毒、巨细胞病毒、丙型肝炎病毒、细小病毒 B19。淋巴细胞、巨细胞性心肌炎在除外病毒和其他原因后被认为是先天性或自身免疫性的心肌炎。同样，诊断特发性肉芽肿性心肌炎（心脏结节病）需要微生物染色阴性。自身免疫性心肌炎可能仅有心脏受累或伴有自身免疫性疾病的心脏外表现，多见于结节病、嗜酸粒细胞增多症、硬皮病、系统性红斑狼疮。

本例患者病毒学检查发现：巨细胞病毒抗体 IgM 阴性，IgG：72.8U/ml ↑，EB 病毒抗体 IgM 阴性，IgG：322U/ml ↑。但这仅提示曾经有过病毒感染，支持怀疑病毒性心肌炎，并不能据此作为病因诊断。

2. 关于心肌炎的诊断标准

（1）达拉斯标准

①活动性心肌炎定义为：心肌炎症浸润伴有坏死，和（或）邻近心肌细胞退行改变而非冠状动脉疾病导致的缺血性损伤。浸润通常为单核细胞，偶有嗜酸细胞。

②临界性心肌炎定义为：炎症浸润过于稀疏或无心肌细胞损伤证据。

（2）世界卫生组织 / 心脏联盟和国际协会（WHO/ISFC）定义：除组织学符合达拉斯标准以外，也包括免疫学和免疫组化的标准。

（3）欧洲心脏病学会心肌炎共识：定义的免疫组化标准为异常炎症浸润定义为白细胞 ≥ 14 个 /mm^2 且包括至少 4 个单核细胞 /mm^2 伴有 CD3 阳性的 T 淋巴细胞≥ 7 个 /mm^2。

PCR 和免疫组化：通过 PCR 技术的病毒基因组学检测有助于确定特异性的病毒抗原。

有文献报道，一些病毒如肠道病毒引起的心肌炎可能预后更差。

3. 心肌炎的临床及病理分类

依据组织学和临床特征进行临床病理分类，可为心肌炎合并心力衰竭患者提供预后的信息。

（1）暴发性心肌炎：在病毒感染后两周内出现急性心力衰竭，心源性休克或者危及生命的心律失常，多种病因（病毒、细菌、中毒因素及自身免疫性因素）均可发生。由于炎症反应导致心肌间质水肿，心室肥厚但并不扩大，心肌收缩功能丧失，需要循环支持治疗。经积极治疗可能完全康复，具有良好的远期预后。病理常可见多发淋巴细胞浸润灶，急性期过后，心室收缩功能可恢复正常。

（2）急性心肌炎：起病隐匿，表现为心室收缩功能下降，有可能进展为扩张型心肌病。

（3）慢性活动性心肌炎：起病隐匿，常见临床及组织学复发，心室收缩功能进行性下降，心内膜活检有慢性炎症、轻－中度纤维化。

（4）慢性持续性心肌炎：起病隐匿，持续存在的组织学浸润，伴有灶状心肌细胞坏死，除非患者伴有持续胸痛和心悸，否则没有心室收缩功能下降。

三、基层医师工作要点

1. 心肌炎治疗的核心

心律失常和心力衰竭。有证据支持的针对病因治疗。

2. 血流动力学不稳定患者

（1）尽快收入重症监护室

（2）伴有心源性休克或严重心室功能障碍的急性/暴发性心肌炎患者应用呼吸和机械心－肺支持（心室辅助装置或ECMO）能挽救患者生命。

（3）大剂量静脉免疫球蛋白可中和抗体，减轻炎症，改善感染后免疫损伤，可用于重症/难治性病毒心肌炎和自身免疫性心肌炎。

（4）大剂量、短疗程激素可用于有心室功能严重障碍和（或）恶性心律失常表现的感染阴性的心肌炎（如病毒阴性、自身抗体阳性）或中毒性心肌炎患者。

3. 血流动力学稳定患者

（1）怀疑心肌炎即使早期收缩功能正常，仍可在毫无征兆下出现心肺突发事件，建议收入院检查直至明确诊断（急性期禁忌运动实验可诱发心律失常）。

（2）有心力衰竭但血流动力学稳定者，应用利尿药、ACEI/ARB 及 β-B 优化处理后仍有持续心力衰竭症状者给予醛固酮受体拮抗剂。

4. 合并心律失常的治疗

没有特别推荐（参照心律失常指南）。

（1）窦缓、ORS 增宽、UCG 示左心室进行性运动减弱，CTN 持续升高预示可能发生致命性心律失常。

（2）完全性房室传导阻滞需要临时起搏治疗。

（3）ICD 植入的指征暂时存在争议（因为心肌炎有可能完全治愈）。急性期后的使用应按照现有的指南推荐。

（4）室速或室颤患者使用救生背心可帮助渡过危险期。

5. 抗病毒治疗

（1）疱疹病毒感染可考虑使用阿昔洛韦、更昔洛韦和伐昔洛韦治疗 （但对心肌炎的疗效尚未证实）

（2）肠道病毒感染无有效的抗病毒治疗，疫苗可能是未来的选择。

6. 免疫抑制治疗

免疫抑制剂（激素、激素 + 硫唑硫嘌呤、环孢素 A+ 激素 + 硫唑硫嘌呤）主要针对有反应的慢性病毒阴性的巨细胞心肌炎及活动性自身免疫性心肌炎（如病毒阴性、自身抗体阳性）。

7. 康复治疗

（1）急性期应限制体力活动直至完全恢复。

（2）运动员无论年龄、性别、严重程度、治疗方法，均应暂时停止参加竞赛或者业余休闲运动。

（3）临床表现消失后（起病后至少 6 个月），参加竞赛运动之前应进行临床评估。

直通丁文惠更新内容

（4）对非运动员参考对运动员的推荐。

（5）随访期每 6 个月随访一次

（丁文惠　孟　磊　刘　琳）

第二节　心肌病

心肌病（cardiomyopathy）是指以心肌病变为主要表现的疾病，本病可分为两大类：一类为病因不明的心肌病（原发性），另一类为病因明确或与全身疾病有关的心肌病（特异性）。

一、原发性心肌病

1995 年 WHO/ISHC 工作组将原发性心肌病（idiopathic cardiomyopathy）分为五型：①扩张型心肌病（DCM）；②肥厚型心肌病（HCM）；③限制型心肌病（RCM）；④致心律失常性右心室心肌病；⑤不定型心肌病。在我国以扩张型心肌病最多见，肥厚型心肌病次之，限制型心肌病及致心律失常性右心室心肌病少见。

扩张型心肌病

【主诉】患者男性，32 岁，汉族，主因“反复心悸气短伴下肢浮肿 1 年，加重 1 周”入院。

【提示】患者为年轻男性，病史长，主要表现为心悸、呼吸困难、下肢浮肿结合上述症状考虑心源性水肿及呼吸困难可能性大，首先考虑慢性左心功能不全，还需进一步体格检查及辅助检查明确病因。需要与肾源性水肿、肝源性水肿及肺源性呼吸困难鉴别。

（一）病史采集

【病史询问思路】询问病史时主要围绕气短和下肢浮肿的诱因、发作特点、伴随症状，基础心脏疾病及高血压、糖尿病和血脂异常等相关危险因素，既往有无肝、肾或呼吸系统疾病，过敏史等，以寻找呼吸困难或下肢浮肿的病因。

【问诊主要内容】

（1）气短发作与季节、活动及体位的关系：心源性呼吸困难常常在平卧时加重，尤其是夜间明显，出现夜间阵发性呼吸困难。而支气管哮喘患者常常有过敏史，发作与接触粉尘、异常气味儿有关，且体位变化不能缓解。

（2）水肿的特点：最先发现浮肿的部位是眼睑还是下肢，是否为凹陷性，如何能减轻，下肢低垂是否会加重，是否伴有腹痛，食欲不振等，小便性状及量有无变化，既往有无肝肾疾病史。

（3）起病以来的就诊经历，使用何种药物可以缓解；当地医院就诊经过，是否进行了相关辅助检查；是否了解检查结果，使用了哪些药物，使用的效果如何等，可以对患者入院时的情况进行更准确的分析。

（4）既往有无高血压、糖尿病或血脂异常；有无关节疼痛、有无反复上呼吸道感染病史、有无烟酒嗜好；心功能不全诊断后要积极明确病因，最常见的高血压、冠心病等相关危险因素都要询问到，为病因诊断提供支持。此外瓣膜病、病毒感染的病史也对病因诊断有一定帮助。其他如饮酒史、地方病区居住史等对鉴别诊断有帮助的内容也要询问。

（5）职业及饮食习惯询问：一些有毒物质可以引起心肌损害导致心功能不全，因此也要在病史中询问清楚，以帮助鉴别。饮食习惯与高脂血症、肥胖等危险因素有关，也对鉴别诊断有一定帮助。

【现病史】患者一年前劳累后出现心悸、气短、有时伴下肢浮肿，休息后可略有好转，未正规治疗。一周前感冒后气短加重，夜间需坐起 2 ～ 3 次，休息也不能缓解，在当地医院给予治疗（具体不详）但效果欠佳，前来住院。患病以来精神差，食欲差，睡眠欠佳，小便量少，每日 800ml 左右，色泽正常，用药后尿量可正常，大便 2 ～ 3 日 1 次。

【既往史】既往无高血压、糖尿病，无烟酒嗜好。

【分析】经过问诊明确，患者年轻，无吸烟及饮酒史，无高血压糖尿病及血脂异常等冠心病危险因素，因此酒精性心肌病、缺血性心肌病可能性较小，无肝肾疾病史，无过敏史，肝源性、肾源性水肿和支气管哮喘暂无证据。

（二）体格检查

【提示】体格检查时应注意有无心力衰竭体征，包括皮肤巩膜有无黄染、颈静脉有无怒张、双肺底有无干、湿性啰音，心界是否扩大，有无奔马律，二尖瓣区有无收缩期杂音，其他瓣膜区有无杂音。肝脏是否肿大，下肢浮肿程度，有无颜面及眼睑浮肿。

【体格检查结果】体温 36.9 ℃，脉搏 120 次 / 分，呼吸 25 次 / 分，血压

98/64mmHg。呼吸急促，口唇略有发绀，颈静脉怒张，双肺底有细湿啰音，心界向两侧扩大，左侧明显，心率 130 次 / 分，律不齐，心尖部可听到第三心音奔马律和 3/6 级收缩期吹风样杂音，肝脏于右锁骨中线肋缘下 3.0cm，前正中线剑突下 4.0cm 可触及，有触痛，质软，双下肢中度凹陷性水肿。

（三）辅助检查

辅助检查 A 级：心电图、X 线。

辅助检查 B 级：心脏 B 超、BNP 测定。

【检查内容及目的】

（1）胸部 X 线片检查：心脏扩大为突出表现，以左心室扩大主，伴以右心室扩大，也可有左心房及右心房扩大。心力衰竭时扩大明显，心力衰竭控制后，扩大的心脏可缩小。心脏搏动幅度普遍减弱。肺动脉轻度扩张，肺淤血较轻。

（2）心电图：可有各种心律失常，以室性期前收缩最多见，常有不同程度的房室传导阻滞及左右束支传导阻滞，心房颤动发生率较低。广泛 ST-T 改变，左心室肥大，由于心肌纤维化少数病例可出现病理性 Q 波。

（3）超声心动图：早期左心室扩大，以后全心扩大，心室壁变薄，室间隔及左心室后壁搏动幅度减弱。

（4）BNP 测定：心力衰竭时 BNP 水平升高，条件好的县级医院可以进行 BNP 测定，还可鉴别呼吸困难病因。

【辅助检查结果】

（1）血常规：白细胞：12.3×10^{9}/L，N：85.6%，红细胞：3.45×10^{12}/L，血红蛋白：109g/L，血小板：128×10^{9}/L。

（2）BNP：13800ng/ml。

（3）血生化检查：急查 K^{+}：3.34mmol/L，Na^{+}：128mmol/L，BUN：7.56mmol/L，Cr：123μmol/L，ALT：58U/L，AST：83U/L。

（4）凝血功能：PT：12.5s，INR：0.96，APTT：32.5s，D- 二聚体：823IU/L。

（5）心电图：心电图提示房颤，完全右束支传导阻滞，频发室早、短阵室速（图 5-2-1）。

（6）胸部 X 线片：双肺淤血，心尖向左下移位（图 5-2-2）。

（7）心脏B超（图5-2-3）：全心扩大（LV 68mm，RV 40mm）伴心功能不全（EF 25%）。

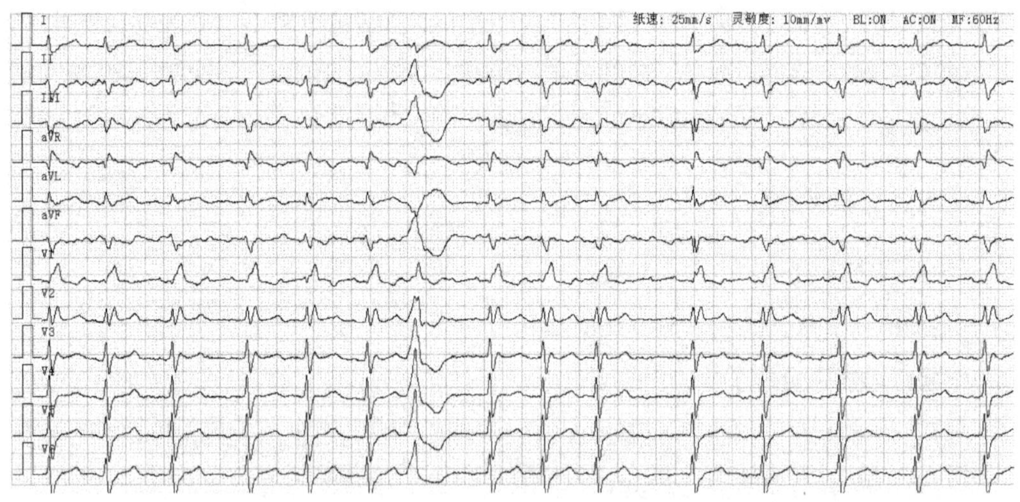

图5-2-1 心电图提示房颤、完全右束支传导阻滞、偶发室早

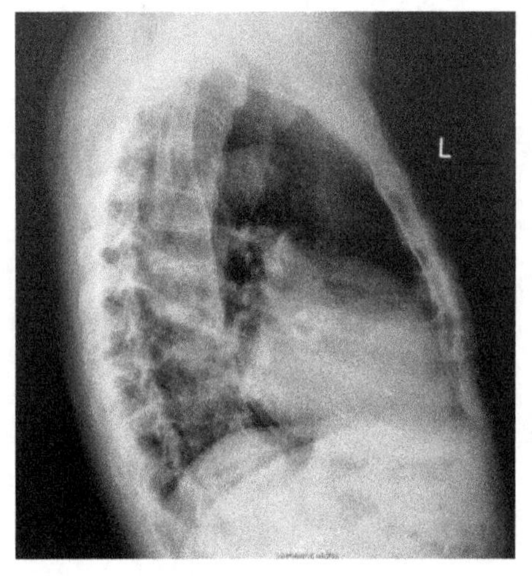

图5-2-2 胸部X线片提示“左右心室扩大，肺淤血”

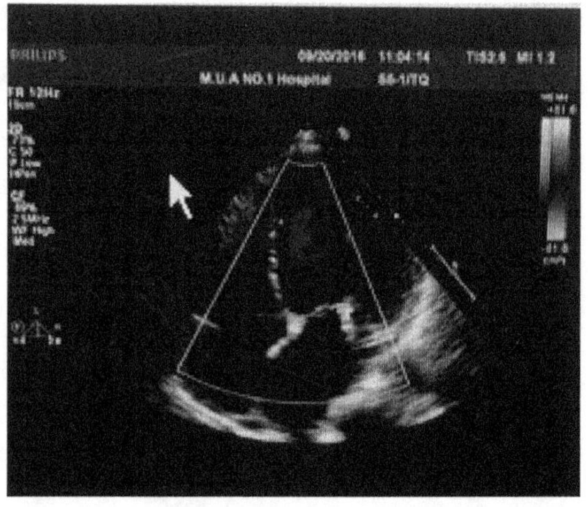

图5-2-3 心脏B超提示：双心室扩大，心功能不全（EF25.8%）（彩图见彩插4）

【分析】重要的检查结果如下：①血常规血白细胞高于正常，中性粒细胞比值高于正常；② BNP大于正常许多倍；③胸部X线片提示心影增大，肺淤血；④心脏彩超提示双心室扩大，弥漫性心肌运动减弱，心功能不全。结合病史支持扩张型心肌病诊断。

（四）诊断

【本例诊断】①扩张型心肌病；②心律失常、房颤并完全右束支传导阻滞；③慢性阻塞性肺疾病（急性发作期）；④心功能Ⅲ级。

【分析】患者因呼吸困难就诊时，临床需要分析病因，进行鉴别诊断。年轻患者，病史较短，出现与体位相关的呼吸困难伴有下肢浮肿，应考虑慢性左心功能不全，但仍需与支气管哮喘鉴别，在此基础上需对病因进行鉴别诊断包括缺血性心肌病、酒精性心肌病等。原发性心肌病必须要在除外缺血性心肌病，高血压性心脏病等继发性心肌病基础上方能诊断，并且还要排除酒精性心肌病等病因明确的心肌病。

（五）治疗

1. 紧急治疗方案及理由

【治疗方案】给予吸氧，进行心电图、血压、SpO_2和血气监测。静脉给予单硝酸异山梨醇酯（鲁南欣康）泵入，呋塞米20mg静脉推注，西地兰0.2mg静脉推注，同时给予极化液治疗。给予头孢二代抗生素静脉滴入q8h，根据血气分析结果决定是否给予碳酸氢钠注射液。并给予华法林1.5mg，螺内酯（安体舒通）20mg，盐酸贝那普利片（洛汀新）10mg口服。

【理由】患者心功能不全Ⅲ级，有发生急性左侧心力衰竭的风险，要尽快减轻心脏负担，减少回心血量，给予单硝酸异山梨酯注射液（欣康）扩血管、呋塞米静脉推注利尿治疗，因患者房颤心室率过速给予西地兰静脉推注强心、减慢房室传导，降低左心室舒末充盈压，改善心功能不全。患者此次加重有明确感冒诱因，且血常规显示合并感染，故给予抗生素纠正诱因治疗，心功能不全患者因血流缓慢瘀滞，易发生血栓，因此要给予抗栓治疗，患者为非瓣膜型房颤，宜首选华法林，安体舒通可改善心室重构，并可中和部分利尿导致的低钾血症副作用，ACEI类药物洛汀新可改善心室重构，降低病死率，因患者现仍有夜间阵发性呼吸困难，且肺底有湿啰音，暂不适合使用β受体阻滞剂。

2. 维持治疗方案及理由

【治疗方案】

（1）抗凝：华法林3mg，1次/天，预防栓塞。

（2）减轻心室负荷：单硝酸异山梨酯片（欣康）40mg，1次/天，口服。

（3）减轻心脏负荷，利尿：呋塞米片20mg，1次/天，口服。

（4）保钾利尿，改善心室重构：安体舒通片20mg，1次/日。

（5）减慢心室率及改善心室重构：倍他乐克片 12.5mg，2 次 / 日。

（6）改善心室重构，减轻心室负荷：洛汀新片 10mg，1 次 / 日。

（7）其他辅助治疗：芪苈强心胶囊 3 粒 / 次，3 次 / 天。

（8）心脏再同步化治疗。

【理由】慢性左心功能不全的维持治疗主要是改善心室重构，预防并发症，降低病死率，因此治疗以改善心室重构为主，减轻心室负荷为辅。改善心室重构的药物主要是 ACEI 和 β 受体阻滞剂 + 醛固酮拮抗剂，均从小剂量开始逐渐加量至患者能耐受的最大剂量，此外预防栓塞和恶性室性心律失常也是维持治疗的重要方案，现在有一些中成药对心力衰竭的维持治疗也有明确疗效，如芪苈强心胶囊可以合并使用。患者合并右束支传导阻滞，有行三腔起搏器置入适应证，但患者家庭经济困难，暂给予药物保守治疗。

【预后 + 随访健康指导】患者一旦发生心力衰竭，预后不良，死亡原因多为心力衰竭或心律失常。国外有报道 5 年病死率 50%，国内 2 年病死率 41.2%，5 年病死率 80%。但近年随着治疗方法的改善，存活率有一定程度提高。患者要定期随访，并要防止诱因导致心力衰竭加重反复入院。

肥厚型心肌病

【主诉】患者男性，40 岁，主因“心悸、胸痛 1 年，晕厥 2 次”入院。

【提示】患者为年轻男性，病史长，主要表现为胸痛、晕厥，根据主诉主要进行胸痛和晕厥的鉴别诊断。胸痛伴晕厥则心源性胸痛可能性大，首先要除外冠心病，肺栓塞等可导致晕厥的心源性疾病，还需进一步体格检查及辅助检查明确病因。需要与呼吸系统疾病所致的胸痛、食道疾病所致的胸痛及神经肌肉疾病所致胸痛鉴别。

（一）病史采集

【病史询问思路】主要是围绕胸痛的诱因、发作时的部位、性质、持续时间等特点、缓解和加重的因素、有无放射痛等，既往有无基础心肺疾病、消化系统疾病，有无高血压、糖尿病、高脂血症等危险因素及药物治疗史，寻找胸痛的病因。此外还要围绕晕厥发生的前驱症状，诱因，发作时的伴随症状，发作后的表现，既往有无心血管及脑血管疾病史等，寻找晕厥的病因。

【问诊的主要思路】

（1）胸痛发作与活动的关系、与饱餐、天气变化及情绪激动的关系。冠心病典型心绞痛发作以劳累、饱餐及寒冷、情绪激动等为诱因，休息或含服硝酸酯类的药物可缓解。问诊时要重点询问胸痛发作的诱因及缓解因素，有助于诊断。

（2）胸痛的程度、范围、性质，有无放射、疼痛是否持续？有哪些伴随症状？如何缓解，如何加重？晕厥发生的伴随症状？典型心绞痛部位是胸骨后或左前胸，范围常不局限，可放射至颈部、左肩背部及左手指内侧、咽部、颌部等，也可以放射至其他部位，性质常呈压榨感、紧缩感，压迫感、烧灼感、胸闷或有窒息感、沉闷感。疼痛呈阵发性发作，休息可缓解，多发生劳力当时。晕厥是否伴有面色苍白，出冷汗，恶心、乏力；是否有发绀、呼吸困难；是否有心率和节律改变；是否有抽搐，头痛，呕吐和视听障碍；是否有发热、水肿、杵状指；是否有呼吸深快，手足发麻；是否空腹伴心悸，乏力，出汗。

（3）既往有无心肺及脑部疾病史？有无高血压、糖尿病，有无烟酒嗜好？家族有无同类患者？鉴别胸痛的病因是否是冠心病心绞痛还是呼吸系统疾病，鉴别晕厥的病因是心源性还是脑源性。

（4）是否曾行心电图检查及血液学检查？有无使用硝酸酯类药物，效果如何？心电图有助于提示胸痛的病因是心肌缺血还是其他心血管疾病等，还可以鉴别心绞痛和心肌梗死。血液学检查包括血常规、心肌损伤标志物、风湿六项、D- 二聚体等检查，有助于鉴别胸痛的病因。硝酸酯类药物为内皮细胞依赖性血管扩张剂，能减少心肌需氧改善心肌灌注，从而改善心绞痛症状。含服硝酸甘油常常能在心绞痛发作时缓解症状，但非冠心病导致的胸痛可能没有效果，如主动脉夹层、肺栓塞或肥厚型心肌病等。

（5）职业及饮食习惯？冠心病发生与职业和年龄有关，脑力劳动者、久坐缺乏运动者及油腻、高盐饮食者易患病，有助于诊断。

【现病史】患者 1 年前起无明显诱因出现心悸，伴胸痛，胸骨后明显，压迫感，无左肩背部疼痛，持续数分钟可缓解。后反复发作，有时在剧烈活动或情绪激动时出现，曾在当地医院就诊，考虑冠心病，给予硝酸甘油等药物，但患者自觉胸痛时含药效果不明显，休息后可缓解。近来患者胸痛发作较前频繁，且 2 天前胸痛后出现眼前发黑，随即意识丧失，家人扶住未跌倒，数分钟即自行恢复，未在意，入院前一天再度出现上述症状，为进一步诊治入院。患者患病以来，精神可，饮食正常，大小便正常。

【既往史】既往体健，否认高血压、糖尿病史，否认高脂血症史，无烟酒嗜好。

【家族史】有 1 哥有类似病史，36 岁猝死，诊断不明。

【婚育史】24 岁结婚，育 1 子，爱人体健。

【分析】通过问诊患者有胸痛症状，但无冠心病危险因素，且年纪较轻，家族中有同类患者，伴有晕厥，硝酸酯类药物治疗效果欠佳，考虑冠心病心绞痛可能性小，不除外家族遗传疾病如肥厚型心肌病可能。

（二）体格检查

【提示】体格检查时重点听诊有无收缩期杂音，以及杂音与体位和运动的关系，同时要注意有无心力衰竭的体征如双肺底啰音，奔马律，双下肢有无浮肿等。

【体格检查结果】体温 36.8 ℃，脉搏 96 次 / 分，呼吸 20 次 / 分，血压 120/70mmHg，双肺底可闻及细湿啰音，心界不大，心率 96 次 / 分，律齐，可闻及第四心音，胸骨左下缘可闻及 3/6 级收缩期吹风样杂音，不传导，坐起时杂音明显增强，腹部软，无压痛、反跳痛，肝脏肋下及剑突下未触及，双下肢轻度浮肿。

（三）辅助检查

辅助检查 A 级：心电图、X 线。

辅助检查 B 级：心脏 B 超。

【辅助检查内容及目的】

（1）心电图：左心室肥大较多见；由于心脏相对缺血，心肌复极异常，出现 ST-T 改变；室间隔肥厚与心肌纤维化可在Ⅰ、aVL 或Ⅱ、Ⅲ、aVF 导联出现深而不宽的 Q 波，本病常有各种心律失常，室性期前收缩及室内传导阻滞较常见。

（2）胸部 X 线片检查：心影正常或增大，心脏大小与心脏及左心室流出道之间的压力阶差呈正比，压力阶差越大，心脏亦越大。以左心室肥厚为主，主动脉不增宽，肺动脉段多无明显突出，肺淤血大多较轻。

（3）心脏 B 超：是目前的主要诊断手段，表现为：①室间隔非对称性肥厚，舒张期末的室间隔厚度与左心室后壁厚度比值＞ 1.3 ∶ 1；②有梗阻的患者，二尖瓣前叶在收缩期向前运动（systolic anterior motion，SAM）；③心尖肥厚型患者则增限于心尖。

【辅助检查结果】

（1）心电图：左心室肥大，Ⅱ、Ⅲ、aVF 导联可见深而不宽的 Q 波，偶发室性期前收缩。

（2）超声心动图：室间隔厚度 25mm，左心室后壁 11mm，可见 SAM 征，左心室流出道压力 78mmHg。

（3）胸部 X 线片检查：心界正常，可见肺淤血征象。

【分析】重要的检查结果提示：①心电图提示室间隔或下壁纤维化伴肥厚；②超声心动图提示：室间隔非对称性肥厚，室间隔 / 左心室后壁为 2.4。结合患者病史胸痛伴晕厥，硝酸甘油含服效果欠佳，并有胸痛及猝死家族史，体格检查有胸骨左下缘收缩期杂音，室间隔厚度 / 左心室后壁厚度＞ 1.3，左心室流出道压力 78mmHg，支持肥厚型梗阻性心肌病诊断。

（四）诊断

【本例诊断】肥厚型梗阻性心肌病、心功能Ⅱ级。

【分析】当患者发生胸痛，需要分析胸痛的病因，进行鉴别诊断，青中年患者在胸骨左下缘听到粗糙吹风性收缩期杂音，有类似病例家族史者，应想到本病的可能，心电图、胸部 X 线片、超声心动图检查可提供重要诊断依据。

（五）治疗

【治疗方案】避免过度劳累、精神紧张。β 受体阻滞剂普萘洛尔可降低心肌收缩力，减轻左心室流出道梗阻改善左心室壁顺应性及左心室充盈，也具有抗心律失常作用，剂量：10mg，3 次 / 日口服。可逐渐增加剂量。钙拮抗药维拉帕米 40mg 口服，以后逐渐增量，可至 160mg，每日 2 ～ 3 次，以改善心室舒张功能。对压力阶差＞ 50mmHg 可转上级医院进行化学消融或外科手术治疗，缓解左心室流出道梗阻。

【理由】所有肥厚型心肌病患者都应该避免过度劳累和精神紧张，因任何导致心肌收缩力增强的因素都可以加重流出道梗阻导致胸痛发作，甚至出现晕厥。治疗以抑制心肌收缩力为主，β 受体阻滞剂和非二氢吡啶类钙拮抗药为首选，避免使用硝酸酯类及 ACEI 等血管扩张剂，减少回心血量的利尿药，因均可加重左心室流出道梗阻，导致症状加重。如左心室流出道压力阶差＞ 50mmHg，则需转到上级医院进一步行化学消融或手术治疗。

【预后+随访健康指导】本病病因不明，难以预防。对患者进行生活指导，提醒患者避免剧烈运动、持重或屏气等，减少猝死发生。避免使用增强心肌收缩力和减少心脏容量符合的药物，如洋地黄、硝酸类制剂。预后因人而异，可从无症状到心力衰竭、猝死。

二、特异性心肌病

特异性心肌病指伴有特异性心脏病或特异性系统性疾病的心肌疾病。常见的有：缺血性心肌病、瓣膜性心肌病、高血压性心肌病、炎症性心肌病、代谢性心肌病、营养物质缺乏、淀粉样变、结缔组织疾病、酒精性心肌病、围生期心肌病。近年来，快速心律失常引发的心肌病即“心动过速性心肌病”已引起重视，但未包括在该分类之中，临床上亦应予以注意。

病毒性心肌炎

心肌炎（myocarditis）是多种原因造成的心肌炎症，病变范围及程度有较大差别，轻者可无临床症状，严重可致猝死，诊断及时并经适当治疗者，可完全治愈，迁延不愈者，可形成慢性心肌炎或演变为心肌病。心肌炎的病因分为以下三方面：①感染：病毒、细菌、立克次体、真菌、原虫均可致心肌炎，其中以病毒性心肌炎最常见，如柯萨奇A、B组病毒、埃可（EHCO）病毒、肝炎病毒、流行性出血热病毒、流感病毒、腺病毒等。②免疫反应，如过敏性心肌炎、系统性红斑狼疮、皮肌炎造成的心脏损害。③理化因素，使用阿霉素、三环类抗抑郁药等。

【主诉】患者女性，25岁，主因“咽痛、发热1周，活动后心悸、气短3天”就诊。

【提示】患者为年轻女性，病史短，受凉后出现上呼吸道感染表现，其后出现心悸、气短，根据主诉主要进行心悸和呼吸困难的鉴别诊断。发热后出现心悸、气短，首先要判断是体温升高导致的心率增快还是病毒感染后心肌受累，还需进一步问诊，结合体格检查及辅助检查明确病因。需要与导致心悸的其他疾病如甲状腺功能亢进症、焦虑症、心律失常等鉴别。

（一）病史采集

【病史询问思路】主要是围绕心悸、呼吸困难的诱因，发作的特点，伴随症状及与体温的关系，既往病史及治疗经过等，寻找心悸、呼吸困难的原因。

【问诊主要内容】

（1）心悸发生与体温的关系。发热时心率会增快，体温每升高 1℃心率增加 18 次 / 分，如果心率增加超过了这个比例则有可能合并了其他问题，如心肌炎、心律失常等。

（2）心悸的特点是阵发性还是持续性，有无突发突止，静息或活动后出现，是否曾服用药物。阵发性室上性心动过速或阵发性房颤常常突发突止，而心力衰竭和甲状腺功能亢进症导致的心悸常在静息时出现，一些药物如可卡因、血管扩张剂、甲状腺素片等均可引起心悸。

（3）心悸的伴随症状有无多汗、失眠，颈部疼痛，消瘦，有无易激动等。

（4）气短与活动的关系，伴随症状以及如何缓解。心力衰竭之初气短在活动后出现，逐渐在静息时也出现，有无夜间阵发性呼吸困难，是否伴有双下肢浮肿等；有无支气管哮喘病史，过敏性疾病史，气短发作前是否有眼、鼻发痒，流涕、流泪等。

（5）发病以来是否做过心电图、心肌损伤标志物检查等，是否使用药物治疗，效果如何，心电图可以提示患者是否存在心肌损害，尤其是心肌损伤标志物检查对于心肌损害可进一步确定。发病以来如何就诊，是否使用过治疗心脏疾病的药物，如 β 受体阻断剂，效果如何，甲亢和部分心律失常导致的心悸使用 β 受体阻断剂常可使症状减轻。

【现病史】患者 1 周前受凉后咽痛、发热，体温最高 38.5℃，多在下午出现，早晨可恢复正常，伴头痛、流涕、乏力，服用感冒药效果欠佳。近 3 天活动后感心悸、胸闷、气短，夜间需高枕入眠，无双下肢浮肿，在当地医院诊断上呼吸道感染，给予抗生素治疗，热退，但心悸、气短加重，安静时也有，为进一步治疗入院。发病以来，患者精神差，食欲差，夜间睡眠欠佳，体重变化不明显，大小便正常。

【既往史】既往体健，无关节疼痛史，无支气管哮喘及过敏性疾病史。否认家族遗传病史。

【分析】经过问诊明确患者上呼吸道感染之后出现心悸、气短，加上患者年轻，既往无关节疼痛病史，首先考虑是否有病毒性心肌炎可能。

（二）体格检查

【提示】病毒性心肌炎表现多样，可表现心律失常、心功能不全，体格检查时重点注意心律是否整齐，听诊时有无杂音，双肺底是否有啰音，双下肢有无浮肿，并通过心肌损伤标志物和影像学检查寻找诊断依据，进一步明确诊断。

【体格检查结果】体温 38.6 ℃，脉搏 110 次 / 分，呼吸 20 次 / 分，血压 110/70mmHg。神志清，精神差，自动体位，咽部轻度充血，双下肺少许啰音，心界不大，心率 110 次 / 分，律齐，心尖部可闻及第三心音和舒张期奔马律。腹软，无压痛，肝脏不大，双下肢无浮肿。

（三）辅助检查

辅助检查 A 级：心电图、X 线、血常规。

辅助检查 B 级：心脏 B 超。

【辅助检查内容及意义】

（1）心电图：以室性期前收缩较多见，有 ST 段下移，T 波低平或倒置。窦房结、房室结及心室内传导阻滞，亦可发生室上性或室性心动过速，还可有病理性 Q 波等。

（2）胸部 X 线片检查：由于病变范围及病变严重程度不同，局限性心肌炎或病变较轻者，心界可完全正常。部分心脏轻中度扩大，明显扩大者多伴有心包积液。

（3）血液检查：白细胞计数在病毒性心肌炎可正常，偏高或降低，血沉大多正常，亦可稍增快，C- 反应蛋白大多正常。

（4）心脏 B 超：根据病情不同表现不同，可正常，合并心功能不全时表现弥漫性心肌运动减弱，射血分数减低。

【辅助检查结果】

（1）血常规：WBC：7.5×10^9/L，N：60%，L：40%。

（2）心肌酶谱：肌酸激酶：950U/L，肌酸激酶同工酶：68U/L，乳酸脱氢酶：1600U/L，高敏肌钙蛋白：0.236μg/ml。

（3）心电图：窦性心律Ⅱ度Ⅰ型房室传导阻滞，频发室早，V_1 ～ V_6 导联 ST 段压低，T 波倒置。

（4）胸部 X 线片：心界正常，肺轻度淤血。

（5）心脏 B 超：各房室腔大小正常，心肌运动普遍减弱，EF：40%。

【分析】重要的检查结果提示：①血常规显示白细胞正常，中性粒细胞比例正常，提示病毒感染可能性大。条件允许时还应该做病毒抗体滴度测定。②心电图提示广泛心肌损害，伴有心律失常及房室传导异常，这也是心肌炎最常见的心电图表现。③心肌损伤标志物：肌酸激酶，乳酸脱氢酶，肌酸激酶同工酶及高敏肌钙蛋白均支持心肌细胞受损，支持心肌炎诊断。④心脏 B 超反映了心肌受损程度及对心功能的影响，有条件的医院还可以进行 BNP 测定了解心功能情况。

（四）诊断

【本例诊断】病毒性心肌炎、心律失常、Ⅱ度Ⅰ型房室传导阻滞、频发室性期前收缩、心功能Ⅱ级。

【分析】病毒性心肌炎临床表现多样，可表现为心律失常、心功能不全甚至心源性休克，临床表现缺乏特异性，因此病毒感染 + 心肌损害的临床表现和实验室检查依据，除外其他心血管疾病方可诊断，病原学证据也很重要。

（五）治疗

【治疗方案及理由】

（1）休息：卧床可减轻心脏负荷，减少心肌耗氧量，有助于心肌内炎症吸收，病变细胞得到修复。休息时间视病情轻重而定，一般急性期休息 2 ～ 3 个月，病情好转后逐渐增加活动，如果有心脏扩大或伴有心力衰竭，则应休息到心脏缩小至正常，心功能恢复。

（2）饮食：宜食用富有维生素和蛋白质而易于消化的食物，忌暴饮暴食，以免增加心脏的负荷。

（3）改善心肌代谢药物：急性期可静脉注射辅酶 A、维生素 C、二磷酸果糖；轻者可口服辅酶 Q10、肌苷、维生素 C、维生素 E 等。

（4）抗感染治疗：病毒性心肌炎要积极控制已有的感染，病初可用利巴韦林（病毒唑）、金刚烷胺、阿糖胞苷、干扰素、免疫核糖核酸等终止或干扰毒复制及扩散的药物，但疗效不肯定。中药如大青叶、板蓝根、金银花、连翘、贯众、黄芪等对某些病毒具有一定的抑制作用，也可试用。

（5）控制心力衰竭：心肌炎时心肌对洋地黄敏感性增高，耐受性差，易发生中毒，宜选用收效迅速及排泄快的制剂如西地兰或地高辛，剂量应偏小，在急性心力衰竭控制后数日即可停药。利尿药应早用和少用，同时注意补钾。

（6）纠正心律心失常：轻度心律失常如偶发期前收缩、Ⅰ度房室传导阻滞多不用药物。若发生严重室性心律失常应及时静脉注射利多卡因；心室率显著缓慢或严重传导阻滞者可用异丙基肾上腺素或阿托品。

7.提高机体免疫能力，防止反复呼吸道感染，可选用胸腺素，转移因子及中药等药物治疗。

8.肾上腺皮质激素的应用：关于皮质激素的应用目前尚有争论，多数认为：病程早期及轻症病例不必使用；病情严重如心源性休克、Ⅱ度以上房室传导阻滞、严重心力衰竭等可考虑使用，剂量宜大，病情缓解减量停药。

【预后＋健康指导】病毒性心肌炎以轻中型多见，重型较少，经长期随诊结果，绝大多数可痊愈，少数迁延或演变为心肌病，极少数死亡。预防主要是早期治疗病毒感染，注意休息，出现呼吸困难等症状及时就医。

三、疾病知识拓展

（一）心力衰竭的非药物治疗

2013年欧洲心脏学会（ESC）和欧洲心律协会（EHRA）联合发布了心脏起搏和CRT治疗指南。

1.CRT植入适应证

CRT植入的Ⅰ类适应证（证据级别为A级）：窦性心律患者，QRS波宽度＞150ms、完全性左束支传导阻滞图形、射血分数≤35%以及纽约心脏学会（NYHA）心功能分级Ⅱ～Ⅲ级和不需要卧床的Ⅳ级的患者。

Ⅰ类适应证（证据级别为B级）如果患者射血分数≤35%、QRS波宽度120～150ms、完全性左束支传导阻滞患者、NYHA心功能分级Ⅱ～Ⅲ级和不需要卧床的Ⅳ级的患者，也为CRT植入的Ⅰ类适应证，将Ⅰ类适应证范围扩大到QRS波宽度120～149ms。

Ⅱa类适应证：对于非左束支传导阻滞的患者（例如，QRS波宽度＞150ms的右束支传导阻滞患者），也可以植入CRT，但推荐级别为Ⅱa。

Ⅱb类适应证：QRS波宽度120～149ms的非左束支传导阻滞患者射血分数≤35%，植入CRT的推荐级别进一步降至Ⅱb。新指南对于窦性心律患者植入CRT的适应证强调左束支传导阻滞和QRS波宽度，提示这些患者更可能从植入CRT中获益。若不符合这些条件，则推荐级别降低，意味着这些患者从CRT植入中获益的可能性亦降低。

Ⅲ类适应证：对于 QRS 波＜ 120ms 的患者，CRT 不推荐应用。

2. 合并房颤患者的适应证

合并房颤患者的适应证新指南推荐意见与以往指南相差不多，Ⅱ a类适应证：射血分数≤ 35%、NYHA 心功能分级Ⅲ～Ⅳ级、QRS 波宽度＞ 120ms 的房颤心律患者，也可考虑 CRT 植入，但必须保证心室 100% 起搏。为了达到这一目的，推荐进行房室结消融，以保证治疗效果。如果患者因房颤造成心室率过快、须进行房室结消融并安装起搏器，则新指南推荐直接安装 CRT 而非普通起搏器，以避免对患者的心功能造成损害。

3. 有传统起搏器患者的适应证

Ⅰ类适应证：射血分数＜ 35%，NYHA 心功能分级Ⅲ～Ⅳ级，起搏比例较高的患者。Ⅱ a类适应证：对于年龄较大的老年患者，为了降低心力衰竭恶化的风险，射血分数降低就可以植入 CRT。

（二）《中国心力衰竭诊断和治疗指南 2014》重要更新

1. 重要更新一：醛固酮拮抗剂需“尽早和广泛”应用

新指南主张“尽早”和“广泛”应用醛固酮拮抗剂。“尽早”是指在“黄金搭档”（ACEI+β 受体阻滞剂）后不论其疗效如何，可立即加用；“广泛”指只要无禁忌证 [EGFR ≤ 30ml/（min · 1.73m^2）和血钾≥ 5mmol/L]，所有 NYHA 心功能Ⅱ～Ⅳ级心力衰竭患者（EF ≤ 35%）均应加用（Ⅰ a，A），且不需等待 ACEI 和 β 受体阻滞剂达到目标剂量。这一推荐主要基于 EMPHASIS-HF 研究。其结果显示，和安慰剂组相比，依普利酮组主要复合终点（死亡和因心力衰竭住院风险）、全因死亡率、全因住院率及因心力衰竭住院率分别降低 37%、24%、23% 和 42%；在各亚组中依普利酮对主要复合终点的有益影响与整体研究一致。应用醛固酮拮抗剂原因在于其有降低心力衰竭病死率及心脏猝死证据，适应证已扩大至所有伴症状的（NYHA 心功能Ⅱ～Ⅳ级）心力衰竭患者，且该药与 ACEI 联合疗效与安全性均较好。

2. 重要更新二：减慢心率成为慢性心力衰竭治疗新靶标

在减慢心率的药物治疗中，新指南推荐应用伊伐布雷定，其适应证为：①已应用 β 受体阻滞剂、ACEI 或 ARB 及醛固酮拮抗剂者，心率仍≥ 70 次 / 分，可降低因心力衰竭住院风险（Ⅱ a，B）；②心率≥ 70 次 / 分、不耐受 β 受体阻滞剂的患者，可降低因心力衰竭住院风险（Ⅱb，C）。SHIFT 试验为该推荐依据之一，结果显示，和安慰剂相比，伊伐布雷定显著降低心血管死亡和因心力衰竭恶化入院的复合终点风险达 18%（$P < 0.0001$）。需强调的是，在心力衰竭治疗中应优先考虑使用 β 受体阻滞剂，伊伐布雷定作为二线治疗药物。

四、基层医师工作要点

（1）扩张型心肌病的治疗主要是心力衰竭的控制，基本药物没有重大变化，但应用时间及药物的地位推荐级别有变化，如建议提早应用将“黄金三角”药物和利尿药合用，尽早开始使用醛固酮拮抗剂等，基层医师要及时更新知识，以便更好管理扩心病患者。此外基层医院建议推广 BNP 测定和 6min 步行试验以便对疗效进行评价。

（2）肥厚型心肌病重在识别，典型心电图改变结合胸骨左缘 3～4 肋间收缩期杂音，心脏彩超可以确诊，需要注意的是肥厚型心肌病所致胸痛易与冠心病心绞痛混淆，诊断不清前勿使用血管扩张剂以免加重病情。

（3）病毒性心肌炎极易误诊，前提是排除其他心血管疾病，并有病毒感染的证据，治疗需要依据病情，根据合并的问题有针对性的进行处理。

直通黄莺更新内容

直通马依彤更新内容

（黄 莺 马依彤）

第三节 心包疾病

一、案例分析

【主诉】患者男，37 岁。主因“突发胸闷、胸痛 1 天”入院。

【提示】急性心包炎是由心包脏层和壁层急性炎症引起的综合征。临床特征包括胸痛、心包摩擦音和一系列异常心电图变化。病因较多，可来自心包本身疾病，也可为全身性疾病的一部分，临床上以感染性、非特异性、肿瘤者为多见，全身性疾病如系统性红斑狼疮、尿毒症等病变易累及心包引起心包炎。其治疗包括对原发疾病的病因治疗、解除心脏压塞和对症治疗，自然病程及预后取决于病因。

（一）病史采集

【病史询问思路】

急性心包炎的病因很多，部分病因不明。常见的病因有特发性（非特异性）、感染性（病毒、细菌、结核等）、免疫–炎症性、肿瘤及创伤等。其中以非特异性、结核性、化脓性和风湿性心包炎较为常见。国外资料表明，非特异性心包炎已成为成年人心包炎的主要类型；国内报告既往以结核性心包炎居多，其次为非特异性心包炎。目前恶性肿瘤和急性心肌梗死引起的心包炎在逐渐增多，结核性、化脓性和风湿性心包炎的发病率已明显减少。除系统性红斑狼疮性心包炎外，男性发病率明显高于女性。可疑为心包疾病时，应尽快完善心脏超声检查、胸部 X 线片、心电图、生化及自身免疫等检查，明确心包炎的病因，早期按照疗程足量使用抗炎药物，主要是阿司匹林或者非甾体类抗炎药物，联合秋水仙碱，不推荐常规使用糖皮质激素，反复告知患者卧床休息，监测心包积液量的变化。

【现病史】患者入院前一天 18：00 左右无明显诱因下出现胸闷，伴有心前区闷痛，吸气时加重，呼气时缓解，呈持续性疼痛，与运动及咳嗽无关，无放射痛，无冷汗，无黑蒙、晕厥、意识丧失，无气促，无咯血，无呼吸困难，无前驱感染史，无发热、盗汗，无咳嗽、咳痰，无腹痛、腹泻，无恶心、呕吐。至我院急诊就诊，行心电图检查见广泛导联 ST 段呈略弓背型；心肌酶正常；胸部 CT 提示心脏增大；心包积液。4h 后复查心电图较前无明显动态改变。血常规提示 WBC、中性粒细胞（N）升高，现为进一步明确诊治、治疗，急诊以胸痛待查收住我科。

【既往史】否认有心脏疾病史，否认高血压、糖尿病、脑血管疾病、精神疾病史；否认手术、外伤、输血史；否认食物、药物过敏史；预防接种史随当地；否认近期有出差（国内及国外）。否认肝炎、结核、疟疾、血吸虫病史。

（二）体格检查

【提示】心包疾病常见的阳性体征。

（1）心包摩擦音为其典型体征，多位于心前区，以胸骨左缘第 3、4 肋间最明显，性质粗糙，坐位前倾、深吸气或听诊器胸件加压更易听。

（2）发展至渗出性心包炎时，患者以呼吸困难为主，可有干咳、声音嘶哑及吞咽困难，伴有心前区或上腹部闷胀、乏力。体格检查可及心浊音界向两侧增大，心尖搏动减弱，心音遥远，可伴有 Ewart 征：即背部左肩胛下角出现肺实变体征（浊音、语音增强及支气管呼吸音）。患者可出现右心负荷过重的表现，如颈静脉怒张、肝大、下肢水肿、腹水等。

（3）心脏压塞（cardiac tamponade），常表现为大量心包积液体征的基础上出现急性循环衰竭、休克等临床表现，患者颈静脉怒张，静脉压显著上升，收缩压明显下降。当出现大量心包积液体征，可见 Beck 三联征（血压突然下降、颈静脉怒张、心音低弱）。

【体格检查结果】 体温 37.8 ℃，脉搏 110 次 / 分，呼吸 18 次 / 分，血压 140/95mmHg，神志清，精神可。颈静脉无充盈，左下肺呼吸音低，两肺未闻及明显湿啰音及哮鸣音。心律齐，心率 110 次 / 分，未及杂音及心包摩擦音。腹软，无压痛及反跳痛，双下肢无水肿。

（三）辅助检查

1. 实验室检查

（1）血常规：白细胞（WBC）：12.2×10^9/L；中性粒细胞：9.4×10^9/L；降钙素原：0.05ng/ml；C- 反应蛋白：＞ 160 超线性 mg/L。

（2）生化：肝肾功能、血沉、血凝常规、血气分析、D- 二聚体、脑利钠肽前体、自身免疫系统、肿瘤指标、甲状腺功能均正常。

（3）动态监测心肌损伤标志物均正常。巨细胞病毒抗体、抗风疹病毒抗体、结核抗体、巨细胞病毒抗体、抗风疹病毒、EB 病毒抗体 IgM、柯萨基病毒抗体、结核抗体、呼吸道九项、抗 O、类风湿因子均阴性。

2. 急诊心电图

窦性心律，ST 段改变（呈上斜 / 凹面向上型抬高 ≤ 0.3mV），后动态监测心电图较前无明显改变。

3. 影像学检查

（1）胸部 X 线片：两肺纹理增多，心影增大。

（2）胸部 CT：右肺中下叶少许纤维灶，心脏增大，心包积液。

（3）心脏 B 超：

①入院当天：左心房左心室内径正常，左心室壁不增厚，静息状态下各节段收缩活动未见异常。右心房不大（左右径 43mm），右心室不大（左右径 37mm），肺动脉不增宽，彩色多普勒示轻微三尖瓣反流，连续多普勒据三尖瓣反流估测肺动脉收缩压为 28mmHg。心包腔内见无回声区，舒张期左心室后壁外方 5mm，右心室壁外方 7mm，左心室心尖部未见明显无回声区。提示：中等量心包积液。

② 1 周后复查心脏 B 超：中等量心包积液。

③ 2 周后复查心脏 B 超：少量心包积液。

（4）冠状动脉 CTA：冠状动脉未见明显异常。

（四）诊断

【诊断】胸痛原因待查。急性冠状动脉综合征？急性心包炎？冠状动脉痉挛？

【分析】

（1）明确胸痛的病因：尽早排除重症致命性病因，如急性心肌梗死，主动脉夹层、急性肺栓塞以及大面积气胸。动态监测心电图（18 导联）及心肌酶谱，必要时行冠状动脉 CTA 或者冠状动脉造影排除冠状动脉的病变（急性冠状动脉综合征，冠状动脉痉挛）；行胸部 X 线片、心脏 B 超明确其心脏功能、结构以及肺动脉宽度、压力等排除肺栓塞、气胸，注意双上肢，双下肢两侧血压情况，必要时行主动脉 CTA 排除主动脉夹层。注意排除消化系统疾病，包括消化道溃疡以及急腹症。

（2）明确心包炎的病因：注意病史的完整采集。进一步完善血常规、C- 反应蛋白、降钙素以及患者的临床表现来排除是否为重症感染相关的化脓性心包炎，完善风湿免疫系列、痰涂片抗酸杆菌检查、血沉、T-spot 实验，心脏超声以及肿瘤标志物排除自身免疫疾病（包括风湿性心脏病）、结核以及肿瘤相关的心包炎。

（五）治疗

1. 住院期间治疗方案

（1）一线治疗及用药：

①限制运动，推荐至少 3 个月。

②阿司匹林或者非甾体类抗炎药物，推荐早期足量，联合使用保护胃黏膜药物。阿司匹林推荐剂量为每 8 小时 750 ～ 1000mg，每 1 ～ 2 周依据患者的临床症状

及 C- 反应蛋白水平，逐步减量，推荐为每 1 ～ 2 周减量 250 ～ 500mg。布洛芬为非甾体类抗炎药物的推荐用药，早期使用，剂量为每 8 小时 600mg，同样依据患者的临床症状及 C- 反应蛋白水平，逐步减量，推荐为每 1 ～ 2 周减量 200 ～ 400mg。

③秋水仙碱，推荐早期联合阿司匹林或者非甾体类抗炎药物一起使用，剂量为每天 0.5mg 口服（体重≤ 70kg），如体重≥ 70kg，剂量为 0.5mg，2 次 / 日。推荐使用 3 个月。减量目前推荐为最后一周隔天 0.5mg（体重≤ 70kg），或者每天 0.5mg 口服（体重≥ 70kg）。

（2）二线用药：

如有该患者有使用阿司匹林 / 非甾体类抗炎药物 / 秋水仙碱禁忌，或者上述药物联合使用临床效果欠佳，在排除感染，尤其是细菌及 TB 感染的前提下，可考虑使用小到中等剂量的糖皮质激素，推荐剂量 0.25 ～ 0.5mg/（kg・d），每 1 ～ 2 周逐步减量。其他情况下对于急性心包炎的患者不推荐使用糖皮质激素。

（3）患者宜卧床休息。胸痛时给予镇静剂，必要时使用吗啡类药物。

（4）每日监测患者的生命体征及临床表现，依据患者的临床表现及 C- 反应蛋白水平评估患者治疗的反应，注意心音的强弱改变，心包摩擦音的情况。每周心脏彩超监测心包积液的情况，如出现大量心包积液，及时给予心脏 B 超穿刺。

【分析】注意治疗的关键点。强调急性心包炎的病因治疗。例如风湿性心包炎时应加强抗风湿治疗；结核性心包炎时应尽早开始抗结核治疗，并给予足够的剂量和较长的疗程，直到结核活动停止后一年左右再停药，如出现心脏压塞症状，应进行心包穿刺放液；如渗液继续产生或有心包缩窄表现，应及时行心包切除，以防止发展为缩窄性心包炎；化脓性心包炎时应选用足量对致病菌有效的抗生素，并反复心包穿刺抽脓和心包腔内注入抗生素，如疗效不著，即应及早考虑心包切开引流，如引流发现心包增厚，则可作广泛心包切除；非特异性心包炎时肾上腺皮质激素可能有效，如反复发作亦可考虑心包切除。

2. 出院后治疗方案及随访

对于此例急性病毒性心包炎，我们给予患者非甾体类抗炎药物至症状缓解，一般 2 周左右。秋水仙碱 疗程推荐 3 个月。3 ～ 6 个月复查心脏彩超。

二、疾病知识拓展

（一）心包炎的鉴别及治疗

目前五种常见心包炎的鉴别及治疗见表 5-3-1。

表 5-3-1 五种常见心包炎的鉴别及治疗

	急性非特异性	结核性	化脓性	肿瘤性	心脏损伤后综合征
病史	发病前数日常有上呼吸道感染，起病多急骤，常反复发作	常伴原发性结核病或与其他浆膜腔结核并存	常有原发感染病灶，伴明显败血症表现	转移性肿瘤多见，并可见于淋巴瘤及白血病	有手术、心肌梗死、心脏创伤等心脏损伤史，可反复发作
发热	持续发热	常无	高热	常无	常有
心包摩擦音	明显，出现早	有	常有	少有	少有
胸痛	常剧烈	常无	常有	常无	常有
白细胞计数	正常或增高	正常或轻度增高	明显增高	正常或轻度增高	正常或轻度增高
血培养	阴性	阴性	可阳性	阴性	阴性
心包积液量	较少	常大量	较多	大量	一般中量
性质	草黄色或血性	多为血性	脓性	多为血性	常为浆液性
细胞分类	淋巴细胞占多数	淋巴细胞较多	中性粒细胞占多数	淋巴细胞较多	淋巴细胞较多
细菌	无	有时找到结核分枝杆菌	能找到化脓性细菌	无	无
治疗	非留体类抗炎药	抗结核药	抗生素及心包切开	原发病治疗，心包穿刺	糖皮质激素

（二）心包疾病自然病程、预后以及预防

1. 自然病程及预后取决于病因

自然病程及预后取决于病因，病毒性心包炎、非特异性心包炎、心肌梗死后或心包切开术后综合征通常是自限性的；如心包炎并发于急性心肌梗死、恶性肿瘤、

系统性红斑狼疮、尿毒症等则预后严重；化脓性和结核性心包炎随着抗生素或抗结核药物疗法及外科手术的进展，预后已大为改善，有的得以痊愈，部分患者遗留心肌损害或发展为缩窄性心包炎。

2. 预防

积极控制结核病和 HIV 的流行能显著减少结核性和 HIV 相关的心包炎发病率；急性心肌梗死患者早期冠状动脉再灌注治疗能减少梗死面积和心包炎发生率；积极治疗各种肾脏疾病，防止发展成终末型肾病是减少尿毒症性心包炎最经济有效的措施。

三、基层医师工作要点

（1）尽早明确胸痛的病因。

（2）早期识别心脏压塞的表现，如出现心脏压塞应及时给予心包穿刺及引流。

（3）如治疗效果不佳时转诊三级甲等医院心内科进一步诊疗。

（4）出现缩窄性心包炎时应尽早转诊至三级医院胸外科进一步诊疗。

直通严文文更新内容

直通王乐民更新内容

（严文文　王乐民）

第六章　肺血管疾病

第一节　急性肺血栓栓塞症

一、案例分析

【主诉】患者男性，38 岁，主因“间断胸闷、胸痛、痰血半年，加重 5 天伴晕厥 1 次”入院。

【提示】患者青年男性，半年前开始出现胸痛、胸闷伴血痰，近 5 天上述症状加重，并出现晕厥 1 次。因此胸闷、血痰、胸痛及晕厥为患者主要临床表现，同时上述表现也是许多疾病共同的临床症状之一，因此按照常见的临床思路，胸痛应首先考虑呼吸系统及心源性疾病，但同时不能除外大血管病变、消化道疾病等，而晕厥则需与神经系统疾病、心源性疾病及其他系统疾病相鉴别。肺栓塞的症状多样、缺乏特异性。可以从无症状、隐匿到血流动力学不稳定甚至发生猝死。问诊主要围绕胸痛的诱因、发作特点及伴随症状，既往有无基础心肺疾病史、有无消化道疾病及下肢静脉曲张等病史，有无高血压、糖尿病等急性冠状动脉综合征相关危险因素。有无外伤、近期手术史、长期卧床、制动史以及特殊药物服用等肺栓塞相关危险因素。而晕厥则需与神经系统疾病、心源性疾病及其他系统疾病相鉴别。针对晕厥有无体位变化、情绪激动、突然转头等诱因，寻找符合肺栓塞诊断的依据。

（一）病史采集

【病史询问思路】

（1）胸痛发作特点询问：胸痛发作诱因、部位、范围、性质、程度、持续时间、有无放射痛，是否与呼吸相关，发作时伴随症状，缓解方式等，如：急性肺血栓栓塞症、自发性气胸等多表现为突然剧烈刺痛或刀割样疼痛，伴呼吸困难。肺栓塞时可出现咯血、痰中带血等。

（2）晕厥发作特点的询问：有无意识丧失、四肢抽搐、大小便失禁、肢体活动障碍、言语不清等情况。大面积肺栓塞患者往往伴有低血压晕厥等症状，甚至晕厥可为急性肺血栓栓塞症唯一症状或首发症状。

（3）诊疗经过：是否监测血压、血氧、行心电图、超声心动图以及相关检验、检查等。

（4）既往病史：有无手术史、基础内科疾病、大血管病变等。

（5）个人史询问：有无吸烟饮酒史及特殊药物使用史，如口服避孕药、激素替代治疗等。

（6）家族史：有无家族性凝血因子功能障碍性疾病，有无家族性静脉血栓栓塞及肺栓塞病史等。

【问诊主要内容】问诊主要内容见图 6-1-1。

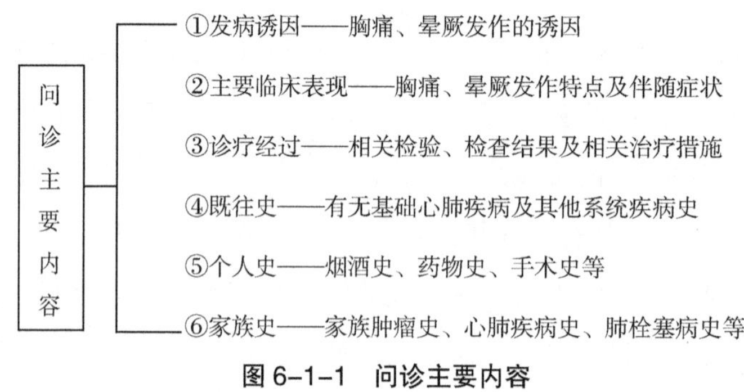

图 6-1-1　问诊主要内容

【现病史】患者青年男性，半年前因劳累后出现胸闷、胸痛，伴间断咳嗽、痰中带血，休息后胸闷症状可明显缓解。间断出现双下肢浮肿伴有疼痛，活动后双下肢肿胀加重。5 天前，患者上厕所后出现持续性右侧胸骨旁剧烈疼痛伴黑蒙，无肩背部放射痛，后出现晕厥 1 次，持续约数秒后自然苏醒，无言语不利、肢体麻木，无大小便失禁等不适。休息后胸痛症状不缓解，就诊于我院急诊科。起病以来，患者神志清，精神差，饮食、睡眠欠佳，二便正常。

【既往史】既往有双下肢静脉曲张病史。

【个人史】无特殊。

【分析】通过问诊患者既往有双下肢静脉曲张病史，本次就诊前半年有间断双下肢浮肿，胸闷、气短、胸痛、痰中带血症状，短期内症状加重并出现黑蒙和晕厥症状，符合急性肺血栓栓塞症的临床表现。急性肺栓塞患者可表现出呼吸急促、发绀、肺部可闻及细湿啰音，可闻及肺动脉瓣区第二心音亢进，双下肢水肿等相关体征。应在体格检查时重点注意双肺是否有啰音，心脏听诊时有无心脏杂音、心律失常，肝脾增大及双下肢水肿等相关的体征，并通过实验室检查及影像学检查寻找急性肺栓塞证据。

（二）体格检查

【体格检查结果】体温 36.0℃，脉搏 112 次 / 分，呼吸 30 次 / 分，血压 85/60mmHg。患者发育正常，肥胖，体质指数 34.0kg/m^2。神志清楚，精神欠佳，体格检查合作。口唇及四肢末梢发绀。气管居中，双侧呼吸动度一致，双肺叩诊清音，双肺呼吸音粗，左下肺呼吸音减低，可闻及湿啰音。心界不大，心率：112 次 / 分，节律齐，P2 亢进，各心脏瓣膜区未闻及病理性杂音。腹部平坦，全腹无压痛及反跳痛，肝脾肋下未触及。双下肢静脉曲张（图 6–1–2），右下肢周径较左下肢明显增粗（髌骨上缘以上 15cm 处周径：右下肢为 53cm，左下肢为 42cm；髌骨下缘 10cm 处周径：右下肢为 47cm；，左下肢为 36cm），双下肢胫前非对称性凹陷性水肿，右侧显著。右下肢足背动脉搏动减弱，左下肢正常。

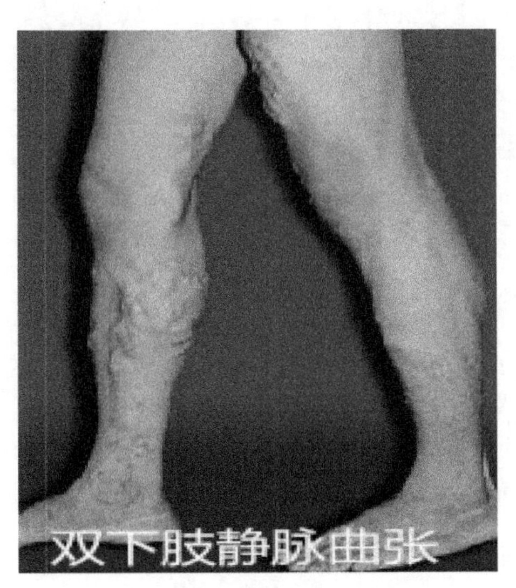

图 6–1–2　患者双下肢静脉曲张

（三）辅助检查

【辅助检查项目及意义】

（1）血常规：血白细胞计数升高，但一般不会超过 15×10^9/L，对肺栓塞的诊断无特异性。

（2）血浆 D– 二聚体：一般采用酶联免疫吸附法（ELISA）测定，界值为 500μg/L，急性肺栓塞时血浆 D– 二聚体升高，但特异性差，对肺栓塞无诊断价值。血浆 D– 二聚体含量低于 500μg/L，对肺栓塞有重要的排除诊断价值，可用于筛查急性肺栓塞。

（3）血气分析：肺栓塞往往出现低氧血症、低碳酸血症、肺泡－动脉血氧梯度 [P（A–a）O_2] 增大及呼吸性碱中毒，检测时以患者卧位、未吸氧、首次动脉血气分析的测量值为准。

（4）心电图：大多数肺栓塞患者出现非特异性心电图异常，最常见改变为窦性心动过速。当有肺动脉及右心压力升高时，可出现 V_1 ～ V_4 导联 T 波改变及 ST 段异常，典型表现为 $S_Ⅰ Q_Ⅲ T_Ⅲ$ 征（即Ⅰ导联 S 波加深，Ⅲ导联出现 Q/q 波及 T 波倒置，图 6–1–3），部分患者出现完全或不完全性右束支传导阻滞、肺型 P 波、电轴右偏及顺钟向转位。

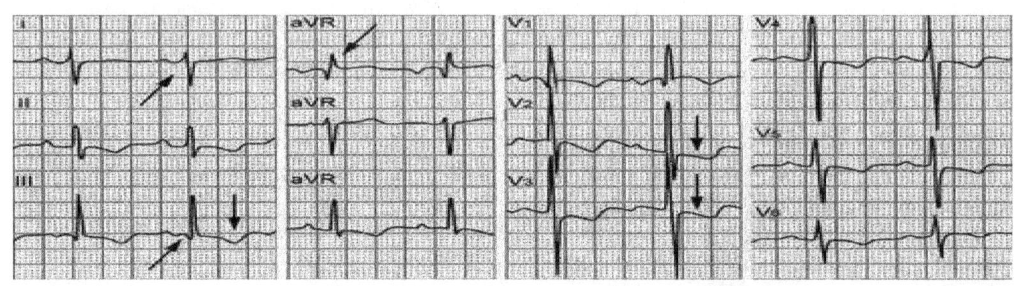

图 6–1–3　急性肺栓塞时典型 $S_Ⅰ Q_Ⅲ T_Ⅲ$ 改变

（5）心肌酶及心肌酶学标志物：肺栓塞患者可出现心肌损伤，表现为脑钠肽（BNP）升高（＞ 90pg/ml）或 N 末端脑钠肽前体（NT–proBNP）升高（＞ 500pg/ml）。cTnI 升高（＞ 0.4ng/ml）或 cTnT 升高（＞ 0.1ng/ml），提示病情恶化。

（6）超声心动图：急性肺栓塞的直接征象：肺动脉近端或右心腔血栓。间接征象多是右心负荷过重的表现，如右心室壁局部运动幅度下降，右心室和（或）右心房扩大，三尖瓣反流速度增快以及室间隔左移，肺动脉干增宽等（图 6–1–4）。超声检查符合下述两项指标可诊断右心室功能障碍：①右心室扩张；②右心室壁运动幅度减低；③吸气时下腔静脉不萎陷；④三尖瓣反流压差＞ 30mmHg。而右心室壁厚度（＞ 5mm）对于提示是否存在慢性血栓栓塞性肺动脉高压有重要意义。

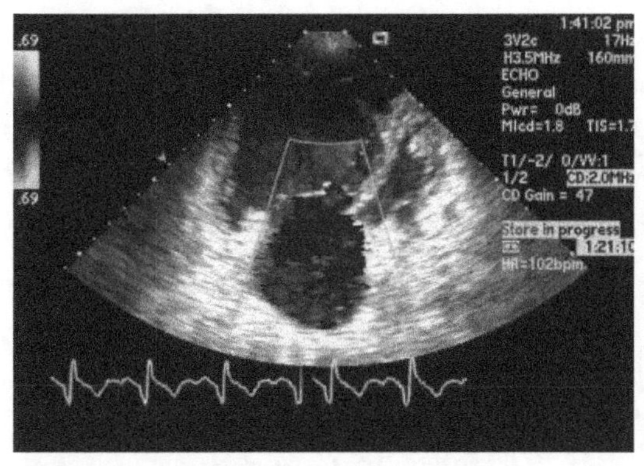

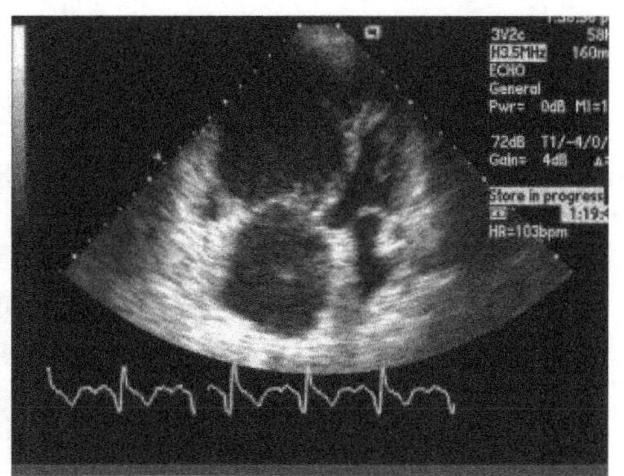

图 6-1-4　可见三尖瓣反流；右心房、右心室明显扩大，左心室受压呈“D”字表现（彩图见彩插 5）

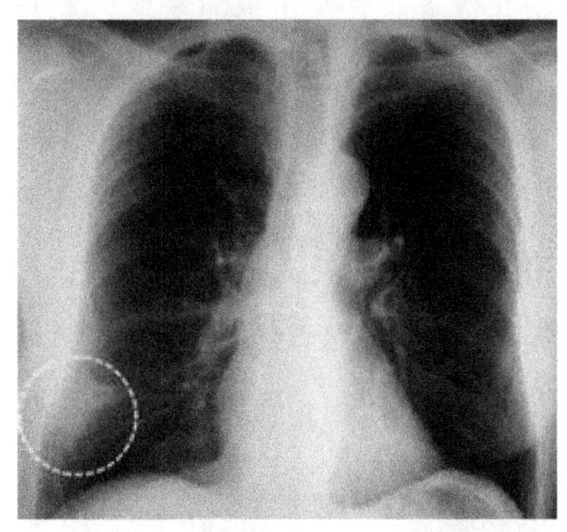

图 6-1-5　黄色圆圈内可见一尖端指向肺门、底面朝向胸膜的楔形影，此为典型肺梗死表现

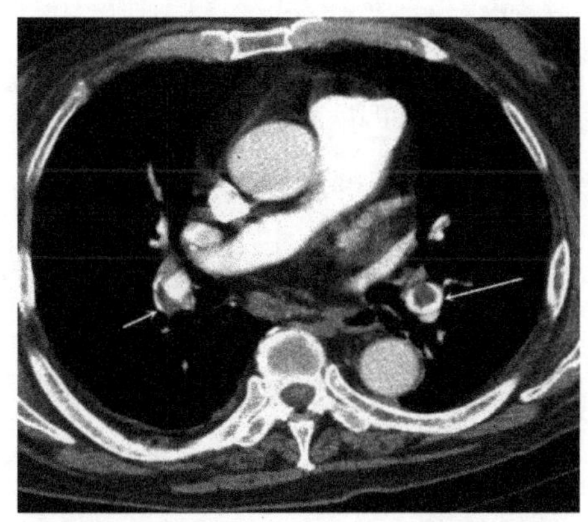

图 6-1-6　CTPA 检查下纵隔窗示长白色箭头处可见左肺下叶动脉充盈缺损，中央型肺栓塞形成，短箭头处可见右肺下叶动脉偏心性血栓形成

（7）胸部 X 线片：可表现为肺动脉阻塞征：肺血管纹理稀疏，肺透亮度增大；肺组织继发改变：尖端指向肺门、底面朝向胸膜的楔形影；肺动脉高压征象及右心扩大征：右下肺动脉干增宽或伴截断征、肺动脉段膨隆，右心室增大（图 6-1-5）。

（8）肺动脉 CT 血管造影（CTPA）：肺栓塞一线确诊手段，CTPA 检查能够准确发现段以上肺动脉内的血栓（图 6-1-6）。①肺栓塞的直接征象：肺动脉内半月形或环形的低密度充盈缺损，完全梗阻、轨道征；②肺栓塞的间接征象：肺野楔形密度影增高、条带状高密度区或盘状肺不张、中心肺动脉扩张及远端分支减少或消失。

（9）放射性核素肺通气灌注扫描：是肺栓塞的重要诊断方法。典型征象是呈肺段分布的肺血流灌注缺损，并与通气显像不匹配。放射性核素肺通气灌注扫描对于远端肺栓塞诊断价值更高，且可用于肾功能不全和碘造影剂过敏患者。

（10）磁共振肺动脉造影（MRPA）：相对于肺动脉CT血管造影，MRPA的一个重要优势在于可同时评价患者的右心功能。对段以上肺动脉内栓子诊断的敏感度和特异度均较高，有潜在识别新旧栓子的能力，适用于碘造影剂过敏者。但是检查耗时，图像质量受心脏搏动及呼吸运动的影响，不能作为单独诊断急性肺栓塞的检查。

（11）肺动脉造影：诊断急性肺栓塞的“金标准”，直接征象有肺动脉内造影剂充盈缺损，伴或不伴“轨道征”的血流阻断；间接征象有肺动脉造影剂流动缓慢、局部低灌注和静脉回流延迟。在其他检查难以确定诊断时，如无禁忌证，可行肺动脉造影检查。缺点是肺动脉造影为有创性检查，有发生致命性或严重并发症的可能，应严格掌握其适应证（图6-1-7）。

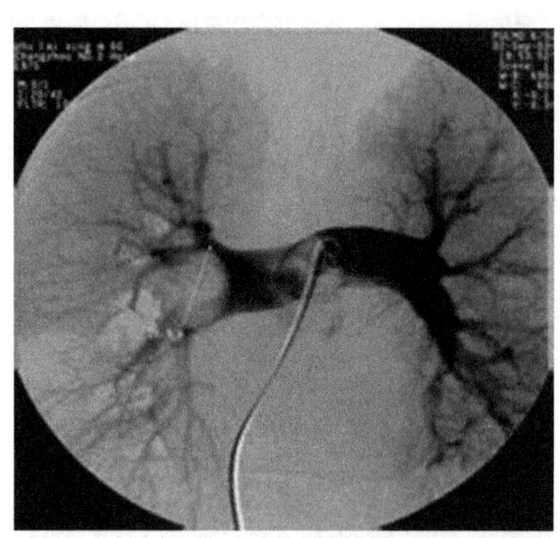

图6-1-7 肺动脉造影：右肺肺动脉主干内可见充盈缺损，右肺动脉及分支显影欠佳

（12）双下肢深静脉检查：绝大多数肺栓塞的栓子来源于深静脉，对怀疑肺栓塞的患者均应进行深静脉血栓检查。超声检查是诊断双下肢静脉血栓最简便的方法，表现为双下肢静脉宽度显著大于伴行动脉，血管内强回声团以及血管内血液断流现象，以及边缘性血流、挤压试验是否阳性（图6-1-8）。

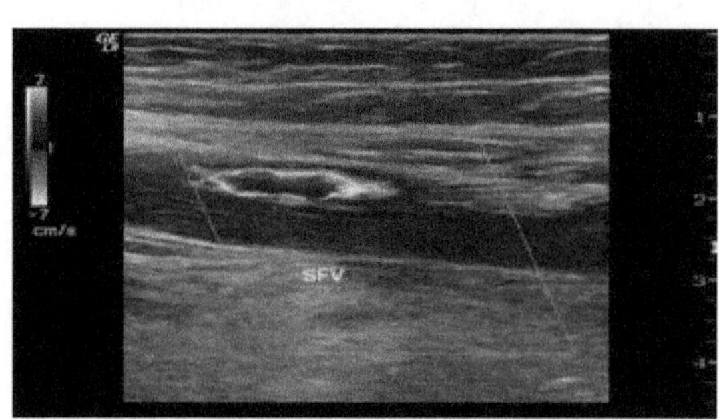

图6-1-8 深静脉超声显示：股静脉血栓形成（彩图见彩插6）

（13）CT静脉造影（CTV）：可以显示整个深静脉系统，包括腓肠肌静脉、盆腔静脉、下腔静脉内血栓形成，肺栓塞表现为2个或2个方位以上的腔内持久充盈缺损、深静脉突然中断等征象（图6-1-9）。

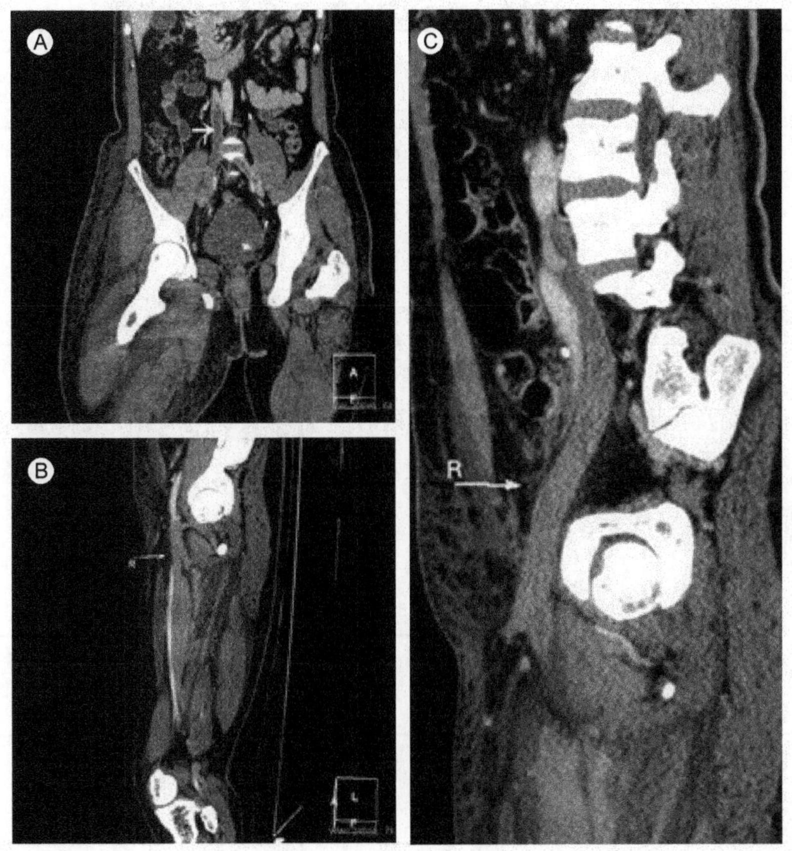

图 6-1-9　CT 静脉造影（彩图见彩插 7）

注 A. 白色箭头是下腔静脉，红色箭头分别为左右髂总静脉，可见下腔静脉及髂静脉中广泛血栓形成；B 白色箭头所示为右侧股静脉，内可见广泛充盈缺损，血栓形成；C 白色箭头示右侧髂外静脉，广泛血栓形成。

【辅助检查结果】

（1）血常规：

① 2016 年 7 月 21 日（就诊当日）：白细胞：13.58×10^9/L，中性粒细胞百分比：76.5%，红细胞：6.39×10^{12}/L，血红蛋白：179.0g/L，血小板：144.0×10^9/L。

② 2016 年 7 月 24（溶栓治疗后第三天）：白细胞：9.86×10^9/L，中性粒细胞百分比：80.7%，红细胞：5.97×10^{12}/L，血红蛋白：168.0g/L，血小板 116.0×10^9/L。

（2）血气分析：2016 年 7 月 21 日（就诊当日）：pH：7.49，PCO_2：20.5mmHg，PO_2：52.90mmHg，HCO^{3-}：15.6mmol/L，Lac：2.8mmol/L，BE：-3.1mmol/L。

（3）凝血全套 +D- 二聚体：见表 6-1-1。

表 6-1-1　溶栓治疗前后凝血全套 +D- 二聚体检查结果

时间	PT（s）	PTA（%）	INR	APTT（S）	FIB（g/L）	D- 二聚体（mg/L）	备注
2016-7-21	12.2	88.8	1.04	28.6	2.55	7.55	溶栓前
2016-7-22	20.6	48.4	1.75	66.7	0.85	5.03	溶栓后 2h
2016-7-23	16.7	61.2	1.45	42.8	0.53	3.12	溶栓后 4h
2016-7-24	15.8	67.0	1.37	39.2	0.39	1.33	溶栓后第 3 天

（4）心肌酶及心肌酶学标记物：脑钠肽（BNP）升高（390pg/ml），cTnI 正常（0.3ng/ml），cTnT 正常（＞ 0.08ng/ml）。

（5）心脏超声：见表 6-1-2。

表 6-1-2　溶栓前后心脏彩超结果

时间	右心室前后径（mm）	三尖瓣反流	肺动脉	肺动脉压力（mmHg）	心包积液	左心室收缩功能	备注
2016-7-21	30	中度	增宽	100	少量	正常	溶栓前
2016-7-24	24	轻度	略增宽	60	无	正常	溶栓后

（6）肺动脉 CT 血管造影（CTPA）：2016 年 7 月 21 日（溶栓前）：①左侧中央型肺栓塞，右肺中叶外侧段、右肺下叶肺动脉栓塞。②右肺可见散在渗出影。

（7）双下肢静脉彩超（髂外静脉、股静脉、腘静脉、胫后静脉、胫前静脉、腓静脉）：2016 年 7 月 21 日（溶栓前）：双下肢深静脉可见广泛血栓形成（股静脉、右侧腘静脉、右侧小腿静脉广泛血栓形成）。

（8）下腔静脉 + 髂外静脉 + 股静脉 + 小腿静脉 CT：2016 年 7 月 21 日（溶栓前）：右侧股静脉、右侧腘静脉、小腿静脉广泛血栓形成，左下肢股静脉内血栓形成，左侧腘静脉、小腿静脉显示欠佳，双侧髂静脉及下腔静脉内未见血栓形成。右侧臀部，右下肢肿胀、皮下水肿。

（9）入院心电图：入院心电图示窦性心动过速，$S_{I}Q_{III}T_{III}$征，胸壁导联 T 波倒置，ST-T 改变（图 6-1-10）。从此心电图可看出：①心律失常：窦性心动过速。②呈典型 $S_{I}Q_{III}T_{III}$征，即 I 导联出现新的 S 波，由宽、浅变为窄、深（黑色箭头所示）；Ⅲ

导联出现新增Q波，此患者Ⅱ导联也出现Q波（红色箭头所示），Ⅲ导联T波倒置（黄色箭头所示）。此时出现新增Q波，且位置与急性下壁心肌梗死病理性Q波出现位置相一致，故应与急性下壁心肌梗死相鉴别。③胸壁导联T波倒置：V_1 ~ V_4导联T波明显倒置，V_5/V_6导联T波低平（蓝色箭头所示）。此时应与急性前臂心肌梗死相鉴别，急性肺栓塞患者V_2、V_3导联T波倒置深度＞V_4导联，而急性前壁心肌梗死则相反，表现为V_2、V_3＜V_4。④aVR导联R波增高（绿色箭头所示）。出现频率可达90%，提示肺动脉压力升高，与肺动脉压成正比，有较高的敏感性及特异性。⑤前壁ST段压低（紫色圆圈所示），提示心肌缺血。

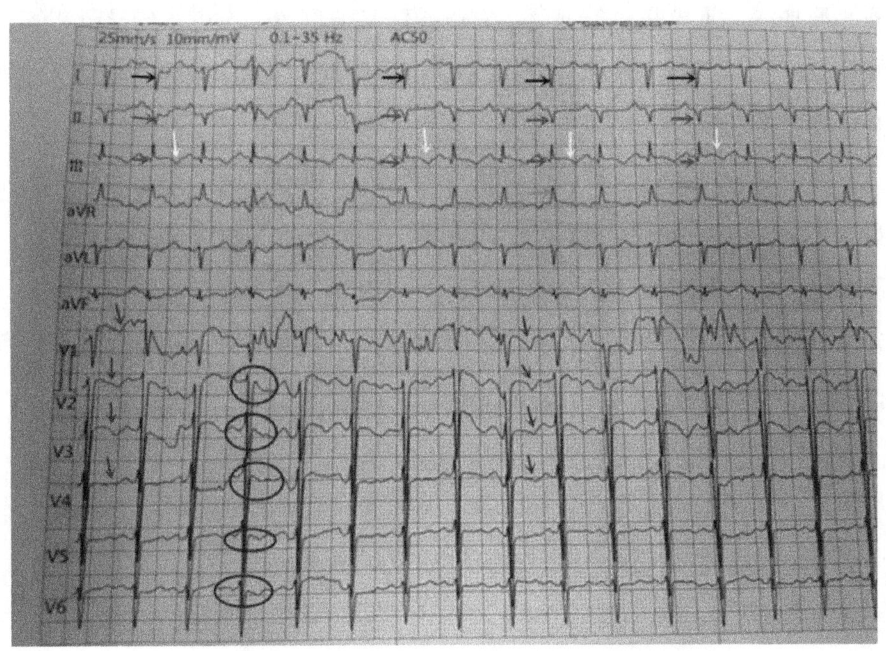

图6-1-10 患者入院心电图示（彩图见彩插8）

【分析】重要检查结果如下：①入院时D-二聚体明显升高；②心电图提示：窦性心动过速，$S_{Ⅰ}Q_{Ⅲ}T_{Ⅲ}$征（即Ⅰ导联S波加深，Ⅲ导联出现Q/q波及T波倒置）等表现；③双下肢CT静脉造影示：右侧股静脉、右侧腘静脉、小腿静脉广泛血栓形成，左下肢股静脉内血栓形成，髂静脉及下腔静脉内未见血栓形成。右侧臀部，右下肢肿胀、皮下水肿。④双下肢静脉超声检查：双下肢深静脉可见广泛血栓形成（股静脉、右侧腘静脉、右侧小腿静脉广泛血栓形成；⑤CTPA示左侧中央型肺栓塞，右肺中叶外侧段、右肺下叶肺动脉栓塞；⑥心肌酶学标记物正常。结合病史，支持急性肺血栓栓塞症（高危）、深静脉血栓栓塞症诊断。

（四）诊断

【本例诊断】急性肺血栓栓塞症（高危）、深静脉血栓栓塞症

【鉴别诊断】

（1）急性肺血栓栓塞症：患者往往有胸痛、呼吸困难、咯血、晕厥等症状。低氧是肺栓塞常见的首发表现，往往伴有右心负荷急剧增加的表现：如发绀、肺动脉瓣区第二心音亢进、颈静脉充盈、肝脏增大以及下肢水肿等。心电图典型表现为：Ⅰ导联S波加深，Ⅲ导联Q波显著，右胸导联T波倒置，右束支传导阻滞等。肺部增强螺旋CT见肺动脉及分支内充盈缺损，核素肺通气－灌注扫描异常以及血D-二聚体升高等可确立诊断。

（2）急性冠状动脉综合征：患者往往有胸骨后或心前区压榨性疼痛伴濒死感，不典型患者表现为呼吸困难或下颌、颈部不适，或表现为肘、肩或上臂不适，甚至为腹部不适。心电图出现对应导联ST段压低（＞0.1mV）伴或不伴T波倒置；如果发生急性心肌梗死心电图则可出现相应导联ST段抬高或同时有异常Q波，并有动态变化；心肌损伤标志物（CK、CKMB、肌钙蛋白等）动态演变。

（3）主动脉夹层：主动脉夹层是指主动脉内膜撕裂，血液经裂口进入主动脉壁，使中层从外膜剥离。临床表现往往为撕裂样疼痛且有血管迷走反应，休克一般表现重，血压可正常或偏高且双侧不对称。主动脉CT增强扫描可以帮助确立诊断。

（4）气胸：尤其是张力性气胸，患者往往出现明显的胸痛症状。张力性气胸是指较大的肺气泡破裂或较大的肺损伤至气体涌入胸膜腔，破裂口与胸膜腔相通并形成单向活瓣，空气只进不出，导致胸膜腔内压力不断升高，压迫肺使之逐渐萎陷，临床上往往出现突发而剧烈的胸痛、呼吸困难、偶尔有干咳。体检示患侧叩诊鼓音，语音震颤减弱或消失，患侧呼吸运动减弱，部分患者可以触及皮下气肿。胸部X线片提示患侧肺外周部分无肺纹理，见气胸线可以确诊。

（5）急腹症：急性胰腺炎、消化性溃疡以及急性胆石症均有上腹痛，如果病变波及膈肌，部分患者可以伴随有胸痛，询问相关病史，体格检查、心电图及肺部影像学有助于确定诊断。

（6）急性心包炎：表现为胸膜刺激性疼痛，向肩部放射，前倾坐位时减轻，疼痛往往伴有发热，早期有心包摩擦音，后因为心包腔内渗出增加可消失，心电图除 aVR 外，其余导联均有 ST 段弓背向下的抬高，T 波倒置，无异常 Q 波出现。

（7）体位性低血压性晕厥：患者既往曾有相关病史，3min 内立卧位时收缩压降低 20mmHg 或舒张压降低 10mmHg 可做鉴别。

（8）肺部感染：肺部感染的患者可以出现胸痛、咳嗽、咯血，患者往往有发热、咳嗽、咳痰的病史。体格检查可以听到局部湿啰音及哮鸣音，肺部影像学提示相应肺叶或肺段渗出、实变影。血白细胞往往升高。结合病史、体检及肺部影像学可做鉴别。

【本例诊断分析】此例患者以胸闷、气短、胸痛及血痰、晕厥起病，既往有双下肢静脉曲张病史，体格检查发现患者肥胖，体质指数高。入院后行心电图可见 $S_{Ⅰ}Q_{Ⅲ}T_{Ⅲ}$征，Ⅰ导联出现新增的 S 波，Ⅲ导联出现新增病理性 Q 波，此患者Ⅱ导联也出现病理性 Q 波，广泛前壁导联 ST-T 段改变，T 波倒置，此时应警惕急性心肌梗死（下壁、广泛前壁）可能性，应进一步行心肌酶学标志物明确是否存在心肌损害，并行心电图动态监测有无 ST-T 动态演变，动态观察患者心电图各导联 ST-T 段未见明显动态演变，肌红蛋白、肌钙蛋白Ⅰ、肌酸激酶同工酶测定均正常。基于以上可排除此患者急性心肌梗死可能。患者肥胖、既往下肢静脉曲张病史，间断双下肢浮肿，伴有血压下降、痰血、晕厥等临床表现，应警性肺栓塞可能。结合《2014 年 ESC 急性肺栓塞诊治指南》及《2015 年急性肺栓塞诊断与治疗中国专家共识》，推荐对怀疑肺栓塞的患者采取“三步走”策略，首先进行临床可能性评估，然后进行初始危险分层，最后逐级选择检查手段明确诊断。临床可能性评估：常用的临床评估标准有加拿大 Wells 评分（表 6-1-3）和修正的 Geneva 评分（表 6-1-4），本例中患者 Wells 评分（简化版）和修正的 Geneva 评分（简化版）均为 4 分，临床高度怀疑肺栓塞；其次进行初始危险分层：该患者存在血流动力学不稳定，如晕厥、收缩压＜90mmHg，持续＞ 15min，分层为高危；检查手段：伴休克或持续性低血压的可疑急性肺血栓栓塞症：首选 CT 肺动脉血管造影；不伴休克或持续性低血压的可疑急性肺血栓栓塞症：首先进行临床可能性评估，在此基础上决定下一步诊断策略。该患者血浆 D- 二聚体明显增高，并伴有低血压休克，根据危险分层分为高危可疑肺栓塞患者，遂入院后行急诊 CTPA 检查，明确诊断为急性肺栓塞（高危）。针对肺栓塞症的高危因素进行排查，此患者既往有双下肢静脉曲张病史，入院体格检查双下肢明显肿胀，右下肢周径较左下肢明显增粗，静脉彩超提示双下肢广泛栓子形成，CTV 及下肢静脉超声确诊为深静脉血栓栓塞症。

栓塞症的继发危险因素包括：

（1）强易患因素（OR ＞ 10）：下肢骨折、近 3 个月因心力衰竭或心房颤动或心房扑动住院、髋关节或膝关节置换术、严重创伤、近 3 个月内心肌梗死、既往静脉血栓栓塞、脊髓损伤。

（2）中等诱发风险因素（OR2 ～ 9）：膝关节镜手术、自身免疫性疾病、输血、中心静脉插管、化疗、充血性心力衰竭或呼吸衰竭、红细胞生成刺激药、激素替代疗法（取决于药物配方）、体外受精、感染（尤其是肺炎、泌尿道感染、人类免疫缺陷病毒感染），炎症性肠病，肿瘤（肿瘤转移风险最高）、口服避孕药治疗、瘫痪性脑卒中、产后期、表浅静脉血栓形成、易栓症。

（3）弱诱发风险因素（OR ＜ 2）：卧床＞ 3d、糖尿病、高血压、长时间端坐位静止不动（如长时间乘汽车或飞机旅行）、年龄增长、腹腔镜手术（如胆囊切除术）、肥胖、妊娠、静脉曲张。

表 6-1-3　肺栓塞临床可能性评估的 Wells 评分标准

项目	原始版（分）	简化版（分）
既往肺栓塞或 DVT 病史	1.5	1
心率≥ 100 次 / 分	1.5	1
过去 4 周内有手术或制动史	1.5	1
咯血	1	1
肿瘤活动期	1	1
DVT 临床表现	3	1
其他鉴别诊断的可能性低于肺栓塞	3	1

注：临床可能性根据各项得分总和推算；三分类法（简化版不推荐三分类法）中总分 0 ～ 1 分为低度可能，2 ～ 6 分为中度可能，≥ 7 为高度可能；二分类法中，对于原始版评分标准而言 0 ～ 4 分为可能性小、≥ 5 分为可能，对于简化版评分标准而言 0 ～ 1 分为可能性小、≥ 2 分为可能；DVT 为深静脉血栓形成。

表 6-1-4　肺栓塞临床可能性评估的 Geneva 评分标准

项目	原始版（分）	简化版（分）
既往肺栓塞或 DVT 病史	3	1
心率		
75 ～ 94 次 / 分	3	1
≥ 95 次 / 分	5	2
过去 1 个月内手术史或骨折史	2	1
咯血	2	1
肿瘤活动期	2	1
单侧下肢痛	3	1
下肢深静脉触痛和单侧肿胀	4	1
年龄＞ 65 岁	1	1

（五）治疗

1. 紧急治疗方案及理由

【治疗方案】立即行吸氧，并监测呼吸、心率、血压、心电图等，嘱患者卧床休息、保持大便通畅，避免用力，以免促进深静脉血栓脱落等；排除溶栓治疗的绝对禁忌证及相对禁忌证（表 6-1-5），并向患者家属告知溶栓治疗的并发症，患者家属签署知情同意书给予溶栓疗法：重组组织型纤溶酶原激活剂（rt-PA）50mg 持续静脉滴注 2h。溶栓后每 2 ～ 4 小时检测 APTT，当其水平降至正常值的 2 倍（≤ 60s）时，启动普通肝素抗凝后切换为低分子肝素抗凝（根据患者体重给药：患者体重 80kg，给予低分子肝素 8000IU，2 次 / 日）。

【理由】所有急性肺血栓栓塞症患者到院后立即给予血流动力学监测和呼吸支持。监测呼吸、心率、血压、心电图及血气分析，以便及时发现和处理心律失常、血流动力学异常和低氧血症。嘱咐卧床休息、保持大便通畅，避免用力，以免促进深静脉血栓脱落；可适当使用镇静、止痛、镇咳等相应的对症治疗。对于出现右心功能不全并血压下降者，可应用多巴酚丁胺及去甲肾上腺素等。急性右侧心力衰竭伴低血压是高危组急性肺血栓栓塞症死亡的主要原因。因此，支持治疗对急性肺血栓栓塞症伴右侧心力衰竭至关重要。中等量液体（500ml）可能帮助增加低心指数和正常血压急性肺血栓栓塞症患者的心指数。在接受或等待药物治疗、手术或者介入再灌注中，使用升压药物通常也是必须。去甲肾上腺素使用限于低血压患者，它通过直接正性肌力作用增加右心室功能。急性肺栓塞溶栓治疗与单纯使用肝素治疗相比，可以更快恢复肺灌注。肺动脉血流早期溶栓治疗可以产生使肺动脉压力和阻力很快下降，以及相应右心室功能改善。

直接再灌注治疗是高危急性肺栓塞的最佳治疗。症状开始 48h 内溶栓收效最大，但症状持续 6 ～ 14 天溶栓仍有效。常用的溶栓药物有尿激酶（UK）、链激酶（SK）和重组组织型纤溶酶原激活剂（rt-PA）。溶栓方案与剂量：①尿激酶：2h 溶栓方案：按 20000IU/kg 剂量，持续静脉滴注 2h；另可考虑负荷量 4400IU/kg，静脉推注 10min，随后以 2200IU/（kg · h）持续静脉滴注 12h。②链激酶：负荷量 250000IU/kg，静脉推注 30min，随后以 100000IU/h 持续静脉滴注 24h。链激酶具有抗原性，故用药前须肌内注射苯海拉明或地塞米松，以防止发生过敏反应。链激酶 6 个月内不易再次使用。③ rt-PA：50mg 持续静脉滴注 2h。此例患者选用 rt-PA：50mg 持续静脉滴注 2h，在 rt-PA 注射结束后应每 2 ～ 4h 测定 1 次 APTT，当其水平降至正常值的 2 倍（≤ 60s）时，即应启动规范的肝素治疗。治疗时须注意出血倾向，最严重的是颅内出血，发生率为 1% ～ 2%，发生者近半数死亡。用药前应充分评估出血的危险性，必要时应配血，做好输血准备。溶栓前宜留置外周静脉套管针，以方便溶栓时取血监测，避免反复穿刺血管。给予急性肺栓塞患者抗凝治疗的目的在于预防早期死亡和 VTE 复发。

表 6-1-5　溶栓适应证、禁忌证及并发症

溶栓适应证	高危肺栓塞（PTE）病例（有明显呼吸困难、胸痛、低氧血症等）。对于部分中危 PTE，若无禁忌证可考虑溶栓，次大面积 PTE 的溶栓适应证仍有待确定。对于血压和右心室运动功能均正常的低危病例，不宜溶栓。
溶栓禁忌证	1. 绝对禁忌证：出血性卒中；6 个月内缺血性卒中；中枢神经系统损伤或肿瘤；近 3 周内重大外伤、手术或头部损伤；1 个月内消化道出血；已知的出血高风险患者。 2. 相对禁忌证：6 个月内短暂性脑缺血发作（TIA）发作；应用口服抗凝药；妊娠或分娩后 1 周；不能压迫止血部位的血管穿刺；近期曾行心肺复苏；难以控制的高血压（收缩压＞ 180mmHg）；严重肝功能不全；感染性心内膜炎；活动性溃疡。对于危及生命的高危急性肺栓塞患者大多数禁忌证应视为相对禁忌证。

续表

溶栓时间窗	急性肺栓塞发病 48h 内开始行溶栓治疗，疗效最好，对于有症状急性肺栓塞患者在 6 ～ 14d 内溶栓治疗仍有一定作用。
溶栓并发症	出血，最严重的是颅内出血，发生率为 1% ～ 2%，发生者近半数死亡。
溶栓药物	1. 急性肺栓塞诊断与治疗中国专家共识（2015）推荐尿激酶的用法为 20 000IU/（kg・2h）静脉滴注。 ②目前我国大多数医院采用的方案是 rt-PA 50 ～ 100mg 持续静脉滴注，无须负荷量。本共识推荐 50 ～ 100mg 持续静脉滴注 2 h，体重＜ 65kg 的患者总剂量不超过 1.5mg/kg。 2.r-PA（瑞替普酶），是目前国内临床上唯一的第 3 代特异性。目前大多数研究推荐 r-PA 18mg（相当于 10MU）溶于生理盐水静脉推注＞ 2min，30min 后重复推注 18mg。也有研究推荐 r-PA 18mg 溶于 50ml 生理盐水静脉泵入 2h，疗效显著优于静脉推注 r-PA 和静脉尿激酶的疗效。

2. 维持治疗方案及理由

【治疗方案】①抗凝治疗：低分子肝素钙 8000IU 皮下注射，2 次 / 日。华法林与低分子量肝素重叠应用 5 天以上，当 INR 达到目标范围（2.0 ～ 3.0）并持续 2 天以上时，停用低分子肝素钙，继续服用华法林 3mg，1 次 / 日，严密监测 INR 值。②支持对症疗法：呼吸、心率、血压等监测，卧床休息、保持大便通畅等。

【理由】急性肺栓塞患者抗凝治疗的目的是预防早期死亡和复发或致命性 VTE。标准的疗程至少为 3 个月。在此期间，急性期治疗为 5 ～ 10 天内应用肠外抗凝（普通肝素、低分子肝素、磺达肝癸钠，见表 6-1-6）。随后可选择维生素 K 拮抗剂维持治疗，该药起始治疗时需与注射用肝素进行重叠 5 天以上，当国际标准化比值（INR）达到目标范围（2.0 ～ 3.0）并持续 2 天以上时，可停用肝素治疗，监测 INR 波动在 2 ～ 3。华法林是临床上最常见的维生素 K 拮抗剂类抗凝药物，通常与普通肝素、低分子肝素等联合应用，不推荐给予负荷剂量，推荐初始剂量为 1 ～ 3mg，某些患者合并肝功能受损、慢性心力衰竭及出血高风险，初始剂量还可以适当降低。华法林的主要并发症是出血，若出现华法林相关出血，可使用维生素 K 拮抗，华法林还有可能引起血管性紫癜，多发生于治疗的前几周。此外，也可以选择新型口服抗凝药物重叠治疗，比如达比加群酯或依度沙班，还可以直接选用利伐沙班或阿哌沙班起始口服。急性期若选用利伐沙班应在初始 3 周内增加剂量，阿哌沙班则在初始 7 天增加剂量。

抗凝治疗时程：

（1）明确诱发危险因素的急性肺栓塞：一些暂时性或可逆性危险因素（如：手术、创伤、制动、妊娠、口服避孕药或激素替代治疗）。此类患者，如已去除暂时性危险因素，推荐口服抗凝治疗 3 个月。

（2）无明确诱发危险因素的急性肺血栓栓塞症：

1）复发风险较高，应给予口服抗凝治疗至少 3 个月。

2）根据复发和出血风险决定抗凝治疗时程。可根据下列情况鉴别患者是否具有长期高复发风险：①既往有 1 次以上 VTE 发作；②抗磷脂抗体综合征；③遗传性血栓形成倾向；④近端静脉残余血栓；⑤出院时超声心动图检查存在持续性右心室功能障碍。此外，VKA 停用 1 个月后 D- 二聚体阴性预示 VTE 不易复发。

表 6-1-6　肠道外抗凝剂抗凝剂用法

普通肝素	①用法：首先给予负荷剂量 2 000 ～ 5 000IU 或 80IU/kg 静脉推注，继之以 18 IU/（kg·h）持续静脉滴注。 ②监测：在初始 24h 内需每 4 ～ 6 h 测定活化的部分凝血活酶时间（APTT）1 次，并根据 APTT 调整普通肝素的剂量，每次调整剂量后 3 h 再测定 APTT，使其尽快达到并维持于正常值的 1.5 ～ 2.5 倍。治疗达到稳定水平后，改为每日测定 APTT 1 次。 ③不良反应：可能会引起 HIT，在使用的第 3 ～ 5 天必须复查血小板计数。若需较长时间使用普通肝素，应在第 7 ～ 10 天和 14 天复查血小板计数，普通肝素使用 2 周后则较少出现 HIT。若患者出现血小板计数迅速或持续降低＞ 50%，或血小板计数＜ 100×10^9/L，应立即停用，一般停用 10d 内血小板数量开始恢复。
低分子量肝素	按体重给药。一般不需常规监测，但在妊娠期间需定期监测抗 Xa 因子活性，其峰值应在最近一次注射后 4h 测定，谷值应在下次注射前测定，每天给药 2 次的抗 Xa 因子活性目标范围为 0.6 ～ 1.0IU/ml，每天给药 1 次的目标范围为 1.0 ～ 2.0IU/ml。
磺达肝癸钠	①用法：2.5mg 皮下注射，1 次 / 日，无须监测。 ②其清除随体重减轻而降低，对体重＜ 50kg 的患者慎用。严重肾功能不全（肌酐清除率＜ 30ml/min）的患者，可造成磺达肝癸钠体内蓄积而增加出血风险，应禁用。中度肾功能不全（肌酐清除率 30 ～ 50ml/min）的患者应减量 50%。

3. 出院治疗方案及随访结果

【出院治疗方案】华法林 3mg 口服，1 次 / 日，密切监测国际标准化比值（INR），波动在 2 ～ 3。

【随访结果】本病例为肺栓塞溶栓成功的病例，经溶栓、抗凝等治疗后病情稳定出院。院外定期复查 INR 值，调整用药方案。

【对本病例的思考】肺栓塞患者出现休克或持续性低血压时住院期间死亡风险极高，尤其是在入院后数小时。应及时给予血流动力学监测和呼吸支持。包括呼吸、心率、血压、心电图等监测。直接再灌注治疗是高危肺栓塞患者的最佳选择。对于不伴休克或持续性低血压的急性肺血栓栓塞症（中危或低危急性肺栓塞）不推荐常规全身溶栓治疗。皮下注射低分子量肝素或磺达肝癸钠是大多数不伴血流动力学障碍的肺栓塞患者治疗的最佳选择，除外合并严重肾功能不全患者。肺栓塞确诊后，应采用有效的临床评分评估风险（推荐 sPESI）和危险分层。对中危患者，应行超声心动图或 CT 肺动脉血管造影评估右心室功能，并进行血肌钙蛋白检测，以进一步危险分层。对中高危患者，应严密监测，以及早发现血流动力学失代偿，一旦出现即启动补救性再灌注治疗。对中低危患者，建议给予抗凝治疗。对于肺栓塞的诊断策略，目前的指南推荐，在确诊前即根据是否存在低血压或休克的情况将患者分为高危和非高危人群，对于高危人群则需要立即进行 CT 肺动脉血管造影检查并进行积极的处理，及早识别高危患者，降低病死率。针对本例患者，入院后血流动力学不稳定，疑似为高危患者后立即行 CTPA 检查，明确诊断为高危急性肺栓塞。排除溶栓禁忌证立即给予溶栓治疗。需要指出的是，溶栓药物种类较多，不同药物的用药方法存在差异。溶栓治疗应个体化。溶栓后规范肝素抗凝。抗凝治疗的目的在于预防早期死亡和 VTE 复发。抗凝药物包括肠道外抗凝、口服抗凝。对于高或中度临床可能性的患者，等待诊断结果的同时应给予肠道外抗凝剂，普通肝素、低分子量肝素或磺达肝癸钠均有即刻抗凝作用，但其用药方法存在差异，后序贯为口服抗凝药物包括：VKA 类药物华法林，根据 2013 年《华法林抗凝治疗的中国专家共识》，不建议给予负荷剂量，推荐初始剂量为 1 ～ 3mg，某些患者如老年、肝功能受损、慢性心力衰竭和出血高风险患者，初始剂量还可适当降低。为达到快速抗凝的目的，应与普通肝素、低分子量肝素或磺达肝癸钠重叠应用 5 天以上，当 INR 达到目标范围（2.0 ～ 3.0）并持续 2 天以上时，停用普通肝素、低分子量肝素或磺达肝癸钠。近年来大规模临床试验为非维生素 K 依赖的新型口服抗凝药用于急性肺血栓栓塞症或 VTE 急性期治疗提供了证据，包括达比加群、利伐沙班、阿哌沙班和依度沙班。以上 4 种新型口服抗凝药均不能用于严重肾功能损害的患者（表 6-1-7）。在临床实践中应严格掌握溶栓药物及抗凝药物适应证、禁忌证、用法用量。同时，当接诊急危患者时，临床医师应有系统而清晰的临床思维，逐层鉴别相关疾病，评估患者病情，并及时做出相应的诊疗计划。加强普及肺栓塞溶栓知识以及基层医院的建设。

表 6-1-7 口服凝剂抗凝剂用法

华法林	①根据 2013 年《华法林抗凝治疗的中国专家共识》，不建议给予负荷剂量，推荐初始剂量为 1 ～ 3mg，某些患者如老年、肝功能受损、慢性心力衰竭和出血高风险患者，初始剂量可适当降低。 ②为减少过度抗凝的情况为达到快速抗凝的目的，应与普通肝素、低分子量肝素或磺达肝癸钠重叠应用 5d 以上，当 INR 达到目标范围（2.0 ～ 3.0）并持续 2d 以上时，停用普通肝素、低分子量肝素或磺达肝癸钠。
非维生素 K 依赖的新型口服抗凝药（NOAC）	① 1. 达比加群是直接凝血酶抑制剂。用法：150mg，2 次 / 日。对于年龄＞ 80 岁或使用维拉帕米的患者剂量未 110mg，2 次 / 日。 ②利伐沙班是直接 Xa 因子抑制剂。用法：单药口服 15 mg，2 次 / 日，3 周；继以 20mg，1 次 / 日。 ③阿哌沙班是直接 Xa 因子抑制剂。用法：单药口服 10 mg，2 次 / 日，7 d；继以 5mg，2 次 / 日。 ④依度沙班是直接 Xa 因子抑制剂，联合胃肠外抗凝治疗。 综上：NOAC 可替代华法林用于初始抗凝治疗。利伐沙班和阿哌沙班可作为单药治疗（不需合用肠道外抗凝剂），但急性期治疗的前 3 周（利伐沙班）或前 7d（阿哌沙班）需增加口服剂量。达比加群和依度沙班必须联合肠道外抗凝剂应用。以上 4 种新型口服抗凝药均不能用于严重肾功能损害的患者。药物昂贵，无拮抗剂。

二、疾病知识拓展

（一）胸痛的病因诊断

（1）胸痛的定义：主要是由胸部疾病所致，少数由其他疾病引起。胸痛的程度因个体疼痛阈的差异不同，与疾病病情轻重程度不完全一致。

（2）胸痛的临床诊疗流程：①评估病情和生命体征；②根据症状、心电图和心肌生化标志物明确是否为急性冠状动脉综合征；③是否存在危及生命的急性胸痛（肺栓塞、主动脉夹层、张力性气胸等）；④对暂时无法明确病因的急性胸痛患者，密切观察 6 ～ 8h；⑤胸痛的病因诊断流程（图 6-1-11）。

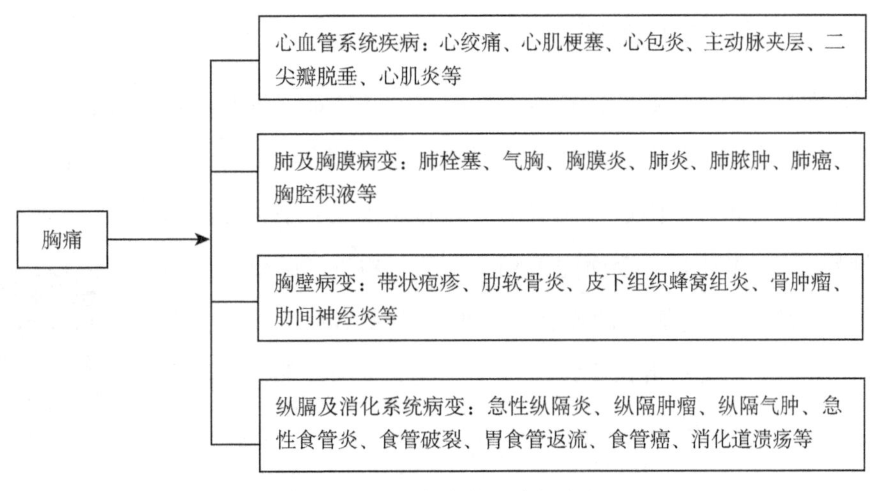

图 6-1-11　胸痛病因诊断流程

（二）晕厥的临床诊疗流程

（1）晕厥的定义：指由于突发的大脑低灌注引起的短暂的、自限性的意识丧失。

（2）晕厥的临床诊疗流程（图 6-1-12）：①依据患者的典型症状，突然而短暂的意识丧失、晕倒在地，且自行恢复可以做出诊断；②鉴别晕厥与类似晕厥的非晕厥疾病。短暂意识丧失还可见于代谢性疾病如低血糖、低氧血症、伴有低碳酸血症的过度通气，癫痫、中毒、短暂性脑缺血发作和心理性假性晕厥；③晕厥诊断明确

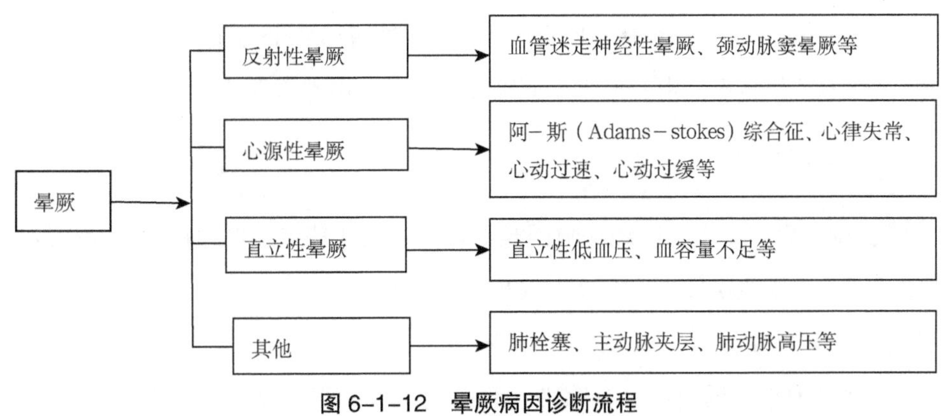

图 6-1-12　晕厥病因诊断流程

后，首先明确病因，针对病因治疗，其次评估晕厥的风险，判断预后；④对于神经介导的晕厥，预后良好；直立性低血压晕厥病死率取决于原发病，有心脏疾病或心律失常的患者，晕厥可能是猝死的前兆。

三、基层医师工作要点

急性肺血栓栓塞症缺乏特异性的临床症状和体征，易漏诊，及时的诊断和治疗至关重要。接诊胸痛、呼吸困难伴或不伴其他伴随症状患者，首先应注意监测生命体征，详细询问病史，注意有无双下肢静脉曲张史、手术史等肺栓塞易患因素，同时给予吸氧、心电监护，全面完善相关检验、检查。肺栓塞诊断"金标准"为肺动脉造影。随诊肺栓塞的诊断和治疗手段不断发展，临床医师应结合患者情况及医院设备情况，综合选择不同的诊治方案提高疾病的诊断率及治疗率。

直通贾绍斌更新内容

（贾绍斌　陈　娟）

第二节　肺高血压

一、案例分析

【主诉】患者，女，46岁，主因"间断憋气2年，加重2周"来诊。

【提示】患者为中年女性，慢性病程，急性加重，主要临床表现为憋气，也就是呼吸困难。呼吸困难是心内科、呼吸科和急诊科等最常见的临床表现之一，主要由心肺疾病引起，但也可以由其他少见原因如贫血、酸中毒等导致。

（一）病史采集

【病史询问思路】主要围绕呼吸困难的诱因、发作特点、伴随症状、疾病发展特点、诊治过程、既往疾病史、个人史以及家族史等。

【问诊主要内容】

（1）呼吸困难的诱因：可有感染、心律失常（主要是快速性心律失常，如心房颤动、心房扑动等）、电解质异常、肺栓塞、自行停用药物、心脏前后负荷加重、劳累、妊娠和分娩、贫血、甲状腺功能亢进症等。

（2）询问呼吸困难的起病情况、患病时间、主要症状的临床特点、伴随症状等。呼吸困难与体位的关系、发作频率、程度等，有无伴随咳嗽、咯血、发热、胸痛、下肢浮肿（对称或非对称）等。

（3）询问病情的发展演变和诊治经过，诊治的效果如何等。

（4）既往史、疫区疫水接触史、过敏史等：应注意询问有无基础心脏病史如冠心病、高血压性心脏病、先天性心脏病，基础肺病如 COPD、支气管哮喘等。

（5）个人史、婚育史和家族史等：如家族中有无类似疾病等。

【提示】通过病史询问，能够明确患者呼吸困难的原因是肺高血压导致的。呼吸困难的传统病因分析中，肺高血压并非常见原因，可归结于肺源性呼吸困难。导致肺高血压的病因相当复杂，有时病因诊断不易。既然现病史中提供了肺高血压的诊断，在现病史询问中应该充分询问有关相关因素。

【现病史】患者 2 年前无明显诱因上一层楼时开始出现憋气，无胸痛、浮肿、晕厥，无咳嗽、咯血、发热等，憋气与体位无关，休息数分钟可好转。就诊于外院，查心电图显示“不完全性右束支传导阻滞”，胸部 X 线片提示“心影增大”，超声心动图显示“右心房、右心室扩大，轻度二尖瓣关闭不全，重度三尖瓣关闭不全，肺动脉高压，估测肺动脉收缩压 71mmHg”，间断予地高辛 0.125mg，qd、托拉塞米 10～20mg，qd、螺内酯 20mg，qd 治疗，症状有所缓解，未规律就诊。2 周前上呼吸道感染后，患者出现喘憋加重，轻微活动即感憋气，伴随尿量减少、双下肢对称性浮肿，无胸痛、咯血、晕厥等，为进一步诊治入院。患者自发病以来，无脱发、口干、眼干，无低热、口腔溃疡、关节痛等表现。食欲差，睡眠不佳，大便正常，小便减少，体重增加 20kg。

【提示】首先需要明确肺高血压（或肺高血压）和肺动脉高压两个容易混淆的专用术语。

（1）肺高血压（pulmonary hypertension，PH）：是指肺内循环系统发生高血压，包括肺动脉高压、肺静脉高压和混合性肺高血压。整个肺循环，任何系统或者局部病变引起的肺循环血压增高均可称为 PH。

（2）肺动脉高压（pulmonary arterial hypertension，PAH）是指孤立的肺动脉血压

增高，而肺静脉压力正常，主要原因是小肺动脉原发病变或其他相关疾病导致肺动脉阻力（PVR）增加，表现为肺动脉压力升高而肺静脉压力正常，需同时测定肺小动脉楔压（PAWP）才能诊断。

【既往史】否认高血压、糖尿病、先天性心脏病、慢性肺病、慢性肝病、睡眠呼吸暂停及甲状腺疾病史。否认特殊药物服用史。

【个人史】生于北京，久居本地。否认疫区，疫水接触史。否认毒物放射线接触史。无烟酒嗜好。

【月经婚育史】13岁初潮，7/30，末次月经2015.7.12，G_1P_1。否认多次自发流产史。

【家族史】否认家族遗传病史及肺高血压病史。

（二）体格检查

【体格检查思路】针对已经问诊有了初步临床印象的患者，在系统体格检查的同时应该有所侧重，围绕肺高血压的可能病因进行详细体格检查。有时系统体格检查可以明确提示患者肺高血压的原因，如锁骨上区听到收缩期血管杂音，应考虑多发性大动脉炎。左向右分流型先天性心脏病出现发绀和杵状指（趾），往往提示艾森曼格综合征。肺野内听到收缩期血管杂音，应考虑肺动脉炎或先天性肺动脉狭窄等。在肺野内听到连续性杂音，应考虑肺动静脉瘘。皮下多发的毛细血管扩张，应考虑遗传性出血性毛细血管扩张症。同时也应注意与右心功能有关的体征，如颈静脉怒张，肝-颈回流征等。

【体格检查结果】体温36.6℃，脉搏87次/分，呼吸24次/分，血压120/80mmHg。皮肤未见毛细血管扩张，无杵状指/趾。颈静脉怒张，颈部未闻及血管杂音。双肺呼吸音略粗，未闻及明显干、湿啰音，肺野内未闻及明显杂音。心界向左扩大，心律齐，P2亢进，三尖瓣听诊区可闻及Ⅲ/6收缩期杂音。腹软，无压痛。肝肋下4.5cm，剑突下5cm，质软，轻压痛，肝-颈静脉回流征（+）。脾肋下未及。双下肢重度对称可凹性浮肿。

（三）辅助检查

【辅助检查思路】肺高血压的辅助检查相对较多，一些检查主要为明确病因，如免疫指标、肺通气灌注扫描、肺CT、肺功能等，另外一些检查主要是为了评估患者的病情严重程度，如 BNP 等。当然超声心动图和右心导管等检查，则两方面的作用都具备。

【辅助检查内容及目的】

（1）心电图：可以提示肺高血压，但是心电图正常不能排除肺高血压。可以有右心室高电压、右束支传导阻滞，$S_{I}Q_{III}T_{III}$等。同时可以提示有无心房扑动和心房颤动等心律失常。

（2）胸部 X 线片：可见肺动脉段凸出及右下肺动脉扩张，伴外周肺血管稀疏—“截断现象”；右心房和右心室扩大。胸部 X 线片检查还助于发现原发性肺部疾病、胸膜疾病、心包钙化或者心内分流性畸形等。

（3）肺功能检测和动脉血气分析：肺功能检查有助于发现潜在的肺实质或气道疾病。肺动脉高压患者肺功能往往表现出呼吸中期流速下降，弥散功能轻、中度下降，而肺总量和残气量往往正常。结缔组织病相关肺动脉高压，尤其是合并有肺间质受累患者，以及肺静脉闭塞病和肺毛细血管瘤样增生的患者弥散功能下降尤为明显。

（4）超声心动图：超声心动图在肺高血压诊断有重要价值：①通过估测肺动脉压来筛查肺高血压；②病因诊断：发现心内畸形、大血管畸形等，同时可以评价左心功能；③评估病情严重程度和预后：包括右心房压、左右心室大小、三尖瓣环收缩期位移（TAPSE）、Tei 指数（Tei index）以及有无心包积液等；④系统随访，了解肺高血压患者病情的变化及治疗效果。但超声心动图在肺高血压中的诊断价值存在一定局限性，估测肺动脉收缩压往往比右心导管测量值高 10mmHg 以上，部分患者又可能被低估。对于超声估测肺动脉压临界增高的患者，一定要结合临床症状体征和其他评价手段来判断是否存在肺高血压，因这部分患者最易发生漏诊或过度诊断的情况。

（5）肺通气 / 灌注扫描：是肺高血压诊断流程中的重要检查项目之一，当因各种疾病导致肺动脉分支狭窄或闭塞从而造成远端灌注节段性减低或缺失时，肺通气 / 灌注扫描显像是现有影像学技术中敏感性最高的诊断方法。

（6）CT 检查：胸部 CT 检查在肺高血压患者中的价值主要是提供诊断信息。对于诊断不明确的肺高血压患者，建议进行胸部 CT 检查。可了解肺实质，气道，血管及肺内淋巴结情况，对诊断肺栓塞、肺动脉炎、常见肺部疾病、系统性疾病累及肺部或肺静脉闭塞病等疾病均有重要价值。同时可以评价心脏（右心有无扩大以及有无先天性心脏病等）、肺间质以及纵隔病变。

（7）核磁共振：心脏 MRI 可直接评价右心室大小、形状和功能，并评价肺循环血流动力学指标，是目前评价肺高血压患者最佳的一站式影像工作系统。但由于 MRI 对仪器设备和患者配合程度等方面都要求更高，操作便捷程度低，这些问题都对 MRI 在肺高血压患者中的推广带来限制。

（8）血液学检查及免疫学检查：虽然并非用于诊断肺高血压，但是可用于明确病因、评估病情严重程度、监测治疗药物效果及有无不良反应等。生化、BNP、血常规以及甲状腺功能都需要检测。免疫学检查用于检出自身免疫性疾病。

（9）腹部 B 超：可用于确定有无肝硬化、血吸虫病及门脉高压等。

（10）右心导管检查及肺血管活性试验：右心导管检查是确诊肺高血压的“金标准”，也是进行鉴别诊断，评估病情和治疗效果的重要手段。可以了解肺循环血流动力学，评估各心腔及肺动脉压力、血氧饱和度、肺循环阻力、心排血量等。肺血管活性试验用于评估患者能否接受钙拮抗药治疗。必要时可行肺动脉造影以及左心导管检查，分别用于评价肺动脉有无栓塞、血管炎等以及准确测量左心压力。

（11）活检：肺活检用于诊断肺静脉闭塞性疾病等。唇腺活检用于诊断干燥综合征等。

（12）基因检查：部分肺高血压患者与遗传有关，可进行相关基因学检查。

【辅助检查结果】

（1）血、尿、便常规：WBC：6.50×10^9/L，RBC：5.10×10^{12}/L，HGB：150g/L，PLT：（1）2×10^9/L。尿常规：pH：5.0，尿比重：1.008。尿蛋白（–），尿沉渣镜检（–），便常规（–）。

（2）生化检查：ALT：16IU/l，AST：21IU/l，总蛋白 77g/L，白蛋白 42.9g/L，ALP：147IU/L，GGT：480IU/L，TBIL：22.6μmol/L，DBIL：9.71μmol/l，SCr：96μmol/L，BUN：10.37mmol/L，UA：484μmol/L，Glu：6.50μmol/L，K^+：5.37mmol/L，Na^+：138.00mmol/L，碳酸氢根：30.50mmol/L，CK：33IU/L，LDH：330IU/L，Hs-CRP：5.61mg/L，TG：2.41mmol/L，TC：3.82mmol/L，HDL-C：0.70mmol/L，LDL-C：2.19mmol/L。

（3）TNI：0.03ng/ml。

（4）BNP：2359pg/ml。

（5）anti-HIV（-），乙肝两对半（-）。

（6）甲状腺功能五项（-）。

（7）免疫指标：ANA 谱（-）：IgG、IgA、IgM 均正常。ESR 12mm/1h 末。

（8）血气分析（未吸氧）：pH：7.45，PCO_2：33mmHg，PO_2：61mmHg。

（9）心电图：完全性右束支传导阻滞，室性期前收缩，可见 $S_{I}Q_{III}T_{III}$（图 6-2-1）。

（10）胸部 X 线片：右心增大，双肺纹理增多（见图 6-2-2）。

（11）超声心动图：肺动脉收缩压增高（超声估测肺动脉收缩压 72mmHg），右心房（右心房面积 $30cm^2$）、右心室扩大，右心室壁增厚，右心室收缩功能减退。二尖瓣中度反流，三尖瓣中重度反流。左心室射血分数正常。少量心包积液（图 6-2-3、图 6-2-4）。

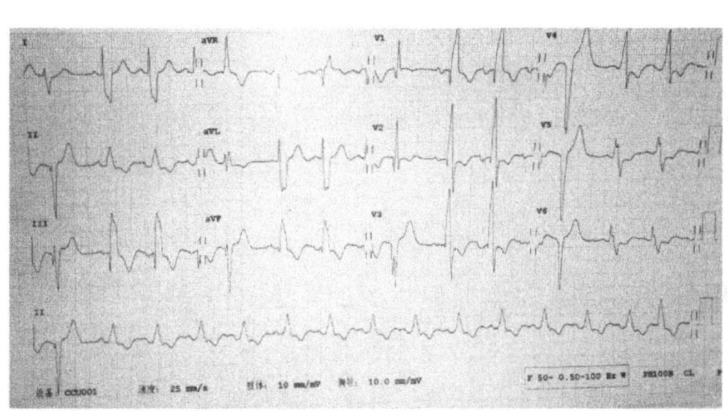

图 6-2-1　该患者的心电图

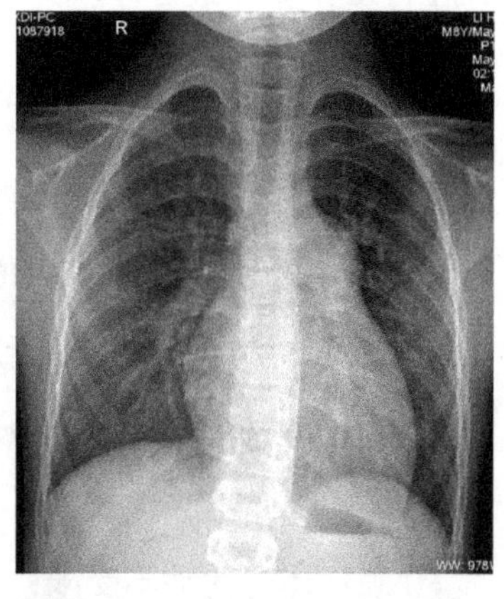

图 6-2-2　该患者的胸部 X 线片

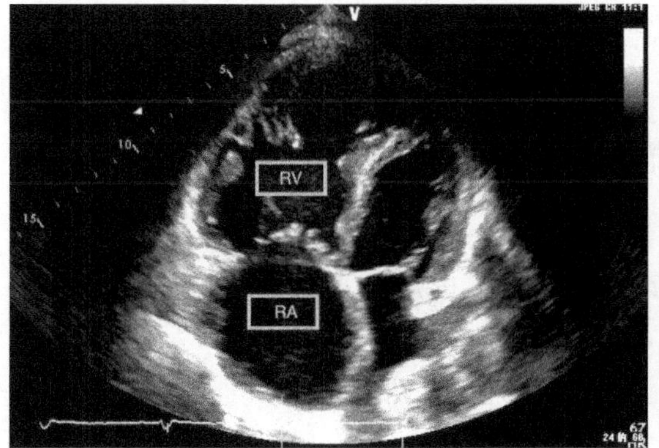

图 6-2-3　患者的超声心动图

注：心尖四腔心切面，显示右心房右心室明显扩大。

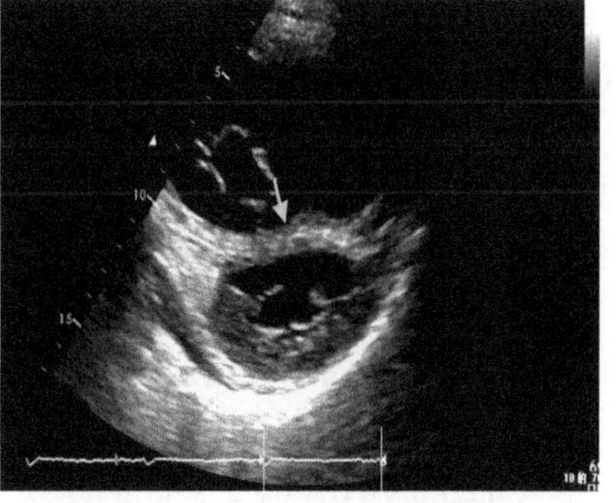

图 6-2-4　患者的超声心动图

注：左心室短轴切面，室间隔呈现"D"字形，为肺动脉高压的表现。

（12）CTPA：肺动脉高压，继发右心房、右心室扩大。未见明显肺栓塞征象。肺间质未见明显病变。

（13）腹部 B 超：肝脏肿大，下腔静脉增宽，考虑淤血肝脏。未见肝硬化，门静脉和脾静脉未见增宽。

（14）肺功能：通气功能轻度减退属于阻塞型障碍，弥散功能轻度减退。

（15）右心导管检查：基线肺动脉压力 65/32/43mmHg，右心房压力 17mmHg，肺小动脉嵌入压 14mmHg，肺动脉氧饱和度 53%，全肺阻力 14.83Wood，CO：2.9L/min，CI：1.75L/（min·m^2）。应用吸入用伊洛前列素溶液（万他维）后肺动脉压力 58/34/42mmHg，全肺阻力 14.48Wood，CO：2.9L/min，CI：1.75L/（min·m^2）。

（16）6min 步行试验和 Borg 呼吸困难分级：6min 步行试验距离 253 米，试验后 Borg 呼吸困难分级 2 分。

（四）诊断

【诊断】肺高血压；特发性肺动脉高压；右心房、右心室扩大；窦性心律 右束支传导阻滞；心功能Ⅲ级（WHO 分级）

【提示】肺高血压的诊断应该包括病因诊断、解剖诊断和心功能诊断。心功能一般采用 WHO 分级，也可以采用 NYHA 分级。世界卫生组织（WHO）关于肺动脉高压患者的心功能分级：

Ⅰ级：体力活动不受限，一般的体力活动不会引起呼吸困难、乏力、胸痛加剧或晕厥；

Ⅱ级：体力活动轻度受限，静息状态下无症状，但一般的体力活动会引起呼吸困难、乏力、胸痛加剧或晕厥；

Ⅲ级：体力活动明显受限，静息状态下无症状，但轻度的体力活动就会引起呼吸困难、乏力、胸痛加剧或晕厥；

Ⅳ级：不能从事任何体力活动，并可能出现右侧心力衰竭的表现。静息状态下可出现呼吸困难或乏力，并且几乎任何体力活动都可以加重这些症状。

（五）病情严重程度评估

明确肺高血压诊断之后，特别是肺动脉高压的患者，需要进行危险评估。依据临床表现、症状进展、有无晕厥、WHO 心功能分级、6min 步行试验距离、心肺运动试验、BNP 或 NT-BNP 水平、影像学评估和血流动力学指标等，将肺动脉高压患者分为低危、中危和高危，一年死亡率分别为＜ 5%，5% ～ 10% 和＞ 10%（见表 6-2-1）。需要明确此分类为动态，伴随患者相关指标的改善可有改变，也是我们治疗的目标。该患者的危险分层为高危，需要通过我们的治疗使其危险分层降低。

表 6-2-1 肺动脉高压患者的危险分层

预后决定因素（1 年病死率）	低危（＜ 5%）	中危（5% ～ 10%）	高危（＞ 10%）
右侧心力衰竭的症状	无	无	有
症状进展快慢	无	慢	快
晕厥	无	偶尔有	经常有
WHO 心功能分级	Ⅰ、Ⅱ	Ⅲ	Ⅳ
6min 步行距离	＞ 440m	165 ～ 440m	＜ 165m
心肺运动试验			
最大耗氧量	＞ 15ml/（min·kg）（＞ 65% 的预计值）	11 ～ 15ml/（min·kg）（35% ～ 65% 的预计值）	＜ 11ml/（min·kg）（＜ 35% 的预计值）
VE/VCO_2	＜ 36	36 ～ 44.9	≥ 45
BNP	＜ 50ng/L	50 ～ 300ng/L	＞ 300ng/ L
NT-proBNP	＜ 300ng/ L	300 ～ 1400ng/ L	＞ 1400ng/ L
影像学检查	右心房面积＜ 18cm²，无心包积液	右心房面积 18 ～ 26cm²，无或有少量心包积液	右心房面积＞ 26cm²，有心包积液
血流动力学指标			
右心房压	＜ 8mmHg	8 ～ 14mmHg	＞ 14mmHg
心指数	2.5L/（min·m²）	2.0 ～ 2.4L/（min·m²）	＜ 2.0L/（min·m²）
SVO_2	＞ 65%	60% ～ 65%	＜ 60%

（六）治疗

【治疗原则】不同类型的肺高血压治疗方法有所不同，该患者为肺动脉高压，所以我们主要讨论肺动脉高压的治疗原则。包括一般治疗，支持治疗和靶向药物治疗。一般治疗包括体育活动指导和康复、避孕、预防感染、心理支持和遗传咨询等。支持治疗包括吸氧、抗凝、利尿、强心和对缺铁性贫血患者进行补铁治疗等。针对肺动脉高压的靶向药物治疗是最近几年来的进展，极大地改善了肺动脉高压患者的生活质量及临床预后。使用的药物包括内皮素受体拮抗剂、5 型磷酸二酯酶（PDE5）抑制剂、前列环素类药物和鸟苷酸环化酶激动剂等，部分患者需要联合治疗。有些医师对没有进行血管活性试验的患者，贸然使用钙拮抗药治疗对患者有害无益，只有血管活性试验阳性的患者可以使用钙拮抗药治疗肺动脉高压。晚期患者需要采用房间隔造口术或肺移植或心肺联合移植治疗。

【治疗】该患者入院后，给予吸氧、托拉塞米 20mg，bid，呋塞米 20mg，bid，安体舒通 20mg，qd，地高辛 0.125mg，qd，华法林 3mg，qd，波生坦片 62.5mg，bid，西地那非 25mg，tid 治疗后，体重下降 20kg，呼吸困难症状和下肢水肿明显缓解出院。

（七）随访

【随访】肺高血压患者的长期随访相当重要，观察患者病情变化，及时调整药物。随访时需要复查临床症状、WHO 心功能分级、心电图、6min 步行距离、血浆 BNP/NT-proBNP、超声心动图或右心导管。

【用药方案调整】患者 1 月后来门诊随诊，呼吸困难明显减轻，体力活动轻度受限，静息状态下无症状，双下肢水肿消失，临床评定 WHO 心功能为Ⅱ级，BNP 为 240pg/ml。心电图与前比无动态变化，6min 步行试验距离为 340 米。INR 为 2.3。药物调整为呋塞米 20mg，bid，安体舒通 20mg，qd，地高辛 0.125mg，qd，华法林 3mg，qd，波生坦片 125mg，bid，西地那非 25mg，tid。

【对本例的思考】本例是以呼吸困难为主要临床表现的肺高血压患者，呼吸困难是心内科最常见的主诉之一，主要由心肺疾病引起。肺高血压患者可以散见于临床各科，包括心内科、呼吸科、心外科、风湿科等，需要引起各科的重视。肺高血压是一组临床疾病的共同表现，病因诊断尽管复杂，但是明确病因诊断相当重要，可以按照诊断流程进行病因诊断，然后依据病因进行针对性的治疗。本例最终诊断特发性肺动脉高压。

二、疾病知识拓展

（一）引起呼吸困难的常见原因

（1）慢性心力衰竭急性加重：一般均有基础心脏病，依据心力衰竭的程度不同，可表现为劳力性呼吸困难、夜间阵发性呼吸困难和急性肺水肿导致的端坐呼吸等。体格检查有颈静脉怒张、肝－颈回流征阳性、双肺不同程度的湿啰音、心脏扩大、双下肢对称水肿等表现。可通过进一步查 BNP、胸部 X 线片、超声心动图等检查明确。除此之外，心力衰竭加重应寻找诱因，如感染、心律失常、电解质紊乱、前后负荷增加、心肌缺血、停药等。

（2）呼吸系统疾病：可引起呼吸困难的肺部疾病较多，如上呼吸道疾病、支气管和肺脏疾病、胸膜疾病、纵隔疾病和胸廓运动及呼吸肌功能障碍等。体格检查可有桶状胸、双肺的干、湿啰音等体征，而心脏无明显扩大（肺心病时心脏可扩大），胸部 X 线片、肺功能检查等可明确。

（3）肺栓塞：广义上可归结为肺源性呼吸困难。急性者可表现为胸痛、咯血和呼吸困难、体格检查有颈静脉怒张、肝－颈静脉回流征阳性、P2亢进、双下肢水肿（可为不对称）等。CTPA 和同位素肺灌注扫描可明确。

（4）其他引起呼吸困难的原因，如中毒性呼吸困难、血源性呼吸困难（贫血等）和神经精神性与肌病性呼吸困难（如惊恐发作、重症肌无力等）：各有其相应临床表现、体征及辅助检查可供鉴别。

（二）肺高血压分类

按照 2015 年欧洲心脏病学会的肺高血压诊断和治疗指南的肺高血压分类可分为五大类：

（1）肺动脉高压包括特发性、遗传性、药物毒物导致、相关因素导致（包括结缔组织病、HIV、门脉高压、先天性心脏病、血吸虫病等）；

（2）左心疾病导致的肺高血压；

（3）慢性肺病和缺氧导致肺高血压；

（4）慢性肺血栓栓塞性肺高血压；

（5）病因不明或多因素导致的肺高血压：如溶血性贫血、骨髓增殖性疾病等。

三、基层医师工作要点

（1）通过病史、体征和辅助检查明确肺高血压诊断。

（2）对于明确的左心疾病相关肺高血压、慢性肺病和缺氧相关的肺高血压进行对因诊治，即治疗原发病为主。

（3）当病因诊断不清或对于肺动脉高压、慢性血栓栓塞性肺高血压等建议转至更有经验的肺高血压中心诊治。

（4）需要明确，近年来肺高血压诊治进展迅速，以靶向药物为主的治疗进展极大地改善了肺动脉高压患者的临床预后，应及时转诊，使患者获得及时诊治。

（5）转诊前处理

①通过病史、体征和辅助检查初步明确肺高血压诊断及其病因。

②进行初步治疗，使用改善血流动力学的药物，如利尿、强心等，稳定患者病情为患者进一步诊治打下基础。

直通马为更新内容

（马　为）

第七章　常见先天性心脏病

一、案例分析

【主诉】患者，女，14 岁，主因“发现心脏杂音 3 年”入院。

【提示】因先天性心脏病多数很早即可发现，所以进行临床拟诊时应详细询问患者病史，先根据病史和体征进行先天性心脏病的诊断，再通过相应的辅助检查，如影像学检查，以进一步证实为何种类型的先天性心脏病。随着影像学检查的不断发展，诊断先天性心脏病越来越准确，但临床医师初次诊断患者时对患者病史的询问及体格检查仍是诊断该病的最主要来源，因此我们不应该过分依赖于影像学检查，而应把询问病史和体格检查等基本功充分的把握，以此作为我们临床思维培养的第一步。先天性心脏病的临床表现不尽相同，轻者可无症状，体格检查时发现，多数于成人时才被发现，重者可有活动后呼吸困难、发绀、晕厥等，年长儿童可有生长发育迟缓。症状的严重程度还与疾病类型和有无并发症有关。

此外，先天性心脏病的听诊还应与其他需与神经系统其他脱髓鞘疾病、神经变性病、遗传性疾病等相鉴别。

（一）病史采集

【病史询问思路】①内因：有无家族遗传史；②外因：母妊娠史：怀孕前 3 个月内感染、使用药物、接触射线、毒物史，对外因要给予健康宣教，重在预防，做好怀孕早期的保健。

【问诊主要内容】主要询问先天性心脏病常见症状：气促，呼吸困难、发绀、多汗、乏力、反复肺感染；声嘶、晕厥、抽搐；蹲距现象；生长发育情况；喂养困难现象等。

【本例现病史】患儿 3 年前“感冒”后于当地医院就诊，听诊发现心脏杂音，行心脏彩超检查提示先天性心脏病（具体类型不详），未予治疗。近 3 年家长发现患儿较一般健康儿童发育迟缓，活动时常发生呼吸困难，多次发生肺部感染于当地医院就诊，每次给予抗炎治疗后出院，近日再次出现发热、咳嗽、咳痰，为求明确诊治转入我院。患儿饮食、睡眠欠佳，大小便无异常。

【分析】该患儿发育较同龄儿童差，听诊心脏杂音为胸骨左缘第 3、4 肋间闻及响亮而粗糙的收缩期杂音，活动时常发生呼吸困难，且多次发生肺部感染，经过分析初步考虑先天性心脏病的诊断。需要进一步进行辅助检查明确诊断。

（二）体格检查

【提示】主要检查患儿的身高、体重、血压（双侧血压有无差别）、心率、双侧脉搏是否对称及呼吸等内容。

【本例体格检查结果】身高：140cm；体重：30kg；血压：右侧：100/50mmHg，左侧：98/47mmHg；心率：98 次 / 分；脉搏 98 次 / 分；呼吸：18 次 / 分。

（1）望诊：生长发育、营养、呼吸困难、心前区隆起、发绀（唇舌和甲床）、杵状指、合并其他畸形。

（2）触诊：心前区抬举样搏动、震颤、肝脾大小。

（3）叩诊：心脏浊音界大小。

（4）听诊：S_1、S_2、异常心音及杂音。

（5）此例患者典型听诊体征为胸骨左缘 3 ～ 4 肋间可闻及粗糙全收缩期杂音，向心前区传导，伴收缩期细震颤。

（三）辅助检查

【辅助检查内容及意义】

（1）胸部 X 线片检查：可有肺纹理增加或减少、心脏增大。但是肺纹理正常，心脏大小正常，并不能排除先天性心脏病。

（2）超声检查：对心脏各腔室和血管大小进行定量测定，用以诊断心脏解剖上的异常及其严重程度，是目前最常用的先天性心脏病的诊断方法之一。

（3）心电图检查：能反映心脏位置、心房、心室有无肥厚及心脏传导系统的情况。

（4）心脏导管检查：是先天性心脏病进一步明确诊断和决定手术前的重要检查

方法之一。通过导管检查，了解心腔及大血管不同部位的血氧含量和压力变化，明确有无分流及分流的部位。

（5）心血管造影：通过导管检查仍不能明确诊断而又需考虑手术治疗的患者，可做心血管造影检查。将含碘造影剂通过心导管在机械的高压下，迅速地注入心脏或大血管，同时进行连续快速摄片，或拍摄电影，观察造影剂所示心房、心室及大血管的形态、大小、位置以及有无异常通道或狭窄、闭锁不全等。

【辅助检查结果】

（1）胸部X线片：肺动脉段凸出，肺纹理增多（图7-1-1）。

（2）心电图：窦性心律，电轴左偏，左心室肥大。

（3）心脏彩超：室间隔处连续性中断，彩色多普勒可见心室水平左向右分流。

（4）心导管检查术：左心导管检查行左心室造影可见室间隔水平左向右分流，分流束直径约5mm，行右心导管检查术提示肺动脉压力约：32/15/25mmHg。

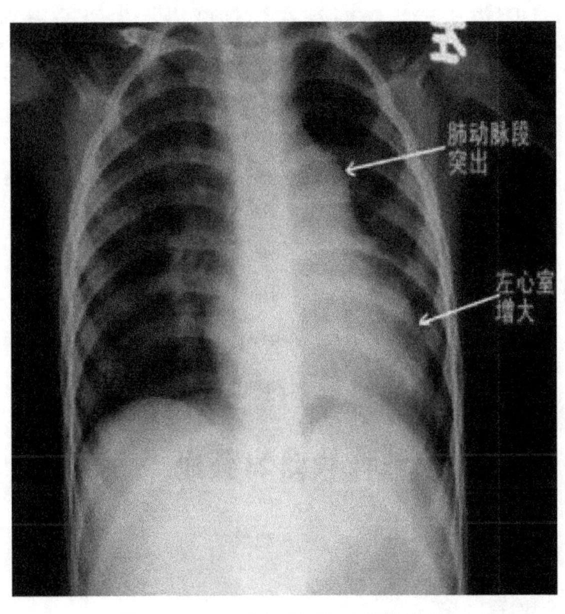

图7-1-1　患儿胸部X线片结果

（四）诊断

【诊断】先天性心脏病、室间隔缺损。

【诊断依据】根据以上的病史、体格检查结果及特殊检查得出的阳性体征，加以综合分析判断，以明确先天性心脏病的诊断。

【鉴别诊断】其他常见先天性心脏病，主要包括：房间隔缺损（ASD），动脉导管未闭（PDA），肺动脉瓣狭窄（PS），法洛四联症（TOF）。

（五）治疗

【治疗原则】①抗感染对症治疗；②介入治疗；③外科修补术。

【介入治疗适应证】①有血流动力学异常的单纯性室间隔缺损（VSD），直径＞3mm，＜14mm；VSD上缘距主动脉右冠瓣≥2mm，无主动脉右冠瓣脱入VSD及主动脉瓣反流；超声在大血管短轴五腔心切面9～12点位置；②肌部VSD＞3mm；③外科手术后残余分流。

【介入治疗禁忌证】①巨大VSD、缺损解剖位置不良，封堵器放置后可能影响主动脉瓣或房室瓣功能；②重度肺动脉高压伴双向分流；③合并出血性疾病，感染性疾病或存在心、肝、肾功能异常以及栓塞风险等。

【本例患者治疗】因该患者入院时存在肺部感染，先给予控制感染对症治疗，同时要评估患者是否存在贫血，及有无感染性心内膜炎，如患者存在感染性心内膜炎需待感染控制3个月以上后再行介入诊治。通过患者术前彩超结果分析，患者存在介入封堵适应证，无禁忌证，签署知情同意书后行介入诊治。术后患者给予阿司匹林3mg/kg，1次/日，半年。

【疗效及预后】

（1）疗效：符合适应证条件的膜周部VSD基本上可全部获得成功，相对适应证的患者成功率低一点，总体成功率在95%以上。

（2）预后：成人室间隔缺损自然闭合者为数极少，存活至成人的室间隔缺损一般为两种情况，一种是缺损面积较小，对血流动力学影响不大，属于较小室间隔缺损预后较好；另一种为较大的缺损儿童期未做手术至成人已发展为严重肺动脉高压导致右向左分流预后极差。

二、疾病知识拓展

（一）心脏杂音性质的判断对心脏病的诊断具有重要的参考价值

心脏杂音（cardiac murmurs）是指在心音与额外心音之外，在心脏收缩或舒张过程中的异常声音，杂音性质的判断对心脏病的诊断具有重要的参考价值。

1. 杂音产生的机制

正常血流呈层流状态。在血流加速、异常血流通道、血管管径异常等情况下，可使层流转变为湍流或旋涡而冲击心壁、大血管壁、瓣膜、腱索等使之振动而在相应部位产生杂音。

（1）血流加速：血流速度越快，就越容易产生旋涡，杂音也越响。例如剧烈运动、严重贫血、高热、甲亢等，使血流速度明显增加时，即使没有瓣膜或血管病变也可产生杂音，或使原有杂音增强。

（2）瓣膜口狭窄：血流通过狭窄处会产生湍流而形成杂音，是形成杂音的常见原因。如二尖瓣狭窄、主动脉瓣狭窄、肺动脉瓣狭窄、先天性主动脉缩窄等。此外，也可由于心腔或大血管扩张导致的瓣口相对狭窄，血流通过时也可产生旋涡，形成湍流而出现杂音。

（3）瓣膜关闭不全：心脏瓣膜由于器质性病变（畸形、粘连或穿孔等）形成的关闭不全或心腔扩大导致的相对性关闭不全，血液反流经过关闭不全的部位会产生旋涡而出现杂音，也是产生杂音的常见原因。如主动脉瓣关闭不全的主动脉瓣区舒张期杂音，高血压性心脏病左心室扩大导致的二尖瓣相对关闭不全的心尖区收缩期杂音。

（4）异常血流通道：在心腔内或大血管间存在异常通道，如室间隔缺损、动脉导管未闭等，血流经过这些异常通道时会形成旋涡而产生杂音。

（5）心腔异常结构：心室内乳头肌、腱索断裂的残端漂浮，均可能扰乱血液层流而出现杂音。

（6）大血管瘤样扩张：血液在流经该血管瘤（主要是动脉瘤）时会形成涡流而产生杂音。

2. 杂音的特性与听诊要点

杂音的听诊有一定的难度，应根据以下要点进行仔细分辨并分析。

（1）最响部位和传导方向：杂音最响部位常与病变部位有关，如杂音在心尖部最响，提示二尖瓣病变；杂音在主动脉瓣区或肺动脉瓣区最响，则分别提示为主动脉瓣或肺动脉瓣病变；如在胸骨左缘第 3、4 肋间闻及响亮而粗糙的收缩期杂音，应考虑室间隔缺损等。杂音的传导方向也有一定规律，如二尖瓣关闭不全的杂音多向左腋下传导，主动脉瓣狭窄的杂音向颈部传导，而二尖瓣狭窄的隆隆样杂音则局限于心尖区。由于许多杂音具有传导性，在心脏任何听诊区听到的杂音除考虑相应的瓣膜病变外，尚应考虑是否由其他部位传导所致。一般杂音传导得越远，则其声音将变得越弱，但性质仍保持不变。可将听诊器自某一听诊区逐渐移向另一听诊区，若杂音逐渐减弱，只在某一听诊区杂音最响，则可能仅是这一听诊区相应的瓣膜或部位有病变，其他听诊区的杂音是传导而来的。若移动时，杂音先逐渐减弱，而移近另一听诊区时杂音有增强且性质不相同，应考虑两个瓣膜或部位均有病变。

（2）心动周期中的时期：不同时期的杂音反映不同的病变。可分收缩期杂音（systolic murmurs）、舒张期杂音（diastolic murmurs）、连续性杂音（continuous murmurs）和双期杂音（收缩期与舒张期均出现但不连续的杂音）。还可根据杂音在收缩期或舒张期出现的早、晚而进一步分为早期、中期、晚期或全期杂音。一般认为，舒张期杂音和连续性杂音均为器质性杂音，而收缩期杂音则可能系器质性或功能性，应注意鉴别。

（3）性质：指由于杂音的不同频率而表现出音调与音色的不同。临床上常用于形容杂音音调的词为柔和、粗糙。杂音的音色可形容为吹风样、隆隆样（雷鸣样）、机器样、喷射样、叹气样（哈气样）、乐音样和鸟鸣样等。不同音调与音色的杂音，反映不同的病理变化。杂音的频率常与形成杂音的血流速度成正比。临床上可根据杂音的性质，推断不同的病变。如心尖区舒张期隆隆样杂音是二尖瓣狭窄的特征；心尖区粗糙的吹风样全收缩期杂音，常指示二尖瓣关闭不全；心尖区柔和而高调的吹风样杂音常为功能性杂音；主动脉瓣第二听诊区舒张期叹气样杂音为主动脉瓣关闭不全等。

（4）强度与形态：即杂音的响度及其在心动周期中的变化。

1）收缩期杂音的强度一般采用 Levine 6 级分级法（表 7-1-1），对舒张期杂音的分级也可参照此标准，但亦有只分为轻、中、重度三级。

表 7-1-1　杂音强度分级

级别	响度	听诊特点	震颤
1	很轻	很弱，易被初学者或缺少心脏听诊经验者所忽视	无
2	轻度	能被初学者或缺少心脏听诊经验者听到	无
3	中度	明显的杂音	无

续表

级别	响度	听诊特点	震颤
4	中度	明显的杂音	无
5	响亮	杂音很响	明显
6	响亮	杂音很响，即使听诊器稍离开胸壁也能听到	明显

注：杂音分级的记录方法：杂音级别为分子，6 为分母；如响度为 2 级的杂音则记为 2/6 级杂音。

2）杂音形态是指在心动周期中杂音强度的变化规律，用心音图记录，构成一定的形态。常见的杂音形态有 5 种：①递增型杂音（crescendo murmur）：杂音由弱逐渐增 – 强，如二尖瓣狭窄的舒张期隆隆样杂音；②递减型杂音（decrescendo murmur）：杂音由较强逐渐减弱，如主动脉瓣关闭不全时的舒张期叹气样杂音；③递增递减型杂音（crescendo-decrescendo murmur）：又称菱形杂音，即杂音由弱转强，再由强转弱，如主动脉瓣狭窄的收缩期杂音；④连续型杂音（continuous murmur）：杂音由收缩期开始，逐渐增强，高峰在 S_2 处，舒张期开始渐减，直到下一心动的 S_1 前消失，如动脉导管未闭的连续性杂音；⑤一贯型杂音（plateau murmur）：强度大体保持一致，如二尖瓣关闭不全的全收缩期杂音。

（5）体位、呼吸和运动对杂音的影响：采取某一特定的体位或体位改变、运动后、深吸气或呼气、屏气等动作可使某些杂音增强或减弱，有助于杂音的判别。①体位：左侧卧位可使二尖瓣狭窄的舒张期隆隆样杂音更明显；前倾坐位时，易于闻及主动脉瓣关闭不全的叹气样杂音；仰卧位则二尖瓣、三尖瓣与肺动脉瓣关闭不全的杂音更明显。此外，迅速改变体位，由于血流分布和回心血量的改变也可影响杂音的强度，如从卧位或下蹲位迅速站立，使瞬间回心向量减少，从而使二尖瓣、三尖瓣、主动脉瓣关闭不全及肺动脉瓣狭窄与关闭不全的杂音均减轻，而肥厚型梗阻性心肌病的杂音则增强。②呼吸：深吸气时，胸腔负压增加，回心血量增多和右心室排血量增加，从而使与右心相关的杂音增强，如三尖瓣或肺动脉瓣狭窄与关闭不全。如深吸气后紧闭声门并用力作呼气动作（Valsalva 动作）时，胸腔压力增高，回心血量减少，经瓣膜产生的杂音一般都减轻，而肥厚型梗阻性心肌病的杂音则增强。③运动：使心率增快，心搏增强，在一定的心率范围内亦使杂音增强。

3. 杂音的临床意义

杂音的听取对心血管病的诊断与鉴别诊断有重要价值。但是，有杂音不一定有心脏病，有心脏病也可无杂音。根据产生杂音的心脏部位有无器质性病变可区分为器质性杂音与功能性杂音；根据杂音的临床意义又可以分为病理性杂音和生理性杂音（包括无害性杂音）。器质性杂音是指杂音产生部位有器质性病变存在，而功能性杂音包括：①生理性杂音；②全身性疾病造成的血流动力学改变产生的杂音（如甲亢使血流速度明显增加）；③有心脏病理意义的相对性关闭不全或狭窄引起的杂音（也可称相对性杂音）。后者心脏局部虽无器质性病变，但它与器质性杂音又可合称为病理性杂音。应该注意的是，生理性杂音必须符合以下条件：只限于收缩期、心脏无增大、杂音柔和、吹风样、无震颤。生理性与器质性收缩期杂音的鉴别如表 7-1-2。

表 7-1-2　生理性与器质性收缩期杂音的鉴别要点

鉴别点	生理性	器质性
年龄	儿童、青少年多见	不定
部位	肺动脉瓣区和（或）心尖区	不定
性质	柔和、吹风样	粗糙、吹风样、常呈高调
持续时间	短促	较长、常为全收缩期
强度	≤ 2/6 级	常≥ 3/6 级
震颤	无	3/6 级以上可伴有震颤
传导	局限	沿血流方向传导较远而广

根据杂音出现在心动周期中的时期与部位，将杂音的特点和临床意义分述如下：

（1）收缩期杂音

1）二尖瓣区：①功能性：常见于运动、发热、贫血、妊娠与甲状腺功能亢进等。杂音性质柔和、吹风样、强度 2/6 级，时限短，较局限。具有心脏病理意义的功能性杂音有左心增大引起的二尖瓣相对性关闭不全，如高血压性心脏病、冠心病、贫血性心脏病和扩张型心肌病等，杂音性质较粗糙、吹风样、强度 2 ～ 3/6 级，时限较长，可有一定的传导。②器质性：主要见于风湿性心瓣膜病二尖瓣关闭不全等，杂音性质粗糙、吹风样、高调，强度≥ 3/6 级，持续时间长，可占全收缩期，甚至遮盖 S_1，并向左腋下传导。

2）主动脉瓣区：①功能性：见于升主动脉扩张，如高血压和主动脉粥样硬化。

杂音柔和，常有 A2 亢进。②器质性：多见于各种病因的主动脉瓣狭窄。杂音为典型的喷射性收缩中期杂音，响亮而粗糙，递增递减型，向颈部传导，常伴有震颤，且 A2 减弱。

3）肺动脉瓣区：①功能性：其中生理性杂音在青少年及儿童中多见，呈柔和、吹风样，强度在 2/6 级以下，时限较短。心脏病理情况下的功能性杂音，为肺淤血及肺动脉高压导致肺动脉扩张产生的肺动脉瓣相对性狭窄的杂音，听诊特点与生理性类似，杂音强度较响，P2 亢进，见于二尖瓣狭窄、先天性心脏病的房间隔缺损等。②器质性：见于肺动脉瓣狭窄，杂音呈典型的收缩中期杂音，喷射性、粗糙、强度 ≥ 3/6 级，常伴有震颤且 P2 减弱。

4）三尖瓣区：①功能性：多见于右心室扩大的患者，如二尖瓣狭窄、肺心病，因右心室扩大导致三尖瓣相对性关闭不全。杂音为吹风样、柔和，吸气时增强，一般在 3/6 级以下，可随病情好转、心腔缩小而减弱或消失。由于右心室增大，杂音部位可移向左侧近心尖处，需注意与二尖瓣关闭不全的杂音鉴别。②器质性：极少见，听诊特点与器质性二尖瓣关闭不全类似，但不传至腋下，可伴颈静脉和肝脏收缩期搏动。

5）其他部位：①功能性：在胸骨左缘第 2、3、4 肋间，部分青少年中可闻及生理性（无害性）杂音，可能系左或右心室将血液排入主或肺动脉时产生的紊乱血流所致。杂音 1 ～ 2/6 级、柔和、无传导，平卧位吸气时杂音易闻及，端坐位时杂音减轻或消失。②器质性：常见的有胸骨左缘第 3、4 肋间响亮而粗糙的收缩期杂音伴震颤，有时呈喷射性，提示室间隔缺损等。

（2）舒张期杂音

1）二尖瓣区：①功能性：主要见于中、重度主动脉瓣关闭不全，导致左心室舒张期容量负荷过高，使二尖瓣基本处于半关闭状态，呈现相对狭窄而产生杂音，称 Austin Flint 杂音。应注意与器质性二尖瓣狭窄的杂音鉴别（表 7-1-3）。②器质性：主要见于风湿性心瓣膜病的二尖瓣狭窄。听诊特点为心尖 S_1 亢进，局限于心尖区的舒张中、晚期低调、隆隆样、递增型杂音，平卧或左侧卧位易闻及，常伴震颤。

表 7-1-3　二尖瓣区舒张期杂音的鉴别

	器质性二尖瓣狭窄	Austin Flint 杂音
杂音特点	粗糙，递增型舒张中、晚期杂音，常伴震颤	柔和，递减型舒张中、晚期杂音，无震颤
S_1 亢进	常有	无
开瓣音	常有	无
心房颤动	常有	常无
X 线心影	呈二尖瓣型，右心室、左心房增大	呈主动脉型、左心室增大

2）主动脉瓣区：主要见于各种原因的主动脉瓣关闭不全所致的器质性杂音。杂音呈舒张早期开始的递减型柔和叹气样的特点，常向胸骨左缘及心尖传导，于主动脉瓣第二听诊区、前倾坐位、深呼气后暂停呼吸最清楚。常见原因为风湿性心瓣膜病或先天性心脏病的主动脉瓣关闭不全、特发性主动脉瓣脱垂、梅毒性升主动脉炎和马方综合征所致主动脉瓣关闭不全。

3）肺动脉瓣区：器质性病变引起者极少，多由于肺动脉扩张导致相对性关闭不全所致的功能性杂音。杂音柔和、较局限、呈舒张期递减型、吹风样，于吸气末增强，常合并 P2 亢进，称 Graham steell 杂音，常见于二尖瓣狭窄伴明显肺动脉高压。

4）三尖瓣区：局限于胸骨左缘第 4、5 肋间，低调隆隆样，深吸气末杂音增强，见于三尖瓣狭窄，极为少见。

（3）连续性杂音：常见于先天性心脏病动脉导管未闭。杂音粗糙、响亮似机器转动样，持续于整个收缩与舒张期，其间不中断，掩盖 S_2。在胸骨左缘第 2 肋间稍外侧闻及，常伴有震颤。此外，先天性心脏病主肺动脉间隔缺损也可有类似杂音，但位置偏内而低，约在胸骨左缘第 3 肋间。冠状动静脉瘘、冠状动脉窦瘤破裂也可出现连续性杂音，但前者杂音柔和；后者有冠状动脉窦瘤破裂的急性病史。

（二）房间隔缺损（ASD）

【概述】临床上常见的先天性心脏畸形，可单独发生，也可与其他类型的心血管畸形并存，女性多见，男女之比 1∶（1.5 ～ 3）。房间隔缺损一般分为原发孔缺损和继发孔缺损。

【临床表现】除较大缺损外，房间隔缺损儿童时期一般无症状，随年龄增长症状逐渐显现，劳力性呼吸困难为主要表现，继之可发生室上性心律失常，特别是房扑、房颤而使症状加重。有些患者可因右心室慢性容量负荷过重而发生右侧心力衰竭。晚期约有15%患者因重度肺动脉高压出现右向左分流而有青紫，形成Eisenmenger综合征。

【体征】最典型的体征为胸骨左缘第2、3肋间闻及Ⅱ～Ⅲ级收缩期吹风样杂音，伴有第二心音亢进和固定分裂，分流量大者三尖瓣区可听到三尖瓣相对狭窄产生的舒张期隆隆样杂音。如右心室抬举感增强，肺动脉瓣区收缩期杂音减弱，但第二心音更加亢进、分裂，提示存在肺动脉高压。病变晚期将发展为充血性心力衰竭，颈静脉怒张、肝脏增大。

【辅助检查】

（1）心电图：可有电轴右偏，右心室肥大、右束支传导阻滞以及房性心律失常等表现。

（2）胸部X线片检查：可见右心房、右心室增大、肺动脉段突出及肺血管影增加。

（3）超声心动图：二维超声心动图可显示房间隔回声失落，右心负荷过重。彩色多普勒超声心动图可显示分流。经食道超声可更准确的测量房间隔缺损的大小和部位。

（4）心导管检查：可以计算左向右分流量、肺循环阻力，结合血管扩张实验评价肺动脉高压是动力型还是阻力型，鉴别是否合并其他畸形。

【鉴别诊断】应与肺静脉畸形引流、肺动脉瓣狭窄及小型室间隔缺损等鉴别。

【治疗】对于成人房间隔缺损患者，只要超声检查有右心室容量负荷增加的证据，就应尽早关闭缺损。房间隔缺损的治疗方法包括介入治疗和外科开胸手术两种。

1. 介入治疗

（1）适应证：①年龄≥3岁；②继发孔型ASD直径≥5mm，伴右心容量负荷增加，≤36mm的左向右分流ASD；③缺损边缘至冠状静脉窦，上、下腔静脉及肺静脉的距离≥5mm；至房室瓣≥7mm；④房间隔的直径＞所选用封堵伞左心房侧的直径；⑤不合并必须外科手术的其他心脏畸形。

（2）禁忌证：①原发孔型ASD及静脉窦型ASD；②已有右向左分流者；③近期有感染性疾病，出血性疾病以及左心房和左心耳有血栓。

（3）疗效及预后：在我国ASD封堵术已经全面推广，经验趋于成熟，对于条件和大小合适的ASD，成功率可达100%。

2. 手术治疗

在开展非手术介入治疗以前，对所有单纯房间隔缺损已引起血流动力学改变，即已有肺血增多征象、房室增大及心电图相应表现者均应手术治疗。患者年龄太大已有严重肺动脉高压者手术治疗应慎重。

【预后】一般随年龄增长而病情逐渐恶化，死亡原因常为心力衰竭，其次为肺部感染、肺动脉血栓形成或栓塞。

（三）肺动脉瓣狭窄（PS）

【概述】先天性肺动脉瓣狭窄（congenital pulmonary valve stenosis）是最常见的成人先天性心脏病之一。主要的病理生理为右心室的排血受阻，右心室压力增高，右心室代偿性肥厚，最终右心室扩大以致衰竭。

【临床表现】轻症肺动脉瓣狭窄可无症状，中度狭窄者表现为运动耐力差，在活动时可有呼吸困难及疲倦，严重狭窄者可因剧烈活动而导致晕厥甚至猝死。疾病后期可出现右侧心力衰竭。

【体征】为胸骨左缘第二肋间可及响亮的收缩期喷射性杂音，传导广泛可传及颈部，整个心前区甚至背部，常伴有震颤；肺动脉瓣区第二心音减弱。

【辅助检查】

（1）心电图：轻度狭窄时可正常；中度以上狭窄可出现电轴右偏、右心室肥大、肺性P波，也可见不完全右束支传导阻滞。

（2）胸部X线片检查：肺动脉窄后扩张，狭窄严重出现右侧心力衰竭时心影可明显增大。

（3）超声心动图：可见肺动脉瓣增厚，可定量测定瓣口面积；瓣下型漏斗状狭窄也可清楚判定其范围；应用多普勒技术可计算出跨瓣或狭窄上下压力阶差。

（4）右心导管检查和右心室造影：确定狭窄的部位及类型，测定右心室和肺动脉的压力。

【鉴别诊断】应与原发性肺动脉扩张，房、室间隔缺损及法洛四联症等鉴别。

【治疗】

（1）介入治疗：经皮球囊肺动脉瓣成形术。1982年Kan等首先应用经皮球囊肺动脉瓣成形术治疗肺动脉瓣狭窄并获得成功。经过多年来的临床实践证实，该方法简单，且安全、有效，现已成为肺动脉瓣狭窄治疗的首选方法。

1）适应证：①单纯肺动脉瓣狭窄，跨肺动脉压差≥ 40mmHg；②青少年及成人患者，跨肺动脉瓣压差≥ 30mmHg，同时合并劳力性呼吸困难、心绞痛、晕厥或先兆晕厥等症状。

2）禁忌证：①肺动脉瓣下漏斗部狭窄、肺动脉瓣狭窄伴先天性瓣下狭窄、肺动脉瓣狭窄伴瓣上狭窄；②重度发育不良型肺动脉瓣狭窄；③肺动脉瓣狭窄伴需外科处理的三尖瓣重度反流。

3）疗效及预后：PBPV 治疗如适应证选择适当，近期及远期疗效与手术治疗相同，术后压力阶差明显下降者达 75%，但并发症及死亡率明显低于手术治疗，并发症＜ 6%，总死亡率＜ 0.5%。

（2）手术治疗：球囊扩张不成功或不宜行球囊扩张者，如狭窄上下压力阶差＞ 40mmHg 应采取手术治疗。

【预后】轻度狭窄可随诊观察。中重度狭窄如能及时治疗预后相对较好，一些未经治疗的患者平均生存期大约 30 年。

（四）法洛四联症（TOF）

【概述】先天性法洛四联症是联合的先天性心血管畸形，包括室间隔缺损、肺动脉狭窄、主动脉骑跨、右心室肥大四种异常，是最常见的发绀型先天性心脏病，在成人先天性心脏中所占比例接近 10%。本症主要畸形为室间隔缺损，均为大缺损，多为膜周部，左、右心室压力相等；肺动脉狭窄可为瓣膜型，或瓣上、瓣下型，以右心室流出道漏斗部狭窄为最多；主动脉骑跨右心室所占比例可自 15% ～ 95% 不等；右心室肥厚为血流动力学影响的继发改变，本症常可伴发其他畸形，如同时有房间隔缺损则称之为法洛五联症。由于室间隔大缺损，左、右心室压力相等，相当于一个心室向体循环及肺循环排血，右心室压力增高，但由于肺动脉狭窄，肺动脉压力不高甚至降低，右心室血流大量经骑跨的主动脉进入体循环，使动脉血氧饱和度明显降低，出现青紫并继发红细胞增多症。

【临床表现】主要是自幼出现的进行性青紫和呼吸困难，易疲乏，劳累后常取蹲踞位休息。严重缺氧时可引起晕厥，长期右心压力增高及缺氧可发生心功能不全。

患者除明显青紫外，常伴有杵状指（趾），心脏听诊肺动脉瓣第二心音减弱以致消失，胸骨左缘常可闻及收缩期喷射性杂音。脑血管意外（如脑梗死）、感染性心内膜炎、肺部感染为本病常见并发症。

【辅助检查】

（1）血常规检查：可显示红细胞、血红蛋白及血细胞比容均显著增高。

（2）心电图：可见电轴右偏、右心室肥厚。

（3）胸部 X 线片检查：主要为右心室肥厚表现，肺动脉段凹陷，形成木靴状外形，肺血管纹理减少。

（4）超声心动图：可显示右心室肥厚、室间隔缺损及主动脉骑跨。右心室流出道狭窄及肺动脉瓣的情况也可以显示。

（5）磁共振检查：对于各种解剖结构异常可进一步清晰显示。

（6）心导管检查：对拟行手术治疗的患者应行心导管检查，根据血流动力学改变，血氧饱和度变化及分流情况进一步确定畸形的性质和程度，以及有无其他合并畸形，为制定手术方案提供依据。

【鉴别诊断】应与大动脉错位合并肺动脉瓣狭窄、右心室双出口及 Eisenmenger 综合征相鉴别。

【治疗】未经手术而存活至成年的本症患者，唯一可选择的治疗方法为手术纠正畸形，手术危险性较儿童期手术为大，但仍应争取手术治疗。近年来，随着先心病介入治疗技术的迅速发展，目前介入治疗已成为先心病治疗的重要手段，导管介入与外科手术相结合镶嵌治疗法洛四联症，大大提高了患者救治的机会。

【预后】儿童期未经手术治疗者预后不佳，多于 20 岁以前死于心功能不全或脑血管意外，感染性心内膜炎等并发症。

（五）动脉导管未闭（PDA）

【概述】动脉导管未闭（patent ductus arteriosus，PDA）是常见的先天性心脏病之一，其发病率约占先天性心脏病的 10% ～ 21%，多见于女性，男女比例为 1 ∶ 3。动脉导管连接肺动脉总干与降主动脉，是胎儿期血液循环的主要渠道。在正常足月新生儿，动脉导管在出生后 10 ～ 15h 闭合。如 1 岁后仍未闭塞，即为动脉导管未闭。未闭动脉导管的长度、直径、形态不同，对血流动力学影响不同，预后亦各异。

【临床表现】临床症状与分流量大小有关。分流量小的临床上可无主观症状；中等分流量者患者常有乏力、劳累后心悸、气喘胸闷等症状；分流量大的未闭动脉导管，常伴有继发性严重肺动脉高压者可导致右向左分流。

【体征】突出的体征为胸骨左缘第二肋间及左锁骨下方可闻及连续性机械样杂音，可伴有震颤，脉压可轻度增大。有时可在心尖部闻及由于左心室扩大二尖瓣相对关闭不全和（或）狭窄所致的轻度收缩期及（或）舒张期杂音，周围血管征阳性。分流量较大者上述典型杂音的舒张期成分减轻或消失，继之收缩期杂音亦可消失而仅可闻及因肺动脉瓣关闭不全的舒张期杂音，此时患者多有青紫，且临床症状严重。

【辅助检查】

（1）心电图：分流量大可有左心室、左心房增大的改变，有肺动脉高压时，可出现右心房大，右心室肥大。

（2）胸部X线片检查：分流明显时胸部X线片上可见肺动脉凸出，肺血增多，左心房及左心室增大。严重病例晚期出现右向左分流时，左向右分流量减少，心影反可较前减小，并出现右心室肥大的表现，肺野外带肺血减少。

（3）超声心动图：二维超声心动图可显示未闭动脉导管，并可见左心室内径增大。彩色多普勒可测得存在于主动脉与肺动脉之间的收缩期与舒张期左向右分流。

（4）心导管检查：为了了解肺血管阻力、分流情况及除外其他复杂畸形，有时需要作右心导管检查及逆行升主动脉造影。

【鉴别诊断】本病需与主动脉瓣关闭不全合并室间隔缺损、主动脉窦瘤（Valsalva窦瘤）破裂等可引起双期或连续性杂音的病变鉴别。

【治疗】大多数专家认为动脉导管未闭一经诊断就必须进行治疗，而且大多数能够通过介入方法治愈。

1. 介入治疗

（1）适应证：绝大多数的PDA均可经介入封堵，可根据不同年龄，不同未闭导管的类型选择不同的封堵器械。

（2）禁忌证：感染性心内膜炎，心脏瓣膜和导管内有赘生物；严重肺动脉高压出现右向左分流，肺总阻力＞14woods；合并需要外科手术矫治的心内畸形；依赖PDA存活的患者；合并其他不宜手术和介入治疗疾病的患者。

（3）疗效及预后：动脉导管未闭封堵术的成功率高达98%，仅有极少数病例失败。

2. 手术治疗：外科手术采用结扎术或切断缝合术。

【预后】除少数病例已发展至晚期失去手术介入治疗机会外，总体预后良好。本病容易合并感染性心内膜炎。

三、基层医师治疗要点

先天性心脏病较少并发急性临床症状，多为生理结构异常造成血流动力学的改变，最终导致心力衰竭，作为基层医师诊治这方面的疾病关键在于明确诊断，大部分先心病均有较典型的临床症状、体征、X 射线和心电图表现，通过基层的医疗条件诊断并不困难。

1. 危重症

患者诊断明确，反复出现呼吸困难，发绀、晕厥等症状，体格检查发现患儿发育迟缓，经吸氧纠正新功能，治疗患者症状不能缓解等情况，应通知家属并交代病情，及早转诊。

2. 转院指征

①确诊先心病，但现有条件无法评估是否存在手术适应证；②确诊先心病，需手术治疗的患者；③确诊先心病，基层药物控制无明显疗效，需进一步处理；④复杂先心病无法确诊。

3. 需要向上级医院汇报或需书写的病例内容

①患者发现先心病的时间；②本次入院就诊的目的；③是否有家族遗传病史；④既往是否有相关疾病（高血压、糖尿病、冠心病）；⑤基层医院做过哪些检查及结果；⑥基层医院用了哪些药物。

4. 处理流程

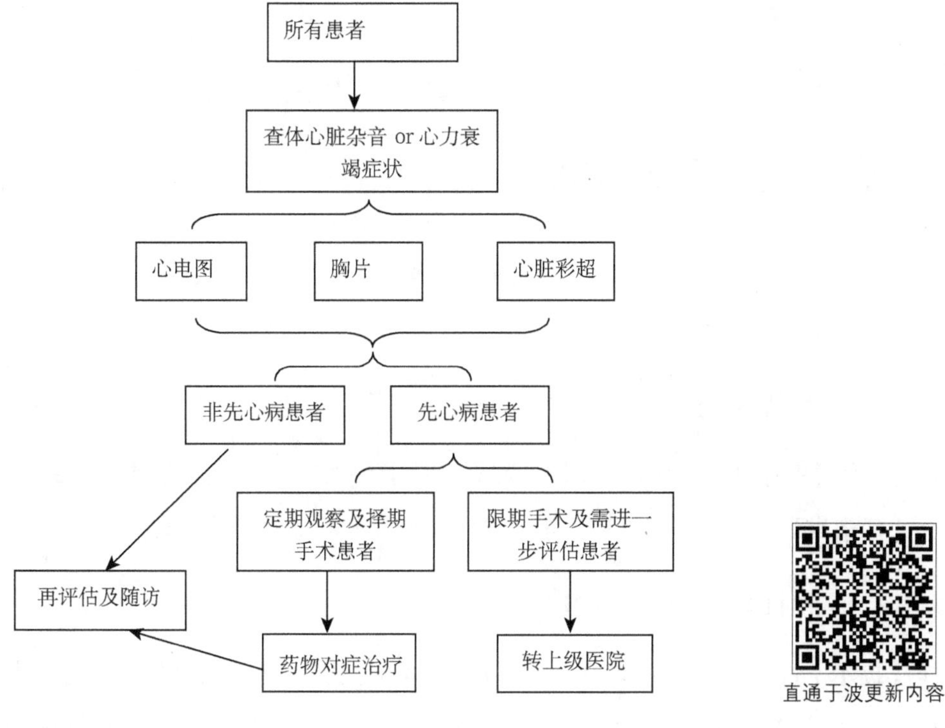

直通于波更新内容

（于　波　袁　杰）

第八章　心脏骤停

一、案例分析

【主诉】患者男性，60岁，主因“胸痛3小时”入院。入院后5分钟突发意识丧失。

【病史呈现】患者呼之不应，呈叹气样呼吸，未扪及颈动脉搏动。

（一）心脏骤停的紧急治疗

【提示】一旦确立心脏骤停，应尽早开始心肺复苏，包括初级生命支持及高级生命支持（参照《2015年美国心脏学会（AHA）心肺复苏（CPR）与心血管急救（ECC）指南》）。

1. 心脏骤停的处理

（1）初级生命支持（basic life support，BLS）

BLS即初级心肺复苏。包括：胸外按压（circulation，C）、开放气道（airways，A）和人工呼吸（breathing，B）。复苏顺序已由原来的A–B–C调整为C–A–B，强调胸外按压的重要性。

1）胸外按压：胸外按压是建立人工循环的主要方法。胸外按压可以使胸内压力升高，直接按压心脏维持一定的血流流动，配合人工呼吸可以为重要器官提供一定的含氧血流。按压时，操作者肩部正对患者胸骨上方，按压部位为胸骨下半部，双乳头之间。一只手掌根部放在胸骨正中双乳头间的胸骨上，另一手掌平行叠压在手背上，双手肘关节伸直，依靠肩背部力量垂直向下按压。

注意：高质量的胸外按压要求足够的速率和幅度进行按压。根据《2015年美国心脏学会（AHA）心肺复苏（CPR）与心血管急救（ECC）指南》，对胸外按压频率由之前的至少100次/分更改为100～120次/分，成人按压幅度由至少5cm更新为5～6cm。按压过程保证胸廓充分回弹，尽量减少中段时间（＜10s）。

2）开放气道：采用仰头抬颏法开放气道。施救者一手加压于患者前额，使其头后仰，另一手以示指、中指抬起下颏。注意取下义齿，清除患者口中的异物和呕吐物，保持呼吸道通畅。

3）人工呼吸：若患者呼吸停止，应做人工呼吸。气管内插管是建立人工通气的最佳方法。当时间或条件不允许时，则应采用口对口、口对鼻或口对通气防护装置人工呼吸。操作时注意捏住患者鼻孔，吸气后用口唇将患者的口罩住，缓慢吹气。每次吹气持续 1s 以上，确保胸廓起伏。无论是单人还是双人进行心肺复苏，胸外按压和人工呼吸的比例为 30 ∶ 2，交替进行。

4）电除颤：室颤是引起心脏骤停最常见的心律失常，早期除颤是复苏成功的关键。因此，在条件允许的情况下，如果怀疑患者心脏骤停，尽可能取得除颤仪，联合应用 CPR 和除颤。注意，双相波电除颤电量选择 200J，单相波电除颤选择 360J，尽可能缩短点击前后的基础心肺复苏中断。

（2）高级生命支持

高级生命支持（advaced life support，ALS）指在基础生命支持的基础上，通过运用辅助设备和特殊技术以维持更有效的血液循环和通气，尽最大努力恢复患者的自主心跳与呼吸。具体操作包括：气管插管、人工电除颤、电复律、起搏、建立静脉通路并应用必要的药物维持已恢复的循环。

1）通气与供氧：若患者无自主呼吸应尽早行气管插管，充分通气纠正低氧血症。

2）电除颤、电复律与起搏：电除颤虽为高级复苏手段，但如有条件应当越早实行，不拘泥于复苏的阶段。注意：对心脏停搏与无脉电活动，电除颤无效；起搏治疗仅对有症状心动过缓患者有益，对心搏停止患者不推荐。

3）开通静脉通路与药物治疗：心脏骤停患者应尽早开通静脉通路，以及时加用复苏药物。

①肾上腺素是心肺复苏首选药物。可用于电击无效的心室颤动及无脉性室速、心脏停搏或无脉性电活动。用法：肾上腺素 1mg 静脉推注，必要时每 3 ～ 5min 重复；血管加压素已不作为一线用药。

②抗心律失常药物：若 2 ～ 3 次电除颤及 CPR 后仍为心室颤动或无脉性室速，可考虑给予胺碘酮（300mg 静脉推注，有必要可再用 150mg 静脉推注）；不推荐常规使用利多卡因，仅在心室颤动或无脉性室速，自主循环恢复后，考虑开始使用；硫

酸镁仅在抢救尖端扭转型室速时应用。

4）病因分析：心肺复苏过程中，特别是反复 CPR 或电除颤无效的情况下，应及时对病因进行分析，治疗可逆性病因：低血容量、低钾、低钾血症、酸中毒、中毒、肺栓塞、急性冠状动脉综合征等。

2. 本案例处理

立即对患者进行心肺复苏及电除颤，胸外按压和人工呼吸 30 ∶ 2 进行，患者心电监护示心室颤动，联合予以单相波 360 J 除颤 3 次，肾上腺素 1mg 静脉推注 2 次，胺碘酮 300mg 静脉推注，后患者心跳呼吸恢复。

（二）复苏后处理

【提示】患者心脏骤停复苏后自主循环恢复仅是复苏后治疗过程的开始。复苏后相关处理干预能有效减低患者死亡率，改善预后。复苏后处理包括：对致心脏骤停原发疾病的治疗；维持有效的循环和呼吸功能，预防再次心脏骤停。

1. 原发疾病的诊断

【病史询问要点】应对患者全面的心血管系统及相关因素进行分析评价，寻找引起心脏骤停的原因。主要围绕心脏骤停的前驱症状、发作时特点，既往有无心血管基础疾病、高血压、高血脂、糖尿病等高危因素，有无心脏骤停家族史等。

【问诊主要内容】

①患者数天至数月前有无胸闷、胸痛、心悸、乏力等。心脏性猝死前驱期患者可出现乏力、胸闷、心悸等非特异感觉，容易被忽略，但也有一些患者可无任何前驱表现。

②患者发作胸痛的特点（参照冠心病章节）。

③患者出现心脏骤停前有无突发心悸、呼吸困难、眩晕等。多数心源性心脏骤停发作前，常有心电活动的变化，以室性心律失常：室速和室颤最为常见，少数以循环衰竭发病。

④患者有无心血管基础病史，高血压、高血脂、糖尿病等高危因素及反复晕厥病史。心脏骤停最常见的病因首先为冠心病，其次是心肌病，患者可有反复晕厥病史。

⑤有无心脏骤停或心脏性猝死的家族史，对遗传性疾病引起的心脏骤停有提示

意义。

【提示】通过问诊、体格检查及辅助检查，诊断患者为急性冠状动脉综合征导致的心脏骤停。诊断思路参照急性冠状动脉综合征相关章节。

【现病史】患者半年前反复出现重体力活动后胸闷，伴心悸、气促，无明显胸痛、咳嗽、咳痰等。每次持续十余分钟，休息后可缓解，一直未予以重视。3h 前，患者搬重物后突发心前区剧烈疼痛，并放射至左肩，伴大汗、气促，恶心，并呕吐 1 次胃内容物，非喷射性，持续不缓解，后突发晕厥，呼之不应，并面色苍白，无全身抽搐、大小便失禁等。

【既往史】发现高血压 10 余年，最高血压为 165/80mmHg，不规律服用尼群地平，未规律监测血压。

【个人史及家族史】吸烟 30 余年，每天 20 支，偶饮酒，父亲因冠心病过世。

【体格检查】体温 36℃，呼吸 20 次 / 分，血压 96/68mmHg，SPO_2 90%，双肺呼吸音粗，未闻及干、湿啰音，心界不大，心率 63 次 / 分，律齐，未闻及杂音。腹软，无压痛反跳痛，肝脾未及。双下肢不肿。

【辅助检查】心肌损伤标志物：CK：960U/L，CK–MB：56.4ng/mg，TnI：10.3ng/ml，心电图：Ⅱ、Ⅲ、avF 导联 ST 段弓背向上抬高。

【本案例诊断】冠心病急性下壁 ST 段抬高型心肌梗死；高血压病（2 级，极高危）。

2. 复苏后处理措施

【提示】心脏骤停行心肺复苏后需继续维持有效的循环和呼吸功能。①心脏骤停后常出现血流动力学不稳定，导致低血压等，有条件的情况下可以进行有创血流监测；②自主循环恢复后，患者可有不同程度的呼吸系统障碍，部分患者需行机械通气，复苏后应监测血气分析结果及患者呼吸情况；③心肺复苏后需要特别注意脑复苏，包括：低温治疗、防脱水、防治抽搐、高压氧等治疗；④部分患者心脏骤停时间较长或持续低血压，易发生急性肾衰竭，维持有效的循环灌注可防治肾衰竭；⑤积极发现和纠正水电解质酸碱失衡。

【本例处理】

（1）持续吸氧、进行心电监测，监测血压和呼吸。

（2）冰枕处理，纠正水电解质酸碱失衡。

（3）给予患者阿司匹林 300 mg 嚼服，氯吡格雷 300mg 口服，患者因经济原因选择溶栓治疗。

（三）患者出院后治疗方案

患者为心脏骤停高危患者，应积极进行干预。①戒烟，低盐低脂饮食。②患者溶栓成功，经济原因未选择择期 PCI。③阿司匹林 100mg，1 次 / 日，氯吡格雷 75mg，1 次 / 日，阿托伐他汀 20mg，1 次 / 晚，培哚普利 2mg，1 次 / 日，螺内酯 20mg，1 次 / 日，美托洛尔 6.25mg，2 次 / 日（心率控制在 55 ～ 60 次 / 分）。

（四）对本案例的思考

心脏骤停和心源性猝死最常见的病因为冠心病。本案例为急性冠状动脉综合征导致的心脏骤停，患者出现反复室颤与冠状动脉供血不足有关，进行心肺复苏及复苏后管理上，对原发病、诱因及时发现和积极处理可以提高抢救成功率，降低患者的死亡率，改善患者的预后。由于心脏骤停和心脏性猝死（SCD）的发生时间和方式通常不可预测，对高危人群的预防尤其重要。冠心病，特别是心肌梗死的急性期、康复期及其后的慢性过程中，发生心脏骤停的危险性都较高。急性心肌梗死在 72h 内，潜在危险高达 15% ～ 20%。康复期（3 天～ 2 个月）伴有恶性室性心律失常者，6 ～ 12 个月危险性高达 50% ～ 80%。积极干预可明显改善预后，18 个月病死率可降至 15% ～ 20%。对心肌梗死后的患者，除 β 受体阻滞剂外，其他非抗心律失常药物，如 ACEI 类，醛固酮拮抗剂等临床上也证实可以改善患者预后，减少 SCD 的发生率。心肌梗死后的缺血治疗也是治疗的关键，本案例中患者已行溶栓治疗，应建议患者条件允许下行冠状动脉造影，进一步明确冠状动脉情况。

二、疾病知识拓展

（一）心脏骤停的识别

【提示】心脏骤停（cardiacarrest）是指心脏泵血功能的突然停止，若未能及时救治，短时间内就会导致死亡。心脏性猝死（sudden cardiac death，SCD），可发生于原有或无心脏疾病的患者，多无任何征兆，可突发意识丧失，发病突然，进展迅速，短期内（常在急性症状 1h 内）可导致死亡。导致心脏骤停的病理生理机制为：快速性室性心律失常（室颤和室速）、缓慢性心律失常或心脏骤停、无脉性电活动。心脏骤停的成功率很低，特别是院外猝死率＜5%。抢救成功的关键在于尽早进行心肺复苏。因此，临床要求对意识丧失怀疑心脏骤停的患者应第一时间迅速做出判断，尽早开始心肺复苏。

【识别】临床诊断心脏骤停一般不难，但要求最短时间迅速做出判断。突发意识丧失并大动脉搏动消失，是心脏骤停出现较早而且可靠的临床征象。一般拍喊患者是否意识存在，同时检查呼吸。如果患者无反应，立即启动应急系统（呼喊或通知他人，取除颤仪）。然后最短时间扪诊颈动脉有无搏动（不超过10s），如未感受到脉搏，即可判定为心脏骤停，应立即从胸外按压开始心肺复苏。

注意：心音消失或血压测不出判断心脏骤停并不可靠，反而会因为反复听诊或测血压浪费宝贵时间从而延误心肺复苏，影响患者复苏的成功率。一旦诊断患者心脏骤停，在不延缓实施心肺复苏同时，立即启动应急系统（呼喊或通知他人），为基础心肺复苏后高级生命支持做准备。

（二）心脏骤停的预防

【提示】目前预防主要在识别心脏骤停的高危对象，全面掌握心脏骤停的病因及诱因并且评估再发风险。高危人群：①既往发生过心脏骤停或持续性室速；②有SCD家族史；③确诊突变的基因型；④频发发作晕厥；⑤多次非持续性室速发作病史；⑥严重的左心室肥厚（＞3cm）。

【心脏骤停和心脏性猝死的预防】

（1）一级预防：对高危患者积极早期干预，预防高危患者首次致死性心律失常事件的出现。

（2）二级预防：对既往有过心脏骤停患者或有症状的持续性室速患者采取积极措施，防止心脏骤停的再次发生。

【策略】

（1）对高危人群健康教育，保持健康的生活方式和饮食习惯。

（2）积极预防治疗心血管疾病，预防各种导致心脏骤停的诱因：低血容量、低氧、高钾/低钾血症、中毒等。

（3）抗心律失常药物：胺碘酮常用于心肌梗死后或心肌病室性心律失常的治疗，能否降低死亡率，目前仍有争议。

（4）埋藏式心脏复律除颤器（Implantable Cardiovertor-Defibrillator，ICD）：ICD是唯一能降低心脏性猝死的治疗。无论是Ⅰ级预防抑或Ⅱ级预防都能大大提高SCD高危患者生存率，对有ICD适应证的患者，应对患者推荐至有条件的医院行ICD植入术。

【ICD适应证】

（1）Ⅰ类适应证

①非一过性或可逆性原因引起的室颤或室速所致的心脏骤停；

②与器质性心脏病有关的自发性持续性室速；

③原因不明的晕厥，在心电生理检查时能诱发有血流动力学异常的持续性室速或室颤，而药物治疗无效或不能耐受；

④伴发于冠心病、陈旧性心肌梗死和左室功能障碍的非持续性室速，在心电生理检查时可诱发室颤或持续性室速，而不能被Ⅰ类抗心律失常药所抑制；

⑤心肌梗死后心功能不全，心肌梗死后40天，NYHA心功能分级Ⅱ或Ⅲ级，LVEF＜35%；

⑥扩张型心肌病，NYHA分级Ⅱ或Ⅲ级，LVEF≤35%；

⑦心肌梗死后心功能不全，心肌梗死后40天，NYHA心功能分级Ⅰ级，LVEF＜30%。

（2）Ⅱa类适应证

①不明原因晕厥伴有左室功能低下的扩张性心肌病；

②伴有1个以上危险因素的肥厚性心肌病患者；

③伴有1个以上危险因素的致心律失常心肌病患者；

④伴有晕厥或（和）服用β阻滞剂仍发生室速的长QT患者；

⑤等待心脏移植的非住院患者；

⑥伴有晕厥的或有室速证据的Brugada综合征患者；

⑦伴有晕厥或/和服用β阻滞剂仍发生室速的儿茶酚胺敏感性多形性室速；

⑧结节性心脏病、巨细胞性心肌炎或Chagas疾病。

HCM危险因素包括：有心脏骤停史、自发持续性或非持续性室速、猝死家族史、晕厥、左室壁肥厚≥30mm、运动时血压下降。

致心律失常心肌病危险因素包括：有心脏骤停史、不明原因晕厥、右心室广泛受累、左室受累。

三、基层医师工作要点

（1）尽早对心脏骤停进行识别判断，掌握高质量规范的心肺复苏（基础和高级生命支持），团队协作尤为重要。

（2）对引起心脏骤停/心脏性猝死的原因及诱因进行正确分析，积极尽早纠正，提高抢救成功率。

（3）心脏骤停/心脏性猝死重在预防，对高危患者进行早期识别，积极预防干预，改善预后。

直通杨天伦更新内容

直通彭礼明更新内容

（杨天伦　彭礼明）

第九章　心脏瓣膜病

第一节　二尖瓣疾病

一、案例分析

【主诉】患者女性，46 岁，主因“间断性心悸、气短 7 年，加重 1 周”入院。

【提示】对于二尖瓣损害进行临床拟诊时，常以慢性心力衰竭急性加重表现，没有特异性症状，呈渐进性加重趋势。故该类患者就诊过程中应重点关注心界大小、心脏杂音，通过相应的辅助检查，如超声心动图、心脏磁共振等以明确诊断。患者就诊时症状常描述为呼吸困难，追问早期常有乏力的表现，呼吸困难渐进性加重，运动耐量进行性减退，后期表现为小于一般生活耐量，进展至夜间阵发性呼吸困难，多为呼吸道感染诱发加重。

（一）病史采集

【病史询问思路】二尖瓣疾病 40 ～ 50 岁多发，女性发病率高于男性，与反复发作的风湿热及风湿性心内膜炎有关。问诊过程中应询问患者的呼吸困难程度、活动耐量，注意既往史中有无急性风湿热、反复链球菌感染史（扁桃体炎、咽峡炎）等。

【现病史】患者于 7 年前无明显诱因出现心悸、气短伴乏力，无胸痛、黑蒙等不适，多在快步行走、上楼时出现症状，持续 30 ～ 40min，休息后症状可缓解，患者未予重视，未就诊。7 年间上述症状逐渐加重，多与运动量增加、感冒等相关，活动耐量逐渐下降，症状较重时伴有出汗，近 1 年日常活动状态下即可出现气短不适伴心悸，需被迫终止活动，于休息后缓解，曾于外院就诊，诊断为心功能不全，给予利尿、强心等药物口服后，症状有所减轻，近 1 周因受凉感冒后上述症状加重，夜间无法平卧位睡眠，为进一步诊治就诊于我院。

【既往史】否认高血压病、糖尿病病史；青年时常患感冒，多表现为咽痛、发热，自行口服药物后好转。

【分析】二尖瓣狭窄及关闭不全常引起左心房前负荷过重，引起肺静脉压力过高，肺泡毛细血管充血，引起肺泡内浆液性渗出物增多，导致呼吸困难。因此，呼吸困难为大多数二尖瓣损狭窄者的主要表现。随着疾病的进展，心房扩大、心房重构，可引起房性心动过速、心房扑动、心房颤动等房性心律失常，以心房颤动发病率为最高，快心室率引起心室舒张时间缩短，心房前负荷进一步增加，导致心房压进一步升高，心功能在原有基础上进一步恶化。

（二）体格检查

【提示】①部分患者可查及二尖瓣面容；②二尖瓣狭窄，心房后负荷增加，引起心房增大，心脏顺钟向转位，心尖搏动常向内、向下移位，心界扩大；③二尖瓣狭窄可在二尖瓣听诊区闻及舒张期隆隆样杂音，因该疾病常合并关闭不全，故大部分患者可闻及收缩期吹风样杂音及舒张期隆隆样杂音；④因心房增大，该疾病常合并心房颤动，因此可查及心房颤动相应的体征（第一心音强弱不等、节律不齐、脉搏短绌）；⑤急性加重时因肺泡急性渗出，双中下肺可闻及湿啰音；⑥当疾病进展至全心衰竭时可查及右侧心力衰竭体征，如：肝大、颈静脉充盈、肝 – 颈静脉回流征阳性、双下肢水肿甚至胸水、腹水等体征。

【体格检查结果】慢性病容，二尖瓣面容，自主体位，查体合作。体温 36.4℃，脉搏 103 次 / 分，呼吸 23 次 / 分，血压 128/76mmHg，平卧位颈静脉充盈，肝 – 颈静脉回流征阳性，双肺叩诊清音，触诊语颤正常，听诊中下肺野可闻及湿啰音，心尖搏动于左侧第五肋、左锁中线交点外 1cm 可触及，心界向左扩大，心率 134 次 / 分，律不齐，第一心音强弱不等，心尖部可闻及收缩期 3/6 级吹风样杂音及舒张期隆隆样杂音，脉搏短绌，肝脾肋下未触及，双下肢轻度指凹性水肿。

（三）辅助检查

【辅助检查内容及意义】

（1）实验室检查：①风湿活动时可查到风湿活动的指标，如血沉增快、抗链球菌溶素 O 升高、C- 反应蛋白的增高。② BNP/NT-proBNP 增高。

（2）心电图：①窦性心律时可出现二尖瓣型 P 波改变，即 P 波时限增加，出现 P 波双峰，P 波上出现切迹，两切迹顶点时限差 40ms，在Ⅱ导联该表现明显。②房性心律失常，可出现房性期前收缩、房性心动过速、心房扑动、心房颤动，以心房颤动最为常见。

（3）影像学检查：①胸部 X 线片可见心影扩大，双心房影，肺淤血表现。②超声心动图为诊断该疾病"金标准"，常可出现左心房增大，二尖瓣瓣叶增厚、粘连，高龄患者常可见钙化，舒张期开放受限，瓣口面积减小，均可提示二尖瓣损害。同时还提示右心系统增大，三尖瓣反流及肺动脉压力增高，说明已经出现继发性右心系统损害。

【辅助检查结果】入院查抗链球菌溶血素 O（ASO）、红细胞沉降率（ESR）正常，C- 反应蛋白（CRP）：11.7mg/L，NT-proBNP：9769ng/L。心电图提示异位心律，心房颤动，心室率 129 次 / 分，胸部 X 线片提示心影扩大，左侧为著，双下肺野透光度减低，超声心动图提示左室舒张末内径为 43mm，左房内径为 40mm，右心室为 34mm，右心房为 43mm，射血分数 51%，二尖瓣增厚、粘连、回声增强，舒张期瓣叶开放受限，收缩期可见关闭不全（中度），二尖瓣瓣口面积 0.7cm^2。

（四）诊断

【本例诊断】风湿性心脏病、二尖瓣狭窄（重度）伴关闭不全（中度）、心脏扩大、心律失常、心房颤动、心功能Ⅲ级。

【分析】该病例为典型的二尖瓣损害的患者，根据体格检查结果及超声心动图结果可明确诊断为二尖瓣狭窄伴关闭不全，心房前后负荷均较重，故引起心房扩大，引发房性心律失常，心功能恶化。BNP/NT-proBNP 为心功能不全的生物标志物。心脏负性反馈调节机制作用，心房受到牵张后心房肌细胞分泌利钠肽，以扩张血管，减轻心脏负荷。BNP 是具有生物活性的，1 分子的 preproBNP 水解，可形成 1 分子的 BNP 和 1 分子的 NT-proBNP，前者具有生物活性，但不稳定。后者无生物活性，在血浆中稳定存在，可作为临床诊断慢性心力衰竭急性加重及动态评价疾病改善的指标。NT-proBNP 受到肾脏代谢的影响，肾功能恶化时亦可出现 NT-proBNP 堆集，导致其检测结果增高，故需结合其呼吸困难程度、肾功能情况综合评判。

【鉴别诊断】本疾病应与瓣环扩大引起的二尖瓣相对狭窄并关闭不全进行鉴别。首先从病史上可有链球菌感染的病史可追溯，且为中年女性发病率较高，而后者常无风湿感染的病史追溯，且发病无性别差异，超声心动图可明确鉴别。

（五）治疗

【提示】对于风湿活动的患者首先应针对链球菌感染进行治疗，通常使用青霉素进行治疗。大多数患者发病已经进入失代偿心力衰竭阶段，可给予利尿剂减轻心脏负荷，并监测血清离子水平，维持内环境稳定。给予 ACEI、醛固酮拮抗剂抑制心脏重构治疗。合并心房颤动的患者给予口服华法林抗凝，监测 INR 值。在心力衰竭稳定期避免受凉、感冒，坚持服用药物改善心脏功能，监测离子水平及 INR，避免慢性心力衰竭急性加重。二尖瓣瓣口面积＜ $1cm^2$ 的患者应考虑行瓣膜置换手术。

【治疗】

（1）给予利尿剂利尿、减轻心脏负荷，同时补钾，维持血清钾离子水平在 4.0 ～ 5.0mmol/L。

（2）根据血压水平给予 ACEI 抑制心脏重构，给予醛固酮拮抗剂抑制心脏重构。

（3）给予口服华法林抗凝，并监测 INR 值。

（4）心功能改善后可行二尖瓣置换术。

【分析】二尖瓣损害的患者大多合并心功能不全，故在早期给予药物改善心脏功能及维持心脏功能稳定，当二尖瓣瓣口面积＜ $1cm^2$ 的患者应考虑行瓣膜置换手术。二尖瓣狭窄引起的心房颤动合并血栓栓塞的风险较高，故应给予华法林抗凝，并监测 INR 水平在有效、安全范围。华法林作为瓣膜性心房颤动抗凝的首选药物，目前新型口服抗凝药物对于瓣膜性房颤的预防性抗凝治疗无临床证据支持。INR 应控制在 2.0 ～ 3.0，瓣膜置换术后的患者更应严格，置换双瓣的患者应控制在 2.5 ～ 3.0。口服华法林过程中应注意药物、食物的相互作用。

【预后】选择恰当的治疗时机对患者进行合理的治疗，一般患者均可获益，且可获得较高的生活质量，早年认为进入心功能Ⅳ级 D 阶段进行外科手术干预，近年来认为心功能Ⅱ级C阶段或可逆转的Ⅲ级C阶段进行外科手术行心脏瓣膜置换患者可获得较大的获益。

二、疾病知识拓展

（一）二尖瓣狭窄

（1）风湿热：风湿热是二尖瓣狭窄（Mitral stenosis，MS）的主要病因，是A组β溶血性链球菌感染导致的一种反复发作的急/慢性全身性结缔组织炎症。该细菌菌体的荚膜是由透明质酸组成，与人体滑膜和关节液的透明质酸蛋白之间存在共同抗原性，可抵抗白细胞的吞噬而起到保护作用。A组链球菌的蛋白质抗原与人体心瓣膜和脑等组织存在交叉抗原性，可引起交叉免疫反应。这一交叉反应在风湿热瓣膜病变的发病机制中非常重要。链球菌可产生多种细胞外毒素，在其致病性中也起重要作用。临床表现以心肌炎和关节炎为主，可伴发热、毒血症、皮疹、皮下结节、舞蹈病等。

（2）正常人的二尖瓣口面积为4～6cm^2。当瓣口面积减少至1.5～2cm^2为轻度狭窄，1～1.5cm^2为中度狭窄，＜1cm^2为重度狭窄。二尖瓣狭窄使得左心房压升高，严重狭窄时左心房压高达20～25mmHg才能使血流通过狭窄的瓣口充盈左心室以维持正常的心排出量。左心房压升高导致肺静脉压、肺毛细血管压力升高，导致肺毛细血管扩张、淤血，引起肺间质水肿。心率增快时（心房颤动、妊娠、感染、酸中毒、贫血），心室舒张期缩短，左心房压进一步增加，当肺毛细血管压力超过30mmHg时导致肺泡水肿，患者出现呼吸困难、咳嗽、发绀等临床表现。

（3）一般二尖瓣中度狭窄（瓣口面积＜1.5cm^2）患者部分可出现咯血：有以下几种情况：①大咯血：见于严重二尖瓣狭窄，左心房压快速升高，肺静脉压升高，黏膜下支气管静脉破裂引起，多见于二尖瓣狭窄早期。后期支气管静脉壁增厚，且随病情进展肺血管阻力增加及右心功能不全，大咯血的发生率降低。②痰中带血或血痰；③粉红色泡沫样痰；④肺梗死伴咯血为本病晚期伴慢性心力衰竭时少见的并发症，常咯暗红色胶冻状痰。

（4）血栓栓塞：为二尖瓣狭窄的严重并发症，发生栓塞者约80%合并心房颤动，故合并房颤的患者应积极给予规范的抗凝治疗。

（5）杂音：①风湿热是二尖瓣狭窄（MS）特征性杂音为心尖部、舒张中晚期低调的隆隆样杂音，呈递增型，局限，不传导，左侧卧位明显，运动、用力呼气可增强，常可触及舒张期震颤。心房颤动杂音可不典型。②重度肺动脉高压时，肺动脉及肺动脉瓣环扩张，导致肺动脉瓣关闭不全，在胸骨左缘第2肋间可闻及递减型、高调的舒张早期叹气样杂音，即Graham Steel杂音。③右心室扩大伴相对性三尖瓣关闭不全时，在三尖瓣听诊区闻及全收缩期吹风样杂音，吸气时增强。

（6）胸部X线片检查：后前位及侧位胸片常可显示肺静脉压增高的迹象，血流均匀地分布在上野，表现为上野血管明显扩张。肺静脉压增高，导致肺间质的液体渗出，小叶间的液体聚集在肌部产生线性条纹，延伸至胸膜，称为Kerley B线。间质液渗出至肺泡，出现肺泡水肿。左心房增大，后前位见左心缘变直，右心缘有双心房影，左前斜位可见左心房使左主支气管上抬，右前斜位可见增大的左房压迫食管下段后移。

（7）心电图：重度二尖瓣狭窄窦性心律者课件"二尖瓣P波"，特点为P波时限$>$120ms、伴切迹；V_1导联P波终末向量负性增大；QRS波群示电轴右偏和右心室肥厚表现。晚期患者常伴有心房扑动及心房颤动。

（8）超声心动图：为确诊该疾病最可靠的方法，可量化诊断二尖瓣狭窄。M型超声心动图示二尖瓣城墙样改变（EF斜率降低，A峰消失），后叶与前叶同向运动，瓣叶回声增强。二维超声心动图可显示狭窄瓣膜的形态和活动度，测绘二尖瓣口面积。典型者为舒张期前叶呈圆拱状，后叶活动度减少，交界处粘连融合，瓣叶增厚和瓣口面积缩小。用连续多普勒测得的二尖瓣血流速度，计算跨瓣压差和瓣口面积，与心导管法结果相关良好。

彩色多普勒血流显像可实时观察二尖瓣狭窄的射流，有助于连续多普勒测定的正确定向。经食管超声心动图可显示左心耳及左心房附壁血栓。超声心动图还可对房室大小、室壁厚度和运动、心室功能、肺动脉压、其他瓣膜异常和先天性畸形等方面提供信息。

（9）预防性抗风湿热治疗，长期甚至终身应用苄星青霉素120万单位，每4周肌内注射1次。

（10）心房颤动的复律：慢性心房颤动病程$<$1年，左心房直径$<$60mm，无窦房结或房室结功能障碍者，可行电复律或药物转复，成功恢复窦性心律后需长期口

服抗心律失常药物维持窦性心律。复律之前 3 周和成功复律之后 4 周需口服华法林抗凝并达标，预防栓塞。如患者不宜复律、复律失败或复律后不能维持窦性心律且心室率快，则可口服 β 受体阻滞剂、非二氢吡啶类钙通道阻滞药或地高辛。

（11）预防栓塞：二尖瓣狭窄合并心房颤动时，血栓栓塞风险极高，若无禁忌，无论阵发性房颤还是持续性房颤，均应长期口服华法林抗凝治疗，并监测国际标准化比值（INR），INR 控制在 2 ～ 3，以预防血栓形成及栓塞事件。抗血小板药物对于心房颤动引起的血栓形成无预防作用。目前无临床研究支持新型口服抗凝药物（NOAC）及左心耳封堵术（LAAC）可对 MS 并发房颤的血栓形成及栓塞事件进行预防。

（二）二尖瓣关闭不全

【病因和病理】二尖瓣结构包括瓣叶、瓣环、腱索、乳头肌四大部分，正常二尖瓣功能依赖于此四部分和左心室的结构和功能的完整性。其中任何部分的异常可致二尖瓣关闭不全（Mitral Incompetence,MI）。当左心室收缩时，血液反向流入左心房。以前认为二尖瓣关闭不全的原因主要为风湿热，随着心脏瓣膜病手术治疗的开展，发现风湿性单纯二尖瓣关闭不全比例逐渐在减少，非风湿性单纯性二尖瓣关闭不全的病因以腱索断裂最常见，其次是感染性心内膜炎（IE）、二尖瓣黏液样变性、缺血性心脏病等。缺血性心脏病造成二尖瓣关闭不全的机制可能与左心室整体收缩功能异常、左心室节段性室壁运动异常及心肌梗死后左室重构有关。二尖瓣关闭不全的病因分类见表 9–1–1。

表 9–1–1　二尖瓣关闭不全的病因分类

病损部位	慢性	急性或亚急性
瓣叶 – 瓣环	风湿性、黏液样变性、瓣环钙化、结缔组织疾病、先天性（二尖瓣裂）	感染性心内膜炎（IE）、外伤、人工瓣周漏（PVL）
腱索 – 乳头肌	瓣膜脱垂（腱索或乳头肌过长）、乳头肌功能不全	原发性腱索断裂、继发性腱索断裂、IE 或慢性瓣膜病所致、MI 并发乳头肌功能不全或断裂、创伤所致腱索或乳头肌断裂
心肌	扩张型心肌病、肥厚型梗阻性心肌病、冠心病阶段运动异常或室壁瘤	

（1）瓣叶：①风湿性损害最为常见，占二尖瓣关闭不全的 1/3，女性为多。慢性炎症及纤维化使瓣膜僵硬、变形、瓣缘卷缩、连接处融合以及腱索融合缩短，约半数患者合并二尖瓣狭窄。②二尖瓣脱垂多为二尖瓣原发性黏液性变使瓣叶宽松膨大或伴腱索过长，心脏收缩时瓣叶突入左房所致可影响二尖瓣关闭。部分二尖瓣脱垂为其他遗传性结缔组织病（如 Marfan 综合征）的临床表现之一。③感染性心内膜炎、穿通或非穿通性创伤均可破坏瓣叶。④肥厚型心肌病收缩期二尖瓣前叶向前运动导致二尖瓣关闭不全。⑤先天性心脏病，心内膜垫缺损常合并二尖瓣前叶裂，导致关闭不全。

（2）瓣环扩大：①任何病因引起左室增大或伴左侧心力衰竭都可造成二尖瓣环扩大而导致二尖瓣关闭不全。②二尖瓣环退行性变和瓣环钙化，多见老年女性。尸检发现 70 岁以上女性，二尖瓣环钙化的发生率为 12%。严重二尖瓣环钙化者，50% 合并主动脉瓣环钙化，大约 50% 的二尖瓣环钙化累及传导系统，引起不同程度的房室或室内传导阻滞。

（3）腱索：引起二尖瓣关闭不全的重要原因，先天性异常、自发性断裂或继发于 IE 均可导致二尖瓣关闭不全。

（4）乳头肌：乳头肌的血供来自冠状动脉终末分支，对缺血非常敏感，冠状动脉灌注不足可引起乳头肌缺血、损伤、坏死和纤维化伴功能障碍。

【病理生理】二尖瓣关闭不全的主要病理生理变化时左心室每搏输出的一部分血流反流入左心房，使前向血流减少，同时使左心房负荷和左心室舒张期负荷增加，从而引起一系列血流动力学变化。

（1）急性：收缩期左心室射出的部分血流经关闭不全的二尖瓣口反流至左心房，与肺静脉至左心房的血流汇总，在舒张期充盈左心室，致左心房和左心室容量负荷骤增，左心室来不及代偿，其急性扩张能力有限，左心室舒张末压急剧上升。左心房压也急剧升高，导致肺淤血，甚至肺水肿。之后可致肺动脉高压和右侧心力衰竭。

由于左心室扩张程度有限，即使左心室收缩正常或增加，左心室总的心搏量增加不足以代偿向左心房的反流，前向心搏量和心排出量明显减少。

（2）慢性：左心室对慢性容量负荷过度的代偿为左心室舒末期容量增大，根据 Frank-Starling 机制使左心室心搏量增加。加上代偿性离心性肥大，并且左心室收缩期将部分血排入低压的左心房，室壁应力下降快，利于左心室排空。因此，在代偿期左心室总的心搏量明显增加，射血分数可完全正常。二尖瓣关闭不全通过收缩期左室完全排空来实现代偿，可维持正常心搏量多年，但如果二尖瓣关闭不全持续存在并继续加重，使左室舒张末期容量进行性增加，左室功能恶化，一旦心排出量降低时即可出现症状。

二尖瓣关闭不全时，左心房的顺应性增加，左心房扩大。在较长的代偿期，同时扩大的左心房和左心室可适应容量负荷增加，左心房压和左心室舒张末压不致明显上升，肺淤血不出现。持续严重的过度容量负荷终致左侧心力衰竭，左心房压和左心室舒张末压明显上升，导致肺淤血、肺动脉高压和右侧心力衰竭发生。因此，二尖瓣关闭不全主要累及左心房、左心室，最终影响右心系统，引起全心衰竭。

【临床表现】

1. 症状

（1）急性：轻度二尖瓣反流仅有轻微劳力性呼吸困难。严重反流则很快发生急性左侧心力衰竭，甚至发生急性肺水肿、心源性休克。

（2）慢性：慢性二尖瓣关闭不全患者的临床症状轻重取决于二尖瓣反流的严重程度及关闭不全的进展速度、左心房和肺静脉压的高低、肺动脉压力水平及是否合并有起亚瓣膜损害和冠状动脉轻度二尖瓣关闭不全可终身无症状。严重反流有心排出量减少，首先出现的突出症状是疲乏、无力，肺淤血的症状如呼吸困难出现较晚。

2. 体征

（1）急性二尖瓣关闭不全：心尖搏动为高动力型，抬举样搏动，P2 亢进，左心房强有力收缩导致心尖区出现第四心音。心尖区收缩期杂音是二尖瓣关闭不全特征性的体征，可在心尖区闻及 3/6 级以上的粗糙性杂音。

（2）慢性二尖瓣关闭不全

①心界向左下扩大，心尖搏动向左下移位，收缩期可触及抬举样心尖搏动；右侧心力衰竭时可见颈静脉怒张、肝－颈回流征阳性、肝大、多浆膜腔积液及双下肢水肿。

②心音：二尖瓣关闭不全时，心室舒张期过度充盈，二尖瓣漂浮于房室之间，第一心音减弱。

③心脏杂音：自第一心音后立即开始、与第二心音同时终止的全收缩期吹风样高调一贯型杂音，在心尖区最响。杂音可向左腋下和左肩胛下区传导。后叶异常

时，杂音则向胸骨左缘和心底部传导。在典型的二尖瓣脱垂为随喀喇音之后的收缩晚期杂音。冠心病乳头肌功能失常时可有收缩早期、中期、晚期或全收缩期杂音。腱索断裂时杂音可似海鸥鸣或乐音性。反流严重时，心尖区可闻及紧随第三心音后的短促舒张期隆隆样杂音。

【实验室和其他检查】

（1）胸部 X 线片检查：急性者心影正常或左心房轻度增大伴明显肺淤血，甚至肺水肿征。慢性重度反流常见左心房左心室增大，左心室衰竭时可见肺淤血和间质性肺水肿征。二尖瓣环钙化为致密而粗的 C 形阴影，在左侧位或右前斜位可见。

（2）心电图：急性者心电图正常，窦性心动过速常见。慢性重度二尖瓣关闭不全主要为左心房增大，部分有左心室肥厚和非特异性 ST–T 改变，少数有右心室肥厚征，心房颤动常见。

（3）超声心动图：M 型和二维超声心动图不能确定二尖瓣关闭不全。脉冲式多普勒超声和彩色多普勒血流显像可于二尖瓣心房侧和左心房内探及收缩期反流束，诊断二尖瓣关闭不全的敏感性几乎达 100%，且可半定量反流程度。后者测定的左心房内最大反流束面积，$< 4cm^2$ 为轻度、$4 \sim 8cm^2$ 为中度以及 $> 8cm^2$ 为重度反流。二维超声可显示二尖瓣装置的形态特征，如瓣叶和瓣下结构增厚、融合、缩短和钙化、瓣叶冗长脱垂、连枷样瓣叶、瓣环扩大或钙化、赘生物、左室扩大和室壁矛盾运动等，有助于明确病因。超声心动图还可提供心腔大小、心功能和合并其他瓣膜损害的资料。

【诊断和鉴别诊断】

1. 诊断

急性者，如突然发生呼吸困难，心尖区出现收缩期杂音，X 线片示心影不大而肺淤血明显和有病因可寻者，如二尖瓣脱垂、感染性心内膜炎、急性心肌梗死、创伤和人工瓣膜置换术后，诊断不难。慢性者，心尖区有典型杂音伴左心房室增大，诊断可以成立，确诊有赖超声心动图。

2. 鉴别诊断

（1）三尖瓣关闭不全：为全收缩期杂音，在胸骨左缘第 4、5 肋间最清楚，右心室显著扩大时可传导至心尖区，但不向左腋下传导。杂音在吸气时增强，常伴颈静脉收缩期搏动和肝收缩期搏动。

（2）室间隔缺损：为全收缩期杂音，在胸骨左缘第 4 肋间最清楚，不向腋下传导，常伴胸骨旁收缩期震颤。

（3）胸骨左缘收缩期喷射性杂音：血流通过左或右心室流出道时产生。多见于左心室或右心室流出道梗阻（如主、肺动脉瓣狭窄）。杂音自收缩中期开始，于第二心音前终止，呈吹风样和递增递减型。主动脉瓣狭窄的杂音位于胸骨右缘第 2 肋间；肺动脉瓣狭窄的杂音位于胸骨左缘第 2 肋间；梗阻性肥厚型心肌病的杂音位于胸骨左缘第 3、4 肋间。以上情况均有赖超声心动图确诊。

【并发症】心力衰竭，出现时间与病程进展相关；心房颤动可见于 3/4 的慢性重度二尖瓣关闭不全患者；感染性心内膜炎较二尖瓣狭窄常见；体循环栓塞见于左心房扩大、慢性心房颤动的患者，较二尖瓣狭窄少见。

【治疗】

1. 内科治疗

（1）急性二尖瓣重度反流时，常表现为心力衰竭症状，内科治疗目的是减少反流量，降低肺静脉压，增加心排出量。尽可能在床旁 Swan-Ganz 导管血流动力学监测指导下进行。动脉扩张剂可降低体循环血流阻力，提高主动脉输出，减少二尖瓣反流量及左房压。如已发生低血压，则不宜使用，可行主动脉内气囊反搏（IABP），提高体循环舒张压的同时，降低心室后负荷，提高前向性心排量。

（2）慢性二尖瓣关闭不全在相当长时期内无症状，此时无须治疗，需定期随访，预防风湿热及感染性心内膜炎。合并心房颤动的处理同二尖瓣狭窄，但维持窦性心律不如在二尖瓣狭窄时重要，除因心房颤动导致心功能显著恶化的少数情况需恢复窦律外，多数只需满意控制心室率。慢性心房颤动应长期抗凝治疗。心力衰竭者，应限制钠盐摄入，使用利尿剂、血管紧张素转换酶抑制剂、β 受体阻滞剂和洋地黄制剂。

2. 外科治疗

为二尖瓣关闭不全的根本措施。应在发生不可逆的左心室功能不全前施行。慢性二尖瓣关闭不全的手术适应证：①重度二尖瓣关闭不全伴心功能 NYHA Ⅲ或Ⅳ级；②心功能 NYHA Ⅱ级伴心脏扩大，左室收缩末期容量指数（LVESVI）＞ 30ml/m^2；③重度二尖瓣关闭不全，左室射血分数（LVEF）减低，左室收缩及舒张末期内径增大，LVESVI 高达 60ml/m^2，虽无症状也应考虑手术治疗。

手术方法有瓣膜修补术和人工瓣膜置换术二种。瓣膜修补术适用于瓣膜损坏较轻，瓣叶无钙化，瓣环有扩大，但瓣下腱索无严重增厚者可行瓣膜修复成形术。瓣膜修复术死亡率低，能获得长期临床改善，作用持久。术后发生感染性心内膜炎和血栓栓塞少，不需长期抗凝，左心室功能恢复较好。人工瓣膜置换术适用于瓣叶钙化，瓣下结构病变严重，感染性心内膜炎或合并二尖瓣狭窄者，必须置换人工瓣。对于中－重度二尖瓣反流，无法耐受开胸手术的患者可行介入经导管二尖瓣缘对缘夹闭、经导管二尖瓣瓣环成形术等。

【预后】急性严重反流伴血流动力学不稳定者，如不及时手术干预，死亡率极高。在手术治疗前的年代，慢性重度二尖瓣关闭不全确诊后内科治疗 5 年存活率 80%，10 年存活率 60%。单纯二尖瓣脱垂无明显反流，无收缩期杂音者大多预后良好；年龄＞ 50 岁、有明显收缩期杂音和二尖瓣反流、瓣叶冗长增厚、左心房左心室增大者预后较差。

三、基层医师工作要点

（1）仔细问诊、查体可对该疾病进行初步诊断。

（2）早期的二尖瓣狭窄及关闭不全治疗的关键是控制风湿热，维持及改善心脏功能。

（3）合并房颤的患者应早期、规范的接受抗凝治疗，并指导监测。

（4）感染，尤其是呼吸道感染为慢性心力衰竭急性加重最常见的原因，故应积极预防呼吸道感染。

（5）对患者进行定期的随访，选择恰当的时机对患者进行外科干预。

直通张钲更新内容

（徐吉喆　张钲）

第二节　主动脉瓣疾病

一、案例分析

【主诉】77 岁男性患者，因“间断性胸闷 5 年，加重伴意识丧失、胸痛 1 周”入院。

【**提示**】主动脉瓣狭窄患者症状出现较晚，一旦出现临床症状，预期寿命将明显缩短且伴有高的猝死风险。大部分患者以呼吸困难为首发症状，亦有心绞痛发作、晕厥、头晕、头部冲击不适等多种表现。药物治疗对其作用有限，尤其是重症患者，故药物只能针对心功能的改善、其合并疾病等进行治疗，所有症状性主动脉瓣狭窄患者均应接受瓣膜干预，高危患者可接受介入治疗。

（一）病史采集

【**病史询问思路**】详细询问患者症状、体征及相关病史，重点应关注心力衰竭表现、心源性晕厥、心绞痛症状等。

【**现病史**】患者入院前5年无明显诱因出胸闷、气短，多为劳力状态下发作，活动剧烈时偶伴胸痛，程度不重，就诊于当地医院，行心脏彩超检查提示“主动脉瓣二瓣化伴狭窄并关闭不全”，给予口服药物治疗后症状可有所减轻。5年间患者自觉胸闷、气短症状有所加重，于1周前快步行走时突发意识丧失，伴小便失禁，无抽搐、双目凝视、恶心、呕吐等不适症状，持续10余秒意识转清，并于近1周出现胸痛加重，为胸骨中下段，手掌范围大小，闷胀样疼痛，伴出汗，持续10余分钟可缓解，劳力及静息状态下均有发作，且发作频率增加，于我院就诊收住入院。病程中患者一般状态尚可，饮食、睡眠及大小便正常。

【**既往史**】高血压病病史10余年，血压最高170/100mmHg，口服氨氯地平5mg，1次/日，近1年常感头晕，自测血压偏低；曾罹患脑梗死，遗留左侧肢体感觉障碍；无传染病史记载；无外伤及手术史；无输血史；无药物过敏史。

【**分析**】主动脉瓣二瓣化为常见的主动脉瓣狭窄的原因，因左心室压力负荷过重，引起左心室收缩末容积增加，二尖瓣出现相对狭窄，肺静脉压力过高，肺泡毛细血管充血，引起肺泡内浆液性渗出物增多，导致呼吸困难。由于狭窄的主动脉瓣，收缩期主动脉内血液减少，舒张期冠状动脉灌注减少，心肌氧耗量增加时可出现由于灌注不足引起的心绞痛发作。部分患者合并主动脉瓣关闭不全，主动脉瓣反流引起脉压差增大，头部随着心搏不自主晃动，称为De Musset征，亦可出现头晕、头部冲击感等不适的感觉。

（二）体格检查

【提示】① S_1 通常正常，S_2 成分改变、减弱或消失；②主动脉瓣区可闻及收缩期喷射样杂音，向颈动脉传导，常伴有震颤，为全收缩期，持续时间长；由于主动脉瓣狭窄，心室负荷增加，可导致二尖瓣相对狭窄，在心尖部可闻及舒张期隆隆样杂音。③合并主动脉瓣关闭不全的患者可查及部分周围血管征，如：水冲脉、毛细血管搏动征、大动脉枪击音等。④脉压差增大。

【体格检查结果】慢性病容，自主体位，查体合作。体温 36.7℃，脉搏 87 次 / 分，呼吸 20 次 / 分，血压 116/44mmHg，平卧位颈静脉无充盈，双肺叩诊清音，触诊语颤正常，未闻及干、湿性啰音，心尖搏动于左侧第五肋、左锁中线交点外 3cm 可触及，心界向左明显扩大，心率 87 次 / 分，律齐，S_2 消失，主动脉瓣听诊区及主动脉瓣第二听诊区可闻及收缩期 4/6 级喷射样杂音及舒张期叹息样杂音，为全收缩期，伴震颤，向颈部传导，心尖部可闻及舒张期隆隆样杂音，肝脾肋下未触及，双下肢无明显指凹性水肿。可查及水冲脉、毛细血管搏动征，股动脉可闻及枪击音。

（三）辅助检查

【辅助检查内容及意义】

（1）实验室检查：NT-proBNP 增高。

（2）心电图：常可见左心室肥厚伴劳损的心电图表现，SV_1+RV_5 男性≥ 4.0mV，女性≥ 3.5mV；或 RV_5 ≥ 2.5mV；$PtfV_1$ 阳性；V_5、V_6 导联继发性 ST 压低、T 波倒置。

（3）影像学检查：①胸片可见心影明显增大，部分患者心力衰竭加重期可见肺淤血征象；②超声心动图可见瓣膜畸形（二瓣化畸形或单瓣畸形），三叶瓣可见退行性改变，伴钙化，左心室、左心房扩大，二尖瓣继发性开放受限。③主动脉根部增强 CTA 可全面分析主动脉瓣、瓣环、主动脉窦、窦管交界距离等进行分析。

【辅助检查结果】

（1）NT-proBNP：4160ng/L。

（2）心电图：窦性心律，SV_1+RV_5 4.8mV；RV_5 ≥ 2.5mV；$PtfV_1$ 阳性；V_5、V_6 导联 ST 下斜性压低 0.1mV、T 波倒置。

（3）影像学检查：①胸片可见心影增大；②超声心动图：左心室舒张末内径 71mm，左心房内径 39mm，右心室 23mm，右心房 32mm，室间隔 13mm，左心室后壁 15mm，射血分数 60%，主动脉瓣环 22mm，呈二瓣化，TypeO 型，瓣叶明显增厚、钙化，收缩期开放受限，测量瓣口面积 0.8cm^2，舒张期可见关闭不全。多普勒：主动脉前向血流加速，Vmax=5.7m/s，PGmean=77mmHg，瓣下探及中量反流。

（四）诊断

【本例诊断】

（1）先天性主动脉瓣二瓣化

主动脉瓣重度狭窄并关闭不全（轻度）

心脏扩大

心功能Ⅲ级

（2）高血压病 2 级极高危

（3）陈旧性脑梗死

【诊断分析】患者表现为胸闷、气短，近期加重伴胸痛、晕厥，查体为典型的主动脉瓣双损的表现，超声心动图证实为主动脉瓣二瓣化，重度狭窄伴钙化，合并关闭不全。

【鉴别诊断】主动脉根部病变可引起主动脉瓣关闭不全，血流冲刷引起瓣叶损坏，亦可表现为瓣叶僵硬、开放受限，但其主动脉根部扩大，窦、瓣环内径均明显扩大。

（五）治疗

【提示】药物治疗对其作用有限，心功能不全的患者可给予利尿剂改善呼吸困难症状，可给予抑制心室重构药物治疗，对于关闭不全的患者不推荐使用 β 受体阻滞剂，症状性主动脉瓣狭窄患者心功能改善后均应接受瓣膜干预，高危患者可接受介入治疗。

【治疗】给予利尿剂利尿、减轻心脏负荷，给予 ACEI、醛固酮拮抗剂抑制心室重构；患者高龄，有高的 EUCRO Score 及 STS 评分，瓣环 22mm 伴钙化，病情改善后可行 CTA 检查，解剖条件良好的前提下可考虑行经导管主动脉瓣膜置换术。

【分析】主动脉瓣狭窄患者均应接受主动脉瓣干预，随着人口老龄化，退行性主动脉瓣狭窄发病率逐年增高，除了传统的外科主动脉瓣置换外，经导管主动脉瓣置换（TAVR）为高龄、高危的主动脉瓣狭窄患者带来治疗新的方法，且经过10余年的临床验证及器械改良，适应证已经逐渐向中危患者倾斜，在不久的将来TAVR将挽救更多的患者。

（1）β受体阻滞剂作为抑制心室重构治疗心力衰竭的重要药物，在瓣膜病引起心房、心室重构的治疗中，尤其是主动脉瓣关闭不全，往往不推荐使用，原因是β受体阻断后心率下降导致心室舒张期延长，反流量增加，引起左心室前负荷增加，二尖瓣反流加重，肺静脉压增高而导致肺淤血加重。

（2）TAVR作为SAVR的补充治疗，往往推荐70岁以上、瓣膜钙化较重、有SAVR禁忌证的患者选择。

（3）机械瓣换瓣术后抗凝治疗原则及监测遵循二尖瓣。

【预后】选择恰当的治疗时机对患者进行合理的治疗，一般患者均可获益，且可获得较高的生活质量，早年认为进入心功能Ⅳ级D阶段进行外科手术干预，近年来认为心功能Ⅱ级C或可逆转的Ⅲ级C阶段进行外科手术行心脏瓣膜置换患者可获得较大的获益。

二、疾病知识拓展

（一）主动脉瓣狭窄

（1）先天性主动脉瓣二叶瓣畸形：群体中约1%的个体出生时呈二叶瓣畸形，男性多于女性。出生时多无交界处融合和狭窄。由于瓣叶结构的异常，即使正常的血流动力学也可引起瓣膜增厚、钙化、僵硬及瓣口狭窄，约1/3发生狭窄。成年期形成椭圆或窄缝形狭窄瓣口，为成人孤立性主动脉瓣狭窄的常见原因。主动脉瓣二叶瓣畸形易并发感染性心内膜炎，而主动脉瓣的感染性心内膜炎中，最多见的基础心脏病为二叶瓣畸形。

（2）成人主动脉瓣口面积3～4cm^2。当瓣口面积减少至正常1/3时，心理动力学改变仍不明显。瓣口面积≤1.0cm^{2}时，左心室－主动脉之间压力阶差明显升高，左心室壁向心性肥厚，顺应性降低，左心室舒张末压进行性升高，使左心房的后负荷增加，左心房代偿性肥厚。肥厚的左心房在舒张末期的强有力收缩有利于僵硬左心室的充盈，使左心室舒张末容量增加，达到左心室有效收缩时所需水平，以维持心搏量正常。左心房的有力收缩也使肺静脉和肺毛细血管免于持续的血管内压力升高。左心室舒张末容量直至失代偿的病程晚期才增加。最终由于室壁应力增高、心肌缺血和纤维化等导致左心室功能衰竭。

（3）杂音：在第一心音稍后或紧随喷射音开始，止于第二心音前，为吹风样、粗糙、递增－递减型，在胸骨右缘第2或左缘第3肋间最响，主要向颈动脉，也可向胸骨左下缘传导，常伴震颤。老年人钙化性主动脉瓣狭窄者，杂音在心底部，粗糙，高调成分可传导至心尖区，呈乐音性，为钙化的瓣叶振动所引起。狭窄越重，杂音越长。左心室衰竭或心排出量减少时，杂音消失或减弱。杂音强度随每搏间的心搏量不同而改变，长舒张期之后，如期前收缩后的长代偿间期之后或心房颤动的长心动周期时，心搏量增加，杂音增强。

（4）手术指征：无症状的轻、中度狭窄患者无手术指征。重度狭窄（瓣口面积＜ $0.75cm^2$ 或平均跨瓣压差＞ 50mmHg）伴心绞痛、晕厥或心力衰竭症状为手术的主要指征。无症状的重度狭窄患者，如伴有进行性心脏增大和（或）明显左心室功能不全，也应考虑手术。严重左心室功能不全、高龄、合并主动脉瓣关闭不全或冠心病，增加手术和术后晚期死亡风险，但不是手术禁忌证。手术死亡率≤ 5%。有冠心病者，需同时作冠状动脉旁路移植术。术后的远期预后优于二尖瓣疾病和主动脉关闭不全的换瓣患者。儿童和青少年的非钙化性先天性主动脉瓣严重狭窄，甚至包括无症状者，可在直视下行瓣膜交界处分离术。

（5）经导管主动脉瓣置换术（TAVR）：自2002年首例患者接受TAVR获益后，全球现有6万人从TAVR中获益。对于高龄钙化性主动脉瓣狭窄患者，TAVR为无法耐受外科主动脉瓣置换的患者带来了福音，提高了生活质量。目前可从经股动脉途径、经心尖途径、经升主动脉途径、经锁骨下动脉途径、经颈内动脉途径完成该手术。随着输送系统的不断改良及瓣膜的不断更新，使得成功率极大提高，并发症及死亡率大大降低。为老年退行性主动脉瓣病变患者治疗的新方法。

（二）主动脉瓣关闭不全

【病因和病理】由主动脉瓣膜本身病变、主动脉根部疾病所致。分为急性、慢性2种。

1. 急性主动脉瓣关闭不全

①感染性心内膜炎致主动脉瓣膜穿孔或瓣周脓肿；②胸部创伤致升主动脉根

部、瓣叶支持结构和瓣叶破损或瓣叶急性脱垂；③主动脉夹层血肿使主动脉瓣环扩大，瓣环或瓣叶被夹层血肿撕裂，通常发生于 Marfan’s 综合征、特发性升主动脉扩张、高血压或妊娠；④人工瓣撕裂。

2. 慢性主动脉瓣关闭不全

（1）主动脉瓣本身疾病：包括①风湿性心脏病：约 2/3 的主动脉瓣关闭不全为风湿性心脏病所致。由于瓣叶纤维化、增厚和缩短，影响舒张期瓣叶边缘对合。风心病时单纯主动脉关闭不全少见，常因瓣膜交界处融合伴不同程度狭窄，常合并二尖瓣损害。②老年退行性主动脉瓣病变：老年退行性主动脉瓣狭窄中合并关闭不全的占 75%，且占到中国退行性心脏瓣膜病较大的比例。③先天性畸形：二叶主动脉瓣占临床单纯性主动脉瓣关闭不全的 1/4。由于一叶边缘有缺口或大而冗长的一叶脱垂入左心室，在儿童期出现关闭不全，成人期多由于进行性瓣叶纤维化挛缩或继发于感染性心内膜炎，引起关闭不全。室间隔缺损时由于无冠瓣失去支持可引起主动脉瓣关闭不全，约占室缺的 15%。④主动脉瓣黏液样变性：致瓣叶舒张期脱垂入左心室。偶尔合并主动脉根部中层囊性坏死，可能为先天性原因。⑤感染性心内膜炎：感染性赘生物致瓣叶破损或穿孔，瓣叶因支持结构受损而脱垂或赘生物介于瓣叶间妨碍其闭合而引起关闭不全。即使感染已被控制，瓣叶纤维化和挛缩可继续。视损害进展的快慢不同，可表现为急性、亚急性或慢性关闭不全，为单纯性主动脉瓣关闭不全的常见病因。

（2）主动脉根部扩张：引起瓣环扩大，瓣叶舒张期不能对合，为相对关闭不全。包括①梅毒性主动脉炎：主动脉炎致主动脉根部扩张，30% 发生主动脉瓣关闭不全。② Marfan’s 综合征：为遗传性结缔组织病，通常累及骨、关节、眼、心脏和血管。典型患者表现为四肢细长，韧带和关节过伸，晶体脱位和升主动脉呈梭形瘤样扩张。后者由于中层囊性坏死所致，即中层弹力纤维变性或缺如，由黏液样物质呈囊性沉着，常伴二尖瓣脱垂，只有升主动脉瘤样扩张而无此综合征的其他表现，称为此综合征的顿挫型。③其他病因：强直性脊柱炎、特发性升主动脉扩张、严重高血压和（或）动脉粥样硬化导致升主动脉瘤。

【病理生理】

1. 急性主动脉瓣关闭不全

舒张期血流从主动脉反流入左心室，左心室同时接纳左心房的血流，左心室容量负荷急剧增加。左心室的急性代偿性扩张以适应容量过度负荷的能力有限，左心室舒张压急剧上升，导致左心房压增高和肺淤血。舒张早期左心室压很快上升，超过左心房压，二尖瓣可能在舒张期提前关闭，有助于防止左心房压过度升高和肺水肿发生。由于急性者左心室舒张末容量仅能有限增加，即使左心室收缩功能正常或增加，并常有代偿性心动过速，心排出量仍减少。

2. 慢性主动脉瓣关闭不全

左心室对慢性容量负荷过度的代偿反应为左心室舒张末容量增加，使总的左心室心搏量增加。左心室扩张，不至于因容量负荷过度而明显增加左心室舒张末压。心室容量大大增加使左心室壁厚度与心腔半径的比例不变，室壁应力维持正常。另一有利代偿机制为运动时外周阻力降低和心率增快伴舒张期缩短，使反流减轻。以上诸因素使左心室能较长期维持正常心排出量和肺静脉压无明显升高。失代偿的晚期心室收缩功能降低，直至发生左侧心力衰竭。左心室心肌重量增加使心肌氧耗增多，主动脉舒张压低使冠状动脉血流减少，二者引起心肌缺血，促使左心室心肌功能恶化。

【临床表现】

1. 症状

①急性：轻者可无症状，重者出现急性左侧心力衰竭和低血压。②慢性：可多年无症状，甚至可耐受运动。最先的主诉为与心搏量增多有关的心悸、心前区不适、头部强烈搏动感等症状。晚期始出现左心室衰竭表现。心绞痛较主动脉瓣狭窄时少见。常有体位性头昏，晕厥罕见。

2. 体征

（1）急性：收缩压、舒张压和脉压正常或舒张压稍低，脉压稍增大，无明显周围血管征，心尖搏动正常，常见心动过速。二尖瓣舒张期提前部分关闭，致第一心音减低，肺动脉瓣第二心音成分增强，第三心音常见。主动脉瓣舒张期杂音较慢性者短和调低，是由于左心室舒张压上升使主动脉与左心室间压差很快下降所致。如出现Austin-Flint 杂音，多为心尖区舒张中期杂音。

（2）慢性：①血管：收缩压升高，舒张压降低，脉压增大。周围血管征常见，包括随心脏搏动的点头征（De Mtasset 征）、颈动脉和桡动脉可扪及水冲脉、股动脉枪击音（Traube 征）、听诊器轻压股动脉可闻及双期杂音（Duroziez 征）和毛细血管搏动征等。主动脉根部扩大者，在右侧胸骨旁第 2、3 肋间可扪及收缩期搏动。②心尖搏动：向左下移位，呈心尖抬举性搏动。③心音：第一心音减弱，由于收缩期前二尖瓣部分关闭引起。主动脉瓣第二心音成分减弱或缺如，但梅毒性主动脉炎时常亢进。心底部可闻及收缩期喷射音，与左心室心搏量增多突然扩张已扩大的主动脉有关。由于舒张早期左心室快速充盈增加，心尖区常有第三心音。④心脏杂音：主动脉关闭不全的杂音为与第二心音同时开始的高调叹气样递减型舒张早期杂音，坐位并前倾和深呼气时易听到。

【实验室和其他检查】

1. 胸部 X 线片

（1）急性：心脏大小正常。除原有主动脉根部扩大或由主动脉夹层外，无主动脉扩大。常有肺淤血或肺水肿征。

（2）慢性：左心室增大，可有左心房增大。即使为主动脉瓣膜的病变造成的关闭不全，由于左心室心搏量增加，升主动脉继发性扩张仍比主动脉狭窄时明显，并可累及整个主动脉弓。严重的瘤样扩张提示为 Marfan’s 综合征或中层囊性坏死。左侧心力衰竭时有肺淤血征。

2. 心电图

急性者常见窦性心动过速和非特异性 ST–T 改变。慢性者常见左心室肥厚劳损。

3. 超声心动图

M 型超声显示舒张期二尖瓣前叶或室间隔纤细扑动，为主动脉瓣关闭不全的可靠诊断征象，但敏感性低（43%）。急性者可见二尖瓣提前关闭，主动脉瓣舒张期纤细扑动为瓣叶破裂的特征。脉冲式多普勒和彩色多普勒血流显像在主动脉瓣的心室侧可探及全舒张期反流束，为最敏感的确定主动脉瓣反流方法，并可通过计算反流血量与搏出血量的比例。二维超声可显示瓣膜和主动脉根部的形态改变，有助于确定病因。经食管超声有利于主动脉夹层和感染性心内膜炎的诊断。

定量诊断标准为：轻度是指射流宽度＜ LVOT 的 25%、每搏反流量＜ 30ml，反流分数＜ 30%；中度是指射流宽度为 LVOT 的 25% ～ 65%、每搏反流量 30 ～ 59ml，反流分数 30% ～ 49%；重度是指射流宽度＞ LVOT 的 65%、每搏反流量＞ 60ml，反流分数＞ 50%

【诊断和鉴别诊断】典型主动脉瓣关闭不全的舒张期杂音伴周围血管征，可诊断为主动脉瓣关闭不全。急性重度反流者早期出现左心室衰竭，胸部 X 线片显示心影正常而肺淤血明显。慢性如合并主动脉瓣或二尖瓣狭窄，支持风湿性心脏病诊断。超声心动图可助确诊。主动脉瓣舒张早期杂音于胸骨左缘明显时，应与 Graham Steell 杂音鉴别。后者见于严重肺动脉高压伴肺动脉扩张所致相对性肺动脉瓣关闭不全，常有肺动脉高压体征，如胸骨左缘抬举样搏动、第二心音肺动脉瓣成分增强等。

【并发症】感染性心内膜炎较常见；可发生室性心律失常但心脏性猝死少见；心力衰竭在急性者出现早，慢性者于晚期始出现。

【治疗】

1. 急性主动脉瓣关闭不全

外科人工瓣膜置换术或主动脉瓣修复术为根本治疗措施。内科治疗一般仅为术前准备过渡措施，目的在于降低肺静脉压，增加心排出量，稳定血流动力学，应尽量在 Swan-Granz 导管床旁血流动力学监测下进行。静脉应用硝普钠对降低前后负荷、改善肺淤血、减少反流量和增加排血量有益。也可酌情静脉使用利尿剂和正性肌力药物。血流动力学不稳定者，应尽快手术治疗，可使用机械辅助装置改善血流动力。主动脉夹层即使伴轻或中度反流，也需紧急手术。活动性感染性心内膜炎患者，争取在完成 7 ～ 10 天强有力抗生素治疗后手术。创伤性或人工瓣膜功能障碍者，根据病情采取紧急或择期手术。个别患者，药物可完全控制病情，心功能代偿良好，手术可延缓。但真菌性心内膜炎所致者，无论反流轻重，均需早日手术。

2. 慢性主动脉瓣关闭不全

（1）内科治疗：无症状且左心室功能正常的患者不需要内科治疗，需定期随访。预防风湿热及感染性心内膜炎，无症状的轻或中度反流者，应限制重体力活动，并每 1 ～ 2 年随访 1 次，应包括超声心动图检查。在有严重主动脉瓣关闭不全和左心室扩张者，即使无症状，可使用血管紧张素转换酶抑制剂，以延长无症状和心功能正常时期，推迟手术时间。

（2）外科治疗：人工瓣膜置换术为严重主动脉瓣关闭不全的主要治疗方法，应在不可逆的左心室功能不全发生之前进行，而又不过早冒手术风险。无症状（呼吸困难或心绞痛）和左心室功能正常的严重反流患者不需手术，但需密切随访。

（3）介入治疗：绝大多数经导管主动脉瓣置换对于中 - 重度主动脉瓣关闭不全是禁忌的，目前仅经心尖途径植入 J-valve 可治疗中 - 重度主动脉瓣关闭不全，对于高 Euro-SCORE 及高 STS 评分的患者可考虑该方法。

【预后】急性重度主动脉瓣关闭不全如不及时手术治疗，常死于左心室衰竭。慢性者无症状期长。重度者经确诊后内科治疗 5 年存活率为 75%，10 年存活率 50%。症状出现后，病情迅速恶化，心绞痛者 5 年内死亡 50%，严重左心室衰竭者 2 年内死亡 50%。

三、基层医师工作要点

直通张钲更新内容

（1）识别、正确认识主动脉瓣狭窄，早起给予合理的诊断及评估。

（2）症状性主动脉瓣狭窄的根本治疗方法为 SAVR 或 TAVR，药物不应作为重点治疗。

（3）70 岁以上患者可考虑行 TAVR。

（徐吉喆　张钲）

第十章 感染性心内膜炎

一、案例分析

【主诉】患者女性，42 岁，主因“反复发热 1 月余”入院。

【提示】发热是感染性心内膜炎最常见的临床表现，如果出现不明原因的长期发热，特别是伴有全身表现如寒战、食欲减退和消瘦等，要考虑到感染性心内膜炎的可能。对于存在心脏内人工材料（如人工瓣膜、起搏器、埋藏式除颤器、外科修补片或导管等）、既往感染性心内膜炎病史、瓣膜性或先天性心脏病史、近期曾进行导致菌血症操作以及免疫抑制状态或静脉药瘾者等高危人群，出现发热时应注意进行感染性心内膜炎的筛查。

（一）病史采集

【问诊要点】应注意询问有无基础心脏病，如先天性心脏病，心脏瓣膜病等。在病史询问还应询问有无脏内人工材料植入术、近期有无导致菌血症的操作以及是否为高危人群，本次感染病程中应用抗生素种类及使用时限，以便于经验治疗时抗生素的药物选择。

【现病史】患者 1 个月前出现畏寒发热，体温最高可达 39.5℃，当地医院诊断为“上呼吸道感染”予“头孢呋辛酯”抗感染治疗后有所缓解，之后反复出现发热，于外院间断应用抗感治疗，先后静脉应用先锋Ⅵ、头孢西丁，左氧氟沙星治疗，体温仍持续波动，最高温度 38.5℃，无明显午后低热，无盗汗。外院检查提示血白细胞：9.8 ～ 11.5 × 10^9/L，中性粒细胞：72.2% ～ 85%，HGB：80 ～ 90g/L。胸部 X 线片示双肺纹理增粗。超声心电图示中度主动脉关闭不全，病程中稍有咳嗽，少痰，呈白色泡沫样，有时感乏力，食欲缺乏。无腹泻流涕，无胸痛腹痛，两便正常。既往有心脏杂音史，具体不详，否认高血压、糖尿病及传染性疾病史，否认食物及药物过敏史，无外伤及手术史。无吸烟饮酒史。

【既往史】既往体健，否认传染性疾病史，无烟酒不良嗜好。

【个人史及家族史】生于原籍，育有 1 女，体健。父母均健在。

（二）体格检查

【提示】体格检查既要注意了解患者的一般情况，更需注重心血管系统专科检查及皮肤黏膜表现，发现有无心脏杂音，有无 Osler 结节、Roth 氏斑等表现，对于新出现的心脏杂音或者原有杂音性质出现变化者要考虑到该病的可能。

【体格检查结果】体温 38.1 ℃，脉搏 115 次 / 分，呼吸 30 次 / 分，血压 110/70mmHg，神清合作，贫血貌，口唇不发绀，巩膜无黄染，颈静脉无充盈，气管居中，甲状腺不大；两肺呼吸音粗，未闻及干、湿性啰音，心界不大，心律齐，心率 115 次 / 分，主动脉听诊区闻及中度舒张期杂音；腹软，无压痛，肝脏未及，脾脏肋下可及，质软，无触痛，颈静脉反流征（－），移动浊音（－），双下肢无水肿，左下肢见出血样丘疹，病理征未引出。

（三）辅助检查

【辅助检查内容及意义】

1. 实验室检查

①血、尿常规：常可见白细胞增多，可出现轻度贫血或者血小板计数异常等，尿常规常可见尿蛋白。

②血生化：应包括肝肾功能及电解质，可以表现为异常。

③凝血功能：出现肝功能异常及血小板减少时，可以表现凝血功能异常。

④血培养：血培养是目前诊断 IE 的重要检查，也是进行药敏试验的基础。应于抗生素治疗开始前在严格遵循无菌操作的条件下。

2. 心电图

可出现窦性心动过速，一般不伴有 ST-T 改变。

经胸超声心动图（transthoracic echocardiography，TTE）及经食道超声心动图（transesophageal echocardiography，TEE）对 IE 赘生物及其他并发症的诊断具有十分重要的作用，对 IE 诊断的敏感性分别约为 40% ～ 63% 和 90% ～ 100%，主要诊断依据为赘生物、脓肿及新出现的人工瓣瓣周漏。应首先进行 TTE 检查，如未发现或可疑时，在进行 TEE。

病理学：大体所见常形成赘生物，大小各异，真菌感染的赘生物较大。赘生物形状不规则或呈颗粒状，瓣膜可出现增厚、变形、瓣叶溃疡或穿孔等改变。组织学观察中新形成的赘生物包括血小板和纤维素形成的血栓，含有中性粒细胞、少量的其他白细胞。随病程延长赘生物往往不同程度的机化或钙化。瓣膜的改变取决于基础病变及感染时间的长短、病原体毒力的强弱及并发症。

【辅助检查结果】该患者入院后检查血常规 WBC：1.2×10^9/ml，中性粒细胞 87%，HBG：95g/L，PLT：90×10^9/ml。血生化中肝肾功能及电解质均正常范围，凝血功能正常。心电图：窦性心动过速（112 次 / 分），未见 ST–T 改变。心脏超声心动图提示：先天性心脏病，二叶式主动脉瓣，中 – 重度度主动脉瓣关闭不全，主动脉瓣可见 9mm × 5mm 赘生物，左心室舒张末期内径 52mm，射血分数 62%。血培养结果提示：草绿色链球菌。

（四）诊断

【感染性心内膜炎的诊断】感染性心内膜炎（IE）临床表现复杂多样，差异很大。早期诊断较为困难。最常见表现是发热，多伴寒战、食欲减退和消瘦等，其次为心脏杂音，其他表现包括血管和免疫学异常，脑、肺或脾栓塞等，临床存在以下表现者要考虑 IE（表 10–1–1）。

表 10–1–1　IE 的临床表现

（1）新出现的反流性心脏杂音
（2）不明来源的栓塞
（3）不明原因的脓毒症（特别是可导致 IE 的病原体）
（4）发热（高龄、抗生素治疗后、免疫抑制状态、病原体毒力弱或不典型可无发热）
发热伴以下表现应考虑 IE：
①心脏内人工材料（如人工瓣膜、起搏器、置入式除颤器、外科修补片或导管等）
② IE 病史
③瓣膜性或先天性心脏病史
④其他 IE 易感因素（如免疫抑制状态或静脉药瘾者等）
⑤高危患者近期曾进行导致菌血症的操作
⑥充血性心力衰竭证据
⑦新出现的传导障碍
⑧典型 IE 病原体血培养阳性或慢性 Q 热血清学检验阳性（微生物学表现可早于心脏表现）

续表

⑨血管或免疫学表现：栓塞、Roth 氏斑、线状出血、Janeway 损害或 Osler 结节
⑩局部或非特异性神经学症状和体征
⑪肺栓塞 / 浸润证据（右心 IE）
⑫不明原因的外周脓肿（肾、脾、脑或脊柱）

【IE 诊断标准】推荐使用改良的 Duke 诊断标准。确诊 IE 需满足下列 3 条之一：①符合 2 条主要标准；②符合 1 条主要标准和 3 条次要标准；③符合 5 条次要标准。疑诊 IE 需有下列两条之一：①符合 1 条主要标准和 1 条次要标准；②符合 3 条次要标准。

1. IE 改良的 Duke 诊断标准 – 主要标准

（1）血培养阳性：

① 2 次独立血培养检测出 IE 典型致病微生物：草绿色链球菌、牛链球菌、HACEK 族、金黄色葡萄球菌、无原发灶的社区获得性肠球菌。

②持续血培养阳性时检测出 IE 致病微生物：A. 间隔 12h 以上取样时，至少 2 次血培养阳性；B. 首末次取样时间间隔至少 1h，至少 4 次独立培养中大多数为阳性或全部 3 次培养均为阳性。

③单次血培养伯纳特立克次体阳性或逆相Ⅰ IgG 抗体滴度＞ 1 ∶ 800。

（2）心内膜感染证据：

①心脏超声表现：赘生物、脓肿或新出现的人工瓣膜开裂。

②新出现的瓣膜反流。

2. IE 改良的 Duke 诊断标准 – 次要标准

（1）易发因素：易于患病的心脏状况、静脉药瘾者。

（2）发热：体温＞ 38℃。

（3）血管表现：重要动脉栓塞、脓毒性肺梗死、霉菌性动脉瘤、颅内出血、结膜出血或 Janeway 损害。

（4）免疫学表现：肾小球肾炎、Osler 结节、Roth 氏斑或类风湿因子阳性。

（5）微生物学证据：血培养阳性但不符合主要标准或缺乏 IE 病原体感染的血清学证据。

【本例诊断】感染性心内膜炎

【分析】血培养结果提示草绿色链球菌；心脏超声心动图提示：先天性心脏病、二叶式主动脉瓣、中－重度度主动脉瓣关闭不全，并可见主动脉瓣赘生物，符合两项主要诊断标准，因此确诊为。

（五）治疗

【提示】IE 治愈的关键在于清除赘生物中的病原微生物。抗感染治疗基本原则是：①应用杀菌剂；②联合应用两种具有协同作用的抗菌药物；③大剂量，需高于一般常用量，使感染部位达到有效浓度；④静脉给药；⑤长疗程，一般为 4 ～ 6 周，人工瓣膜心内膜炎（PVE）需 6 ～ 8 周或更长，以降低复发率。抗菌药物应根据 PK/PD 原理给药。

对于疑似 IE、病情较重且不稳定的患者，在血培养获得阳性结果之前按照经验治疗方案处理，治疗应覆盖 IE 最常见的病原体，应根据感染严重程度，受累心瓣膜的类型、有无少见或耐药菌感染危险因素等制订。经验治疗推荐的治疗方案见表 10–1–2。

表 10–1–2　感染性心内膜炎的经验治疗（等待血培养结果）

抗生素	剂量 / 给药途径	评注
（1）NVE，轻症患者		
	2g，q4h 静脉滴注	如病情稳定，等待血培养结果。
	3g，q6h 静脉滴注	对肠球菌属微生物的抗菌活性优于青霉素。
阿莫西林 a/ 氨苄西林 / 青霉素 + 庆大霉素 a	1200 ～ 1800 万 U/d，分 4 ～ 6 次，静脉滴注	如青霉素过敏，可选用头孢曲松 2.0g，qd，静脉滴注。
	1mg/kg ABW，静脉滴注	在获知培养结果前，庆大霉素的作用存在争论。
（2）NVE，严重脓毒症（无肠杆菌科细菌、铜绿假单胞菌属感染危险因素）		
万古霉素 a+ 庆大霉素 a	15 ～ 20mg/kg，q8 ～ 12h	需覆盖葡萄球菌属（包括甲氧西林耐药菌株）。如万古霉素过敏，改用达托霉素 6mg/kg，q12h，iv
	1mg/kg IBW，q12h	如担心肾毒性 / 急性肾损伤，改为环丙沙星

续表

抗生素	剂量 / 给药途径	评注
（3）NVE，严重脓毒症，并有多重耐药肠杆菌科细菌、铜绿假单胞菌感染危险因素		
万古霉素 a+ 美罗培南 a	15 ～ 20mg/kg，q8 ～ 12h 1g，q8h	需覆盖葡萄球菌属（包括甲氧西林耐药菌株）、链球菌属、肠球菌属、HACEK、肠杆菌科细菌和铜绿假单胞菌
（4）PVE，等待血培养结果或血培养阴性		
万古霉素 a+ 庆大霉素 a+ 利福平 a	1g，q12h，iv 1mg/kg，q12h，iv 300 ～ 600mg，q12h，po/iv	在严重肾损伤患者中使用小剂量利福平

注：NVE= 自体瓣膜心内膜炎；PVE= 人工瓣膜性心内膜炎；ABW= 实际体重；IBW= 理想体重；IV= 静脉用药；PO= 口服；q4h= 每隔 4 小时；q8h= 每隔 8 小时；q12h= 每隔 12 小时。a：根据肾功能调整剂量

【本例治疗方案】该患者在采集血培养三次后静脉应用了青霉素 560 万单位 q6h。由于患者血培养结果为草绿色链球菌，经治疗后体温正常，无须调整方案。

二、疾病知识拓展

（一）感染性心内膜炎药物治疗方案

感染性心内膜炎（infective endocarditis，IE）发生是一个复杂的过程，包括受损的心瓣膜内膜上可形成非细菌性血栓性心内膜炎；瓣膜内皮损伤处聚集的血小板形成赘生物；菌血症时血液中的细菌黏附于赘生物并在其中繁殖；病原菌与瓣膜基质分子蛋白及血小板相互作用等。随着我国人口的老龄化，人工心瓣膜置换术、植入器械术，以及各种血管内检查操作的增加，IE 呈显著增长趋势。

1. 葡萄球菌心内膜炎治疗方案

指南推荐对于血培养后应根据细菌的种类及药敏结果调整治疗方案，葡萄球菌心内膜炎推荐治疗方案见表 10-1-3。

表 10-1-3 葡萄球菌心内膜炎的治疗

	甲氧西林敏感				甲氧西林耐药						
					万古霉素敏感（MIC ≤ 2mg/L），利福平敏感或青霉素过敏			万古霉素耐药（MIC > 2mg/L）、达托霉素敏感（MIC ≤ 1mg/L）或不能耐受万古霉素者			
NVE	氟氯西林	2g，q4～6h，iv	4周	如果体重 > 85kg，采用q4h方案	万古霉素	1g，iv，q12h	根据肾功能调整剂量，并且维持谷浓度15～20mg/L。	达托霉素	6mg/kg，q24h，iv	4周	每周监测磷酸肌酸激酶。根据肾功能调整剂量。
					+利福平	300～600mg，q12h，po	如果肌酐清除率< 30ml/min，采用小剂量利福平。	+利福平	300～600mg，q12h，po	4周	如果肌酐率< 30ml/min，采用小剂量利福平。
								或庆大霉素	1mg/kg，iv，q12h	4周	

续表

	甲氧西林敏感				甲氧西林耐药							
	利福平敏感				万古霉素敏感（MIC ≤ 2mg/L）或青霉素过敏				万古霉素耐药（MIC > 2mg/L）、达托霉素敏感（MIC ≤ 1mg/L）葡萄球菌或不能耐受万古霉素者			
PVE	氟氯西林 +	2g，4 ~ 6h，iv	6周	如果体重 > 85kg，采用q4h方案。	万古霉素 +	1g，iv，q12h	6周	根据肾功能调整剂量并且维持谷浓度15 ~ 20 mg/L	达托霉素 +	6mg/kg，q24h，iv	6周	如果肌酐清除率 < 30 ml/min，延长达托霉素给药间隔至每48h。
PVE	利福平和	300 ~ 600 mg，q12h，po	6周	如果肌酐清除率< 30ml/min，采用小剂量利福平。	利福平	300 ~ 600mg，q12h，po	6周	如果肌酐清除率< 30ml/min，采用小剂量利福平	利福平 +	300 ~ 600mg，q12h，po	6周	如果肌酐清除率 < 30 ml/min，采用小剂量利福平。
PVE	庆大霉素	1mg/kg，iv，q12h	6周		庆大霉素	1mg/kg，q12h，iv	≥ 2周	如果无毒性症状或体征，继续完整疗程	庆大霉素	1mg/kg，q12h，iv	≥ 2周	如无毒性的症状或体征，继续完整疗程

注：NVE：自体瓣膜心内膜炎；PVE：人工瓣膜性心内膜炎；IV：静脉用药；PO：口服；q12h：每隔12小时；q24h：每隔24小时。

2. 草绿色链球菌心内膜炎治疗方案

草绿色链球菌心内膜炎治疗方案见表 10–1–4，青霉素对草绿色链球菌最低抑菌浓度（MIC）≤ 0.125mg/L 者为敏感株，MIC ＞ 0.125mg/L 而≤ 0.5mg/L 者系相对耐药株，MIC ＞ 0.5mg/L 为耐药株。

表 10–1–4　链球菌心内膜炎的治疗

方案	抗生素	剂量 / 给药途径	疗程（周）	评注
（1）敏感菌株				
①	青霉素单药治疗	1.2g，q4h，iv	4 ～ 6	首选窄谱治疗方案，尤其是有艰难梭菌感染风险或肾毒性高风险的患者。
②	头孢曲松单药治疗	2g，qd，iv/im	4 ～ 6	有艰难梭菌感染风险的患者，不建议使用；适用于门诊治疗。
③	青霉素 a 庆大霉素	1.2g，q4h，iv 1mg/kg，q12h，iv	2 2	PVE、有心外感染病灶、有手术指征、肾毒性高风险，或有艰难梭菌感染风险的患者，不建议使用。
④	头孢曲松＋ 庆大霉素	2g，qd，iv/im 1mg/kg，q12h，iv	2 2	PVE、有心外感染病灶、有手术指征、肾毒性高风险，或有艰难梭菌感染风险的患者，不建议使用。
（2）相对敏感菌株				
⑤	青霉素 a+ 庆大霉素	2.4g，q4h，iv 1mg/kg，q12h，iv	4 ～ 6 2	首选治疗方案，尤其是有艰难梭菌感染风险的患者。
（3）营养不足和苛养颗粒链菌的治疗（营养变异链球菌）				
⑥	青霉素 a＋ 庆大霉素	2.4g，q4h，iv 1mg/kg，q12h，iv	4 ～ 6 4 ～ 6	首选治疗方案，尤其是有艰难梭菌感染风险的患者。
（4）耐药菌株				
青霉素过敏患者				
⑦	万古霉素＋ 庆大霉素	1g，q12h，iv 1mg/kg，q12h，iv	4 ～ 6 ≥ 2	根据当地指南给药。
⑧	替考拉宁＋ 庆大霉素	10mg/kg，q12h×3剂，继以 10mg/kg，qd，iv 1mg/kg，iv，q12h	4 ～ 6 ≥ 2	肾毒性高危患者首选。

注：PVE：人工瓣膜性心内膜炎；im：肌内注射；iv：静脉滴注；q4h：每 4 小时；q12h：每 12 小时；所有药物剂量根据肾损伤调整；应该监测庆大霉素，万古霉素和替考拉宁血药浓度。a：阿莫西林 2g 每 4 ～ 6h 给药一次可以用于替代青霉素 1.2 ～ 2.4g 每 4h 给药一次。b：请参见肠球菌治疗指南。

（二）感染性心内膜炎的外科手术

大约一半的 IE 患者由于存在严重并发症需接受手术治疗。早期手术指征是心力衰竭、感染无法控制以及预防栓塞事件（见表 10–1–5）。

表 10–1–5　左心瓣膜心内膜炎的手术适应证与时机

外科推荐适应证	手术时机	推荐级别	证据水平
A– 心力衰竭			
①瓣膜急性反流或梗阻导致顽固性肺水肿或心源性休克	急诊	Ⅰ	B
②瘘入心腔或心包导致顽固性肺水肿或休克	急诊	Ⅰ	B
③瓣膜急性重度反流或梗阻，持续心力衰竭或心脏超声血流动力学恶化	急诊	Ⅰ	B
④瓣膜重度反流，无心力衰竭	择期	Ⅱ a	B
B– 不易控制的感染			
①局灶性不易控制的感染（脓肿、假性动脉瘤、瘘管、赘生物增大）	亚急诊	Ⅰ	B
②持续发热或血培养阳性＞ 7 ～ 10 日	亚急诊	Ⅰ	B
③真菌或多重耐药菌感染	亚急诊 / 择期	Ⅰ	B
C– 预防栓塞			
①抗感染治疗后赘生物仍增大，一次或以上栓塞事件	亚急诊	Ⅰ	B
②赘生物＞ 10mm 伴其他高危因素	亚急诊	Ⅰ	C
③孤立性大赘生物＞ 15mm	亚急诊	Ⅱ b	C

注：a. 急诊手术：指 24h 之内的外科手术。亚急诊手术：指数天之内的外科手术。b. 择期手术：指至少 1 ～ 2 周抗生素治疗后的外科手术。

（三）感染性心内膜炎的并发症及处理

（1）神经系统并发症和抗栓治疗：约 20% ～ 40% 可发生神经系统并发症，金黄色葡萄球菌性 IE 易出现。大部分由赘生物脱落所致。此类并发症临床表现多样，包括缺血或出血性脑卒中，短暂性脑缺血发作（TIA），无症状性脑栓塞，感染性动脉瘤，脑脓肿，脑膜炎，中毒性脑病及癫痫。

对于无症状性脑栓塞或 TIA 术后病情恶化者少见，存在手术指征时应及时手术治疗。未昏迷患者排除脑出血后，心力衰竭、脓肿、不能控制的感染以及持续高栓塞风险均是手术指征。发生脑出血，预后极差，1 个月后方可考虑心脏手术。颅内动脉瘤若有增大或破裂迹象，应考虑外科手术或血管内介入治疗。

IE 急性期不推荐立即开始抗栓治疗。主要器官发生出血时，应中断抗血小板治疗；脑卒中患者排除颅内出血后，在严密监测活化部分凝血活酶时间（APTT）下，可连续 2 周使用低分子肝素替代口服抗凝药；对颅内出血患者和人工瓣膜 IE 患者，在严密监测 APTT 下可考虑应用低分子肝素。

（2）感染性动脉瘤（IAs）：好发于动脉分叉处，破裂者预后极差。链球菌及金黄色葡萄球菌分别占颅内动脉动脉瘤致病菌的 50% 及 10%。IE 患者体格检查时若发现质软且有搏动感的肿块常提示动脉瘤。CT 及核磁血管成像技术对 IAs 诊断均具有较高的特异性及敏感性，但血管造影仍是诊断的“金标准”。

抗感染治疗对破裂的动脉瘤亦同时有治疗效果。当巨大动脉瘤、动脉瘤增大或破裂时，可考虑外科手术或内科介入治疗。

（3）性肾衰竭：发生率约 30%，急性肾衰竭常常可逆，部分患者需要透析治疗。

（4）风湿性并发症：常见肌肉骨骼症状如关节痛、肌痛及后背痛，有时还可能是 IE 的首发症状。确认脊柱炎的患者应延长抗生素使用时间。

（5）脾脓肿：左心 IE 脾梗死发生率约 40%，但仅 5% 脾梗死患者会进展为脾脓肿。腹部 CT 及 MRI 是诊断脾脓肿的最佳手段，其敏感性及特异性可达 90% ～ 95%。抗生素治疗效果不佳的巨大脾脓肿或脓肿破裂，可考虑脾切除。外科手术风险较高者，可考虑经皮脓肿引流术替代治疗。

（6）心肌心包炎：心肌是否受累最佳评价标准是进行经胸心脏超声检查。心包炎常与金黄色葡萄球菌感染所致的脓肿、心肌炎或菌血症相关。

（四）入院后评估及出院后的转归随访

IE 院内死亡率在 9.6% ～ 26%，影响预后的因素主要为：患者的临床基础状态，是否存在并发症，以及感染的微生物种类。高度考虑 IE 者，应停用抗生素后行血培养。血培养是诊断 IE 的重要方法，也是药敏试验的基础。血样本应在抗生素治疗开始前在严格无菌操作下采集。患者瓣膜或栓子的病理学检查是诊断 IE 的“金标准”，还可指导药物治疗。出院后转归与是否出现晚期并发症有关，主要并发症包括感染再发、心力衰竭、需外科换瓣手术以及死亡。

（1）感染再发：再发的概率在 2.7% ～ 22.5% 不等，一般初次感染后 6 个月以内再发的多为复发，而 6 个月以后再发的多为再感染。

（2）心力衰竭及需要心瓣膜手术：即使在感染得到控制的患者，IE 所致心瓣膜破坏可导致进行性加重的心力衰竭，此时手术指征和传统瓣膜病的手术指征相同。

（3）长期死亡率：出院后长期死亡率的主要决定因素包括年龄、合并症和心力衰竭。

（4）随访：应进行患者教育，需告知 IE 的相关症状和体征，在抗感染前行血培养，高危患者需要采取预防措施。为了监测心力衰竭的发生，需要在抗感染完成后进行临床心功能评估和经胸超声心动图检查，并定期随访。

（五）感染性心内膜炎的预防

预防措施主要针对发病的 2 个环节：菌血症和基础心脏病。菌血症是 IE 发生的必要条件，器质性心脏病患者为 IE 易感者，即高危人群。

（1）预防和减少菌血症发生：强调口腔、牙齿和皮肤卫生，防止皮肤黏膜损伤后继发性感染，尽可能避免创伤性医疗检查和操作，如必须进行，要遵循严格的无菌操作规范。

（2）预防性应用抗生素：IE 高危人群，如各种心脏瓣膜病、先天性心脏病、肥厚型梗阻性心肌病，以及风湿免疫性疾病而长期服用糖皮质激素治疗者，以及注射毒品的吸毒者，在进行有创医疗检查和操作时需预防性应用抗生素。

（3）适用的检查和操作：口腔科操作的菌血症风险最大，发生率为 10% ～ 100%，故操作前 30min 需要预防性应用抗生素（见表 10-1-6）。其他系统的检查如呼吸道的气管镜、喉镜、经鼻内窥镜；消化系统的胃镜、经食道心脏超声检查、结肠镜；泌尿生殖系统的膀胱镜、阴道镜等，目前还没有相关证据证明可引起 IE，不推荐预防性使用抗生素。

表 10-1-6　口腔科风险性操作前抗生素预防应用的推荐

过敏情况	抗生素	成人	儿童
青霉素不过敏	阿莫西林或氨苄西林	2g 口服或静脉滴注	50mg/kg 口服或静脉滴注
青霉素过敏	克林霉素	600mg 口服或静脉滴注	20mg/kg 口服或静脉滴注

三、基层医师工作要点

近年来 IE 的患病率急剧升高，以年轻人风湿性瓣膜病为主要病因转向多种原因所致，我国 IE 致病菌以链球菌感染为第一位、葡糖球菌感染迅速上升，总体预后较差。其临床表现多无特异性，往往需要多学科如感染病科、影像科、检验科、神经科、心血管内外科等医师及早协同合作才能明确诊治。IE 治愈的关键在于清除心内膜或心瓣膜赘生物中的病原微生物。抗感染治疗应选用杀菌剂、联合、足量以及长疗程抗菌药物。随着抗菌药物的发展、预防措施的完善以及外科的早期干预，其总体转归已有长足改善。

直通徐东杰更新内容

（孔祥清　徐东杰）

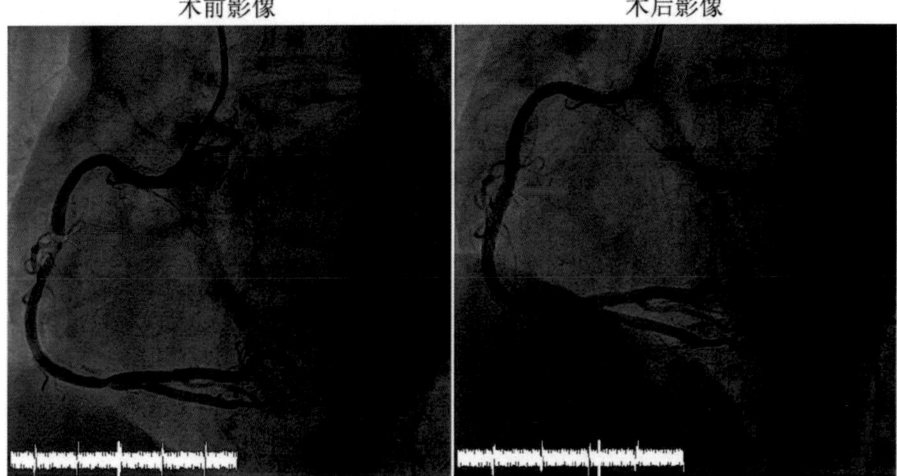

彩插 1　患者植入药物洗脱支架前后对比

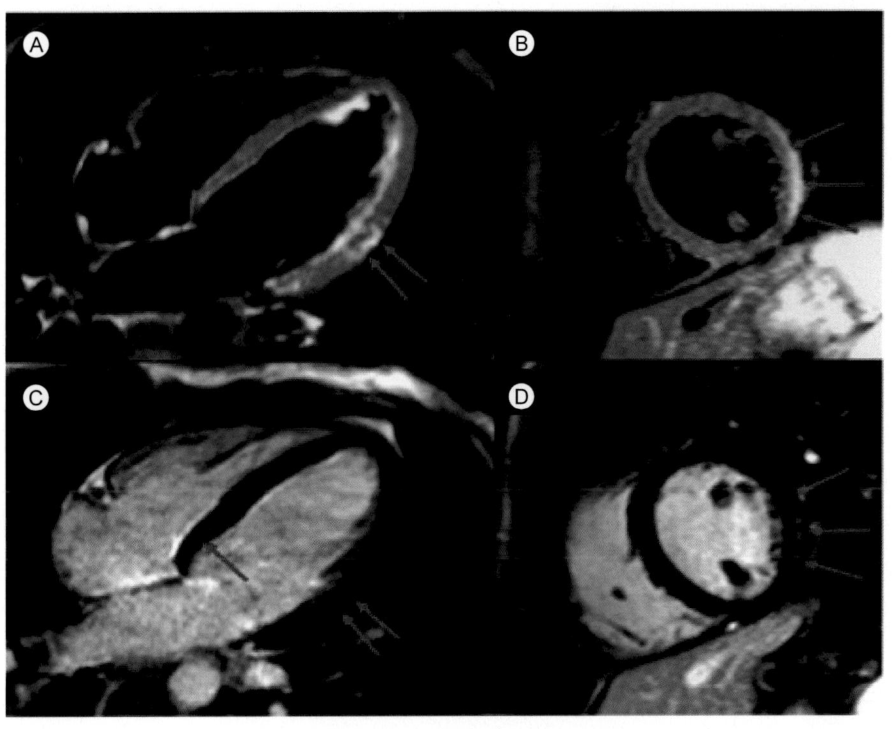

彩插 2　年轻急性心肌炎患者心脏增强核磁

注：年轻急性心肌炎患者心脏增强核磁显示：在 A 长轴和 B 短轴 T2 加权像显示左心室侧壁心外膜心肌局灶性水肿（箭头所指处）。相应的部位，C 长轴和 D 短轴 T1 加权延迟钆增强显示左心室侧壁和基底间隔部心外膜心肌局灶性延迟强化（箭头所指处）。

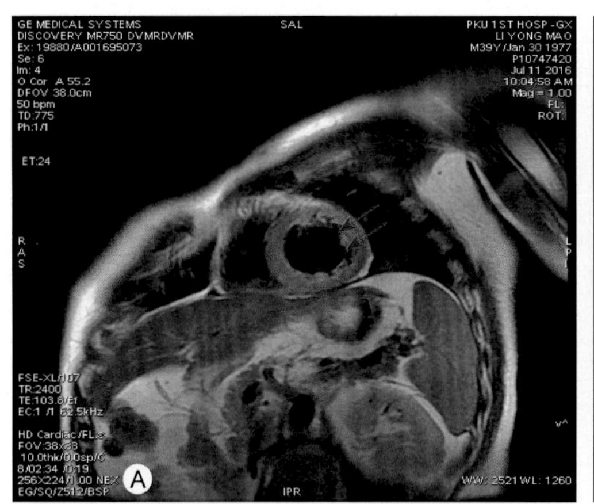

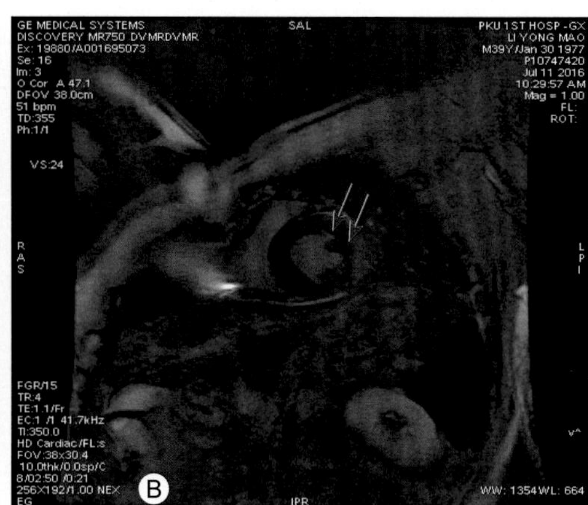

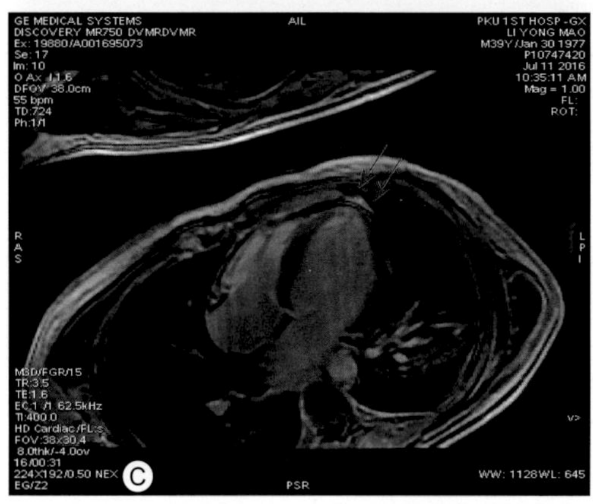

彩插 3　心脏增强核磁检查结果

注：心脏增强核磁显示：图 A 短轴 T2 加权像显示左心室前壁及心尖心肌中层局灶性水肿（箭头所指处）。图 B 短轴和图 C 长轴 T1 加权延迟钆增强显示左心室前壁及心尖心肌中层局灶延迟强化（箭头所指处）。

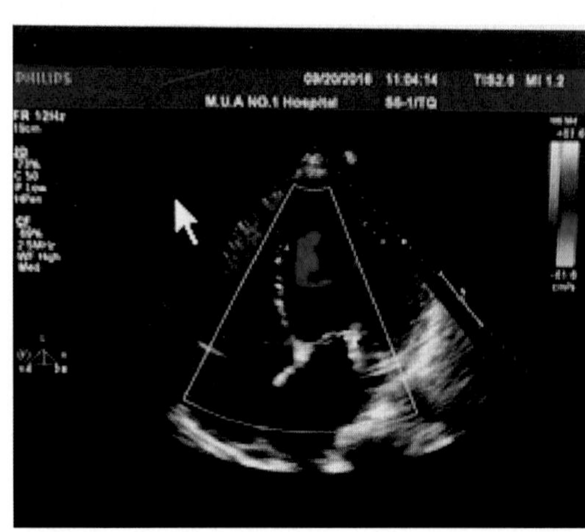

彩插 4　心脏 B 超提示：双心室扩大，心功能不全（EF25.8%）

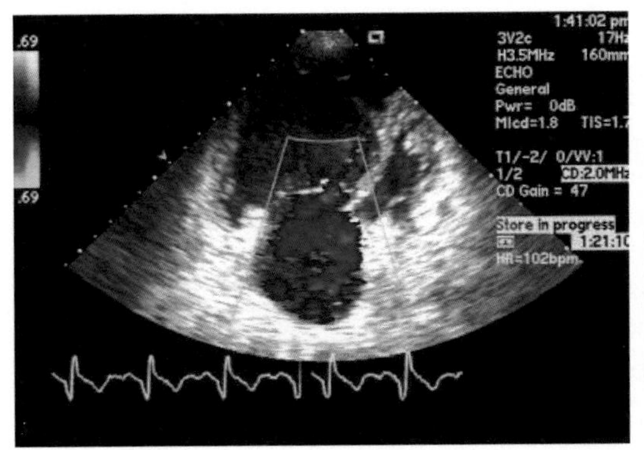

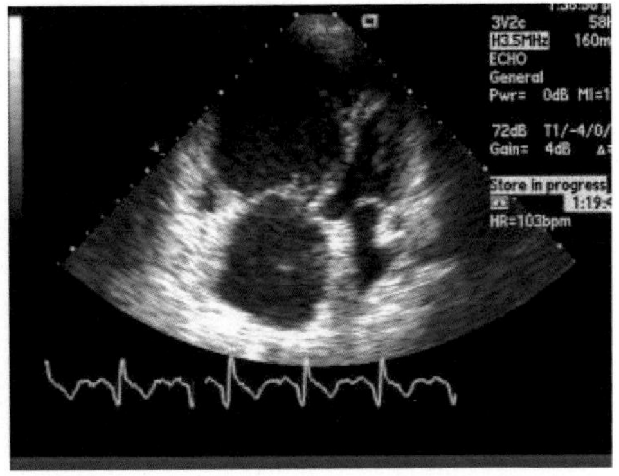

彩插 5　可见三尖瓣反流；右心房、右心室明显扩大，左心室受压呈“D”字表现

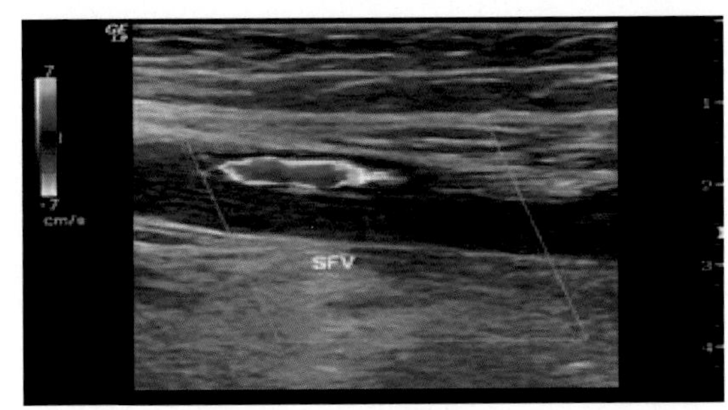

彩插 6　深静脉超声显示：股静脉血栓形成

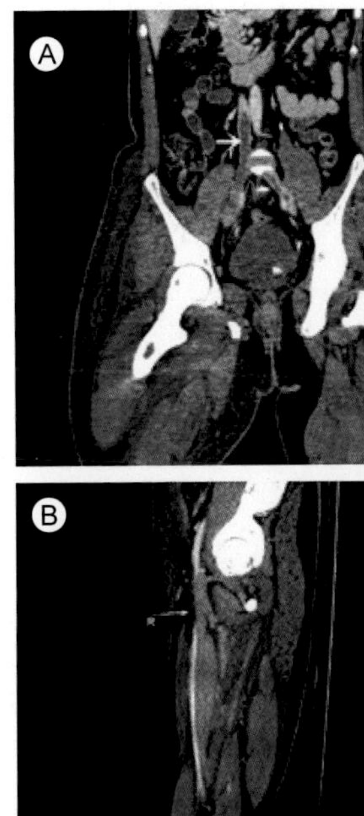

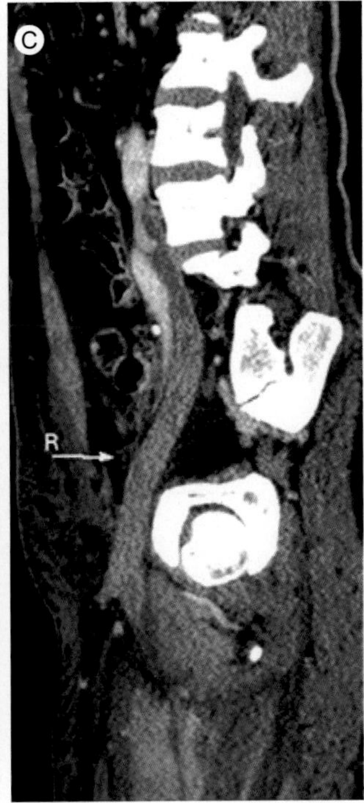

彩插 7　CT 静脉造影

注：A. 白色箭头是下腔静脉，红色箭头分别为左右髂总静脉，可见下腔静脉及髂静脉中广泛血栓形成；B 白色箭头所示为右侧股静脉，内可见广泛充盈缺损，血栓形成；C 白色箭头示右侧髂外静脉，广泛血栓形成。

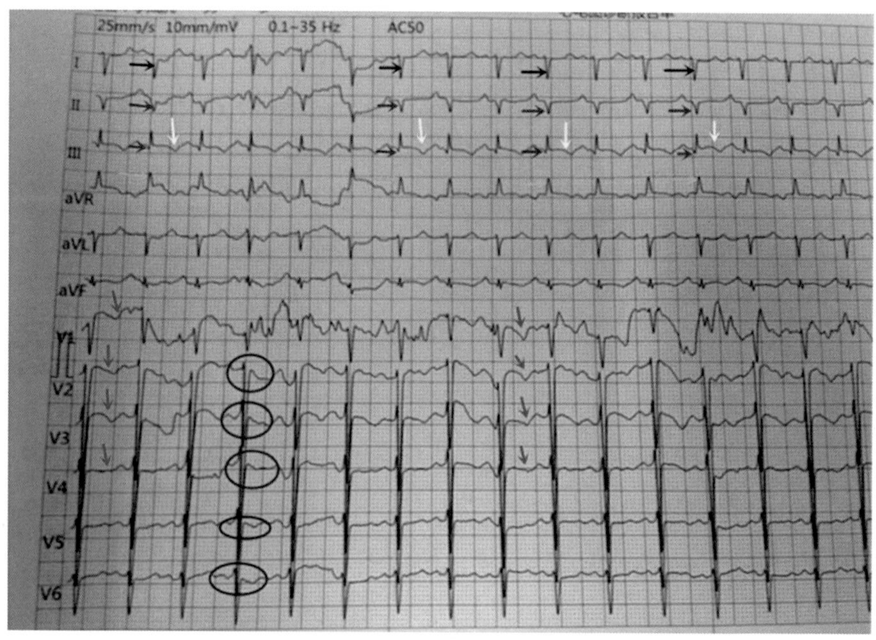

彩插 8　患者入院心电图示